医学检验大百科

主编 曹永彤

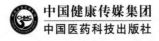
中国医药科技出版社

内 容 提 要

本书从两个层次进行编写，首先是以各检验专业的检查项目为纲，编写了每个检查项目的临床意义、参考值范围、临床应用和注意事项；其次是以常见症状和疾病为纲，编写了每种症状和疾病的临床表现、检验需求及结果解读。

图书在版编目（CIP）数据

医学检验大百科/曹永彤主编．—北京：中国医药科技出版社，2017.7

ISBN 978-7-5067-9311-7

Ⅰ．①医… Ⅱ．①曹… Ⅲ．①实验室诊断—基本知识 Ⅳ．① R446

中国版本图书馆 CIP 数据核字（2017）第 102071 号

美术编辑 陈君杞
版式设计 也 在

出版	**中国健康传媒集团**｜中国医药科技出版社
地址	北京市海淀区文慧园北路甲 22 号
邮编	100082
电话	发行：010-62227427　邮购：010-62236938
网址	www.cmstp.com
规格	880×1230mm $\frac{1}{32}$
印张	$21\frac{3}{4}$
字数	439 千字
版次	2017 年 7 月第 1 版
印次	2018 年 8 月第 2 次印刷
印刷	三河市万龙印装有限公司
经销	全国各地新华书店
书号	ISBN 978-7-5067-9311-7
定价	78.00 元

版权所有　盗版必究

举报电话：010-62228771

本社图书如存在印装质量问题请与本社联系调换

编委会

主　　编　曹永彤

副 主 编　韩呈武　湛玉良　马　亮
　　　　　李　江　赵　伟

编　　委　（按姓氏笔画排序）
　　　　　于雪莹　马　亮　芦宏凯　李　江
　　　　　杨　辉　佟小萌　沈　军　张　铁
　　　　　张　婉　陈　中　陈　因　陈阳阳
　　　　　邵　茁　周　允　郑　静　赵　伟
　　　　　姜永玮　贾红兵　曹永彤　韩呈武
　　　　　湛玉良　蔡　颖　魏利龙

序

"检验医学"作为现代临床医学的重要组成部分,在疾病的诊断和治疗中发挥着关键作用,与之前人们习惯意义上的"化验"相比,检验医学涉及的内容更广泛、也更深入。检验医学不仅包括利用科学仪器对各类样本进行检查,获得有关机体各脏器的功能和代谢状况,更包括根据各项检查结果综合分析、协助临床疾病诊断、制定治疗方案等内容。

目前检验医学涉及众多亚专业,包括临检、生化、免疫、微生物及发展迅速的分子生物学等,其中的专业术语庞杂,各种检查报告中出现的项目和高高低低的结果令人"眼晕",尤其是新型诊断标志物的检查和应用更是给患者甚至医生带来了困扰。

目前大众的健康意识逐渐提升,人们可以通过多种渠道了解健康的相关知识,但是各个渠道中众多的知识鱼龙混杂,难于辨识。因此,作为检验医学的相关工作者,我们希望利用自己的特长,将晦涩难懂的专业知识以通俗易懂的形式提供给需要的人,包括关注健康的体检人群、患有某种疾病的患者以及各类临床工作人员和医学生,作为工具书查询了解最基本的临床检验诊断学知识。

本书从两个层次进行编写,首先是以各检验专业的检查项目为纲,包括每个检查项目的临床意义、参考值范围、临床应用和注意事项;其次是以常见症状和疾病为纲,编写了每种症状和疾病的临床表现、检验需求及结果解读。

本书作为一本入门级的工具书,希望能够方便大家了解正确的检验相关知识,但疾病状态复杂,所以当遇到异常检验结果时,请及时与专业医务人员沟通,制定规范的诊疗计划。

曹永彤

2017年3月

目 录

第一章 检验须知 ·· 1
  一、检查前病人准备 ······································ 1
  二、如何留取标本 ·· 2
  三、如何运送样本 ·· 3
  四、干扰检查结果的因素 ·································· 4

第二章 常见检查项目临床意义 ································ 6
  一、血液一般检查（血常规）······························ 6
    （一）白细胞计数（WBC）····························· 6
    （二）淋巴细胞（L）································· 8
    （三）单核细胞（M）································ 10
    （四）嗜中性粒细胞（N）···························· 11
    （五）嗜中性粒细胞（N）核象变化 ··················· 12
    （六）嗜酸性粒细胞（E）···························· 13
    （七）嗜酸性粒细胞（E）直接计数 ··················· 15
    （八）嗜碱性粒细胞（B）···························· 15
    （九）红细胞（RBC）································ 16

(十)血红蛋白（Hb） ······ 18
(十一)红细胞比容（Hct） ······ 19
(十二)平均红细胞体积（MCV） ······ 19
(十三)平均红细胞血红蛋白量（MCH） ······ 21
(十四)平均红细胞血红蛋白浓度（MCHC） ······ 21
(十五)红细胞体积分布宽度（RDW） ······ 22
(十六)有核红细胞（NRBC） ······ 23
(十七)网织红细胞（RET） ······ 24
(十八)血沉（ESR） ······ 25
(十九)血小板（PLT） ······ 26
(二十)血小板平均体积（MPV） ······ 27
(二十一)血小板压积（PCT） ······ 28
(二十二)血小板体积分布宽度（PDW） ······ 28
(二十三)红斑狼疮（LE）细胞 ······ 29

二、尿液一般检查（尿常规） ······ 29
(一)尿比重（SG） ······ 30
(二)尿酸碱度（pH值） ······ 31
(三)尿亚硝酸盐检测（NIT） ······ 32
(四)尿胆红素定性（BIL） ······ 33
(五)尿胆原（URO） ······ 33
(六)尿胆素（URN） ······ 35
(七)尿隐血试验（BLD 或 OB） ······ 35
(八)尿糖定性（GLU） ······ 36
(九)尿酮体（KET） ······ 38
(十)尿蛋白定性（PRO） ······ 39

（十一）尿维生素 C（VC） ……………………… 40
三、尿液其他检查 ………………………………… 41
　（一）尿量 ………………………………………… 41
　（二）尿颜色 ……………………………………… 42
　（三）尿气味 ……………………………………… 44
　（四）尿透明度 …………………………………… 44
　（五）尿渗透压 …………………………………… 45
　（六）尿沉渣显微镜检查 ………………………… 46
　（七）尿沉渣 12 小时计数（Addis 计数）……… 48
　（八）1 小时尿细胞排泄率测定………………… 49
　（九）尿含铁血黄素测定（ROUS 试验）……… 50
　（十）乳糜尿检测（苏丹Ⅲ染色试验）………… 51
　（十一）尿本 – 周蛋白检测（BJP）……………… 51
　（十二）尿人绒毛膜促性腺激素（尿早孕试验）
　　　　　（HCG）…………………………………… 52
　（十三）尿寄生虫 ………………………………… 52
　（十四）尿细胞学（或肿瘤细胞）检查 ………… 53
　（十五）尿肌红蛋白（Mb）……………………… 53
　（十六）尿糖定量（GLU）……………………… 54
　（十七）24 小时尿蛋白定量 …………………… 54
　（十八）尿转铁蛋白（TRF）…………………… 55
　（十九）尿 T-H 糖蛋白（THP）………………… 55
　（二十）尿钾（K）………………………………… 56
　（二十一）尿钠（Na）…………………………… 56
　（二十二）尿钙（Ca）…………………………… 57

3

（二十三）尿磷（P） ……………………… 58

（二十四）尿尿素（Urea） …………………… 58

（二十五）尿肌酐（Cr） ……………………… 59

（二十六）尿淀粉酶（U-AMY） …………… 59

（二十七）尿 N- 乙酰 -b-D- 氨基葡萄糖苷酶

（NAG） ……………………………… 60

（二十八）尿微量白蛋白（mAlb） ………… 61

（二十九）尿碘 ………………………………… 61

四、粪便常规检查 …………………………………… 62

（一）粪便量 …………………………………… 63

（二）粪便气味 ………………………………… 64

（三）粪便性状 ………………………………… 64

（四）粪便颜色 ………………………………… 65

（五）粪便显微镜检查 ………………………… 65

（六）粪便隐血试验（OBT 或 OB） ………… 67

（七）粪胆红素（BIL） ………………………… 68

（八）粪胆素 …………………………………… 68

（九）粪胆原 …………………………………… 68

五、痰液检查 ………………………………………… 69

（一）痰液量 …………………………………… 69

（二）痰液颜色 ………………………………… 70

（三）痰液性状 ………………………………… 71

（四）痰液气味 ………………………………… 72

（五）痰中异常物质 …………………………… 72

- (六) 痰液中的细胞分类 ······ 73
- (七) 痰液中的结晶体 ······ 73
- (八) 痰液中的寄生虫 ······ 74

六、脑脊液检查 ······ 74
- (一) 脑脊液颜色 ······ 74
- (二) 脑脊液透明度 ······ 75
- (三) 脑脊液比重 ······ 76
- (四) 脑脊液压力 ······ 76
- (五) 脑脊液酸碱度 (pH 值) ······ 77
- (六) 脑脊液红细胞 (RBC) 计数 ······ 78
- (七) 脑脊液白细胞 (WBC) 计数 ······ 78
- (八) 脑脊液白细胞分类计数 (DC) ······ 79
- (九) 脑脊液嗜酸性粒细胞 (E) 直接计数 ······ 80
- (十) 脑脊液细胞学检查 ······ 80
- (十一) 脑脊液蛋白 (PRO) 定性试验 ······ 81
- (十二) 脑脊液氯化物测定 (Cl) ······ 81
- (十三) 脑脊液蛋白定量测定 (TP) ······ 82
- (十四) 脑脊液葡萄糖测定 (Glu) ······ 82
- (十五) 脑脊液乳酸脱氢酶 (LDH) ······ 83

七、精液与前列腺液检查 ······ 84
- (一) 精液量 ······ 84
- (二) 精液颜色 ······ 84
- (三) 精液气味 ······ 85
- (四) 精液黏稠度 ······ 85

（五）精子形态 …………………… 86
（六）精子计数 …………………… 86
（七）精子活动率 ………………… 87
（八）精子活动力 ………………… 87
（九）精子运动速度 ……………… 88
（十）精子活动持续时间 ………… 88
（十一）精子爬高试验 …………… 89
（十二）精液酸碱度（pH值）…… 89
（十三）精液细胞学检查 ………… 90
（十四）精液中果糖 ……………… 90
（十五）精液中柠檬酸 …………… 91
（十六）精液中酸性磷酸酶（ACP）… 91
（十七）精液抗精子抗体（ASA）测定 … 91
（十八）精液检查生殖力判断表 ………… 92
（十九）前列腺液量 ……………… 93
（二十）前列腺液颜色 …………… 93
（二十一）前列腺液透明度 ……… 94
（二十二）前列腺液酸碱度（pH值）… 94
（二十三）前列腺液细胞显微镜检查 …… 94
（二十四）前列腺液病原体检测 ………… 95
（二十五）精液和前列腺液的肿瘤细胞检测 ……… 95

八、胃液及十二指肠引流液检查 …… 96

（一）胃液量 ……………………… 96
（二）胃液颜色 …………………… 96
（三）胃液气味 …………………… 97

（四）食物残渣 ·················· 97
（五）胃液黏液 ·················· 97
（六）胃液酸度（pH值） ·················· 98
（七）胃液隐血试验（OB） ·················· 98
（八）胃液细胞 ·················· 98
（九）胃液细菌 ·················· 99
（十）胃液乳酸 ·················· 99
（十一）基础胃酸分泌试验（BAO） ·················· 100
（十二）十二指肠引流液检查 ·················· 100

九、关节腔液检查 ·················· 101
（一）关节腔液外观 ·················· 101
（二）关节腔液白细胞（WBC）计数 ·················· 102
（三）关节腔液白细胞分类计数（DC） ·················· 103
（四）关节腔液黏红蛋白凝块试验 ·················· 103
（五）关节腔液类风湿因子（RF）测定 ·················· 103
（六）关节腔液结晶检测 ·················· 104
（七）关节腔液感染程度分类判断 ·················· 105

十、浆膜腔液检查 ·················· 106
（一）浆膜腔液量 ·················· 106
（二）浆膜腔液颜色 ·················· 106
（三）浆膜腔液细胞计数及分类 ·················· 107
（四）浆膜腔液细胞学检查 ·················· 108
（五）浆膜腔液的病原体检查 ·················· 109
（六）浆膜腔液蛋白定量测定（TP） ·················· 109

（七）浆膜腔液葡萄糖测定（Glu） ……………………… 110
　　（八）浆膜腔液乳酸脱氢酶（LDH） …………………… 110
　　（九）浆膜腔液腺苷脱氨酶（ADA） …………………… 111

十一、羊水及阴道分泌物检查 ………………………………… 111
　　（一）羊水量 ……………………………………………… 111
　　（二）羊水颜色 …………………………………………… 112
　　（三）羊水卵磷脂/鞘磷脂（L/S）比值 ………………… 112
　　（四）羊水白细胞（WBC） ……………………………… 113
　　（五）羊水细菌检测 ……………………………………… 113
　　（六）羊水胆红素（BIL） ……………………………… 114
　　（七）羊水肌酐（Cr） …………………………………… 114
　　（八）羊水肌酸激酶（CK） ……………………………… 115
　　（九）白带一般性状检测 ………………………………… 115
　　（十）阴道分泌物（或白带）清洁度检查 ……………… 116
　　（十一）阴道滴虫检测 …………………………………… 117
　　（十二）阴道肿瘤细胞检测 ……………………………… 117
　　（十三）阴道线索细胞检测 ……………………………… 118

十二、下丘脑垂体激素检查 …………………………………… 118
　　（一）促甲状腺激素（TSH） …………………………… 118
　　（二）促甲状腺激素释放激素（TRH） ………………… 120
　　（三）促肾上腺皮质激素（ATCH） …………………… 120
　　（四）卵泡刺激素（FSH） ……………………………… 122
　　（五）黄体生成素（LH） ………………………………… 123
　　（六）泌乳素（PRL） …………………………………… 124

（七）抗利尿激素（ADH）………………………… 125
（八）生长激素（GH）……………………………… 126
（九）生长激素释放激素（GHRH）……………… 127

十三、甲状腺和甲状旁腺激素及功能检查 ………… 128
（一）总 T_4（TT_4）……………………………… 128
（二）游离 T_4（FT_4）…………………………… 129
（三）总 T_3（TT_3）……………………………… 130
（四）游离 T_3（FT_3）…………………………… 131
（五）反三碘甲状腺原氨酸（rT_3）……………… 131
（六）血清蛋白结合碘（PBI）…………………… 132
（七）降钙素（CT）………………………………… 133
（八）甲状旁腺激素（PTH）……………………… 134

十四、肾上腺激素检查 ………………………………… 135
（一）醛固酮（ALD）……………………………… 135
（二）肾素（Renin）……………………………… 136
（三）血管紧张素转化酶（ACE）………………… 137
（四）儿茶酚胺（血）（PCA）…………………… 138
（五）儿茶酚胺（尿）（UCA）…………………… 139
（六）尿-17 酮类固醇（17-KS）………………… 140
（七）尿 17-羟皮质类固醇（17-OHCS）………… 140
（八）24 小时尿游离皮质醇……………………… 141
（九）皮质醇（cortisol）………………………… 142
（十）血管紧张素Ⅱ（AT-Ⅱ）…………………… 143
（十一）心钠素（ANF）…………………………… 144

(十二)肾上腺素(E) ················· 144

十五、胰腺和胃肠激素检查 ················· 145

 (一)胰岛素(INS) ················· 145

 (二)胰高血糖素(Glucagon) ················· 146

 (三)胰多肽(PP) ················· 147

 (四)促胰液素 ················· 148

 (五)胃泌素(Gastrin) ················· 148

 (六)胃动素(Motilin) ················· 149

 (七)缩胆囊素(CCK) ················· 150

十六、生殖系统激素检查 ················· 151

 (一)雌二醇(E_2) ················· 151

 (二)雌三醇(E_3) ················· 152

 (三)游离雌三醇(fE_3) ················· 153

 (四)人胎盘生乳素(HPL) ················· 153

 (五)人绒毛膜促性腺激素(HCG) ················· 154

 (六)孕酮(P) ················· 155

 (七)睾酮(T) ················· 156

 (八)雄烯二酮(A_2) ················· 157

 (九)脱氢表雄酮(DHEA) ················· 158

十七、肿瘤标记物检查 ················· 158

 (一)甲胎蛋白(AFP) ················· 158

 (二)癌胚抗原(CEA) ················· 159

 (三)糖类抗原72-4(CA72-4) ················· 160

 (四)鳞癌相关抗原(SCC) ················· 160

（五）糖类抗原19-9（CA19-9）……………… 161
（六）糖类抗原-242（CA242）……………… 162
（七）糖类抗原-125（CA125）……………… 162
（八）糖类抗原-153（CA153）……………… 163
（九）组织多肽抗原（TPA）………………… 164
（十）前列腺特异抗原（PSA）……………… 164
（十一）前列腺酸性磷酸酶（PAP）………… 165
（十二）神经元特异性烯醇化酶（NSE）…… 166
（十三）细胞角蛋白19片段（CYFRA21-1）… 166
（十四）胃泌素释放肽前体（ProGRP）…… 167
（十五）铁蛋白（Fet）……………………… 168
（十六）胃蛋白酶原Ⅰ/Ⅱ（PGI/Ⅱ）……… 169

十八、血流变学检查……………………………… 170
（一）全血黏度检测 ………………………… 170
（二）血浆黏度检测 ………………………… 173

十九、出血和凝血检查…………………………… 174
（一）血浆凝血酶原时间检测（PT）……… 175
（二）血浆活化部分凝血活酶时间检测（APTT）… 177
（三）血浆凝血酶时间检测（TT）………… 178
（四）血浆纤维蛋白原检测（FIB）………… 179
（五）血浆纤维蛋白（原）降解产物检测（FDP）… 180
（六）血浆D二聚体检测（D-Dimer）……… 181
（七）血浆因子Ⅱ、Ⅴ、Ⅶ、Ⅹ活性检测
　　　（FⅡ：A、FⅤ：A、FⅦ：A、FⅩ：A）……… 182

（八）血浆因子Ⅷ、Ⅸ、Ⅺ、Ⅻ活性检测

（FⅧ：A、FⅨ：A、FⅪ：A、FⅫ：A）⋯⋯ 183

（九）血浆抗凝血酶Ⅲ活性检测（AT-Ⅲ：A） 184

（十）血浆蛋白 C 活性检测（PC：A）⋯⋯⋯⋯ 185

（十一）血浆蛋白 S 活性检测（PS：A） ⋯⋯ 186

（十二）血浆纤溶酶原检测（PLG）⋯⋯⋯⋯ 187

（十三）血浆狼疮抗凝物检测（LA）⋯⋯⋯⋯ 188

（十四）血浆血管性假性血友病因子抗原检测

（vWF：Ag）⋯⋯⋯⋯⋯⋯⋯⋯⋯⋯⋯ 189

（十五）血浆肝素检测 ⋯⋯⋯⋯⋯⋯⋯⋯⋯⋯ 190

（十六）血浆抗 Xa 因子活性检测（anti-Xa：A）⋯ 191

（十七）血浆凝血酶–抗凝血酶复合物检测

（TAT）⋯⋯⋯⋯⋯⋯⋯⋯⋯⋯⋯⋯⋯ 192

（十八）血小板黏附试验（PAdT）⋯⋯⋯⋯⋯ 193

（十九）血小板聚集试验（PAgT）⋯⋯⋯⋯⋯ 194

（二十）血栓弹力图（TEG）⋯⋯⋯⋯⋯⋯⋯ 195

二十、溶血和贫血检查⋯⋯⋯⋯⋯⋯⋯⋯⋯⋯⋯⋯ 196

（一）血浆游离血红蛋白（FHb）⋯⋯⋯⋯⋯ 197

（二）不稳定血红蛋白加热试验 ⋯⋯⋯⋯⋯⋯ 197

（三）抗碱血红蛋白 ⋯⋯⋯⋯⋯⋯⋯⋯⋯⋯⋯ 198

（四）人血红蛋白 H（HbH）包涵体生成试验 ⋯ 198

（五）血红蛋白 F（HbF）⋯⋯⋯⋯⋯⋯⋯⋯ 199

（六）血红蛋白 A2（HbA2）⋯⋯⋯⋯⋯⋯⋯ 199

（七）血红蛋白电泳（HBEP）⋯⋯⋯⋯⋯⋯ 200

（八）高铁血红蛋白还原试验（MHb-RT）⋯⋯ 201

（九）血清结合珠蛋白（HP） ················· 201
（十）尿含铁血黄素（HS）试验（Rous 试验） ··· 202
（十一）红细胞渗透脆性试验（FT） ············ 203
（十二）红细胞自身溶血试验（AHT） ·········· 203
（十三）蔗糖溶血试验（SHT） ················· 204
（十四）酸化血清溶血试验（Hamtest） ········· 205
（十五）红细胞葡萄糖-6-磷酸脱氢酶
　　　　（G-6-PD）检验 ······················· 205
（十六）红细胞葡萄糖-6-磷酸脱氢酶（G-6-PD）
　　　　缺陷性贫血玻片检查法 ················ 206
（十七）红细胞葡萄糖-6-磷酸脱氢酶（G-6-PD）
　　　　荧光斑点试验 ························· 206
（十八）红细胞谷胱甘肽含量及稳定性试验 ····· 206
（十九）红细胞镰变试验 ······················· 207
（二十）红细胞丙酮酸激酶（PK）活性 ·········· 207
（二十一）抗人球蛋白（Coombs）试验 ·········· 208
（二十二）冷溶血试验（D-LT） ················· 209
（二十三）热溶血试验 ························· 209
（二十四）胰蛋白酶试验 ······················· 209
（二十五）异丙醇沉淀试验 ····················· 210
（二十六）变性珠蛋白小体测定 ················· 210
（二十七）冷凝集素试验（CAT） ················ 211
（二十八）煌焦油蓝还原试验 ··················· 211
（二十九）波-蒽茨小体计数 ···················· 211
（三十）氧化物-抗坏血酸盐试验 ················ 212

(三十一)^{51}Cr标记红细胞寿命测定 ………… 212

二十一、血型检查和输血 ………………… 212

(一)血型鉴定 …………………………… 212
(二)血型的遗传 ………………………… 213
(三)交叉配血试验 ……………………… 214
(四)成分输血 …………………………… 214

二十二、血气分析和酸碱度检查 …………… 216

(一)动脉血酸碱度(pH值) …………… 216
(二)二氧化碳总量(TCO_2) …………… 216
(三)二氧化碳结合力(CO_2-CP) ……… 217
(四)血氧含量(O_2CT) ………………… 218
(五)动脉血氧分压(PaO_2) …………… 218
(六)50%血氧饱和度时的氧分压 ……… 219
(七)血氧饱和度(SAT) ………………… 220
(八)动脉血二氧化碳分压($PaCO_2$) …… 220
(九)肺泡-动脉氧分压差(PA-aCO_2) … 221
(十)血浆标准碳酸氢盐(SB)和血浆
实际碳酸氢盐(AB) ……………… 221
(十一)阴离子间隙(AG) ……………… 222
(十二)缓冲碱(BB) …………………… 223
(十三)剩余碱(BE或BD) …………… 223
(十四)血液一氧化碳(CO)定性检查 … 224

二十三、心肌蛋白和心肌酶检查 …………… 224

(一)肌红蛋白(Mb) …………………… 224

（二）心肌肌球蛋白（Ms）……………………………… 225

　　（三）心肌肌钙蛋白（Tn）……………………………… 225

　　（四）脂肪酸结合蛋白（FABP）………………………… 226

　　（五）C-反应蛋白（CRP）……………………………… 227

　　（六）超敏C反应蛋白（hs-CRP）……………………… 228

　　（七）精氨酸酶（ARG）………………………………… 229

　　（八）乳酸脱氢酶及同工酶（LDH及LDH1）………… 229

　　（九）α-羟丁酸脱氢酶（HBD）………………………… 230

　　（十）肌酸激酶及同工酶（CK及CK-MB）…………… 231

　　（十一）糖原磷酸化酶同工酶BB（GPBB）…………… 232

　　（十二）BNP或NT-proBNP …………………………… 232

二十四、血清酶检查……………………………………………… 233

　　（一）淀粉酶（AMY）…………………………………… 233

　　（二）脂肪酶（LIP）……………………………………… 234

　　（三）超氧化物歧化酶（SOD）………………………… 234

　　（四）血管紧张素转化酶（ACE）……………………… 235

　　（五）酸性磷酸酶（ACP）……………………………… 236

　　（六）乙醇脱氢酶（ADH）……………………………… 236

二十五、糖代谢检查……………………………………………… 237

　　（一）葡萄糖（Glu或BG）……………………………… 237

　　（二）口服葡萄糖耐量试验（OGTT）………………… 238

　　（三）乳酸（LA）………………………………………… 239

　　（四）糖化血红蛋白（HbA1c）………………………… 240

　　（五）糖化血清蛋白（GSP）…………………………… 241

（六）糖化血清白蛋白（GA） …………… 242

二十六、肝胆功能检查 …………… 243

（一）丙氨酸氨基转移酶（ALT）、天门冬氨酸氨基转移酶（AST） …………… 243

（二）碱性磷酸酶（ALP） …………… 244

（三）谷氨酰胺转移酶（GGT） …………… 246

（四）腺苷脱氨酶（ADA） …………… 246

（五）亮氨酸氨基肽酶（LAP） …………… 247

（六）胆碱酯酶（CHE） …………… 247

（七）总胆红素（TBIL）、直接胆红素（DBIL） …… 248

（八）总胆汁酸（TBA） …………… 249

（九）甘胆酸（CG） …………… 250

（十）透明质酸（HA） …………… 251

（十一）Ⅲ型前胶原（PCⅢ） …………… 251

（十二）Ⅳ型胶原（Ⅳ-C） …………… 252

（十三）层黏连蛋白（LN） …………… 253

（十四）前白蛋白（PA） …………… 253

（十五）单胺氧化酶（MAO） …………… 254

（十六）A-L-岩藻糖苷酶（AFU） …………… 254

二十七、血脂检测 …………… 255

（一）总胆固醇（TC） …………… 255

（二）甘油三酯（TG） …………… 256

（三）高密度脂蛋白胆固醇（HDL-C） …………… 256

（四）低密度脂蛋白胆固醇（LDL-C） …………… 257

（五）载脂蛋白 A1（Apo A1） ……………………… 258

（六）载脂蛋白 B（Apo B） ………………………… 258

（七）载脂蛋白 A2（Apo A2）、载脂蛋白 C2
（Apo C2）、载脂蛋白 C3（Apo C3）、载
脂蛋白 E（Apo E） ……………………… 259

（八）脂蛋白 a［Lp（a）］ ………………………… 260

（九）磷脂（PL） …………………………………… 260

（十）游离脂肪酸（NEFA） ………………………… 261

（十一）脂蛋白电泳 ………………………………… 261

二十八、肾功能检查 …………………………………… 262

（一）尿素（Urea） ………………………………… 262

（二）肌酐（Cr） …………………………………… 263

（三）尿酸（UA） …………………………………… 264

（四）内生肌酐清除率（Ccr） ……………………… 265

（五）评估肾小球滤过率（eGFR） ………………… 266

（六）半胱氨酸蛋白酶抑制蛋白 C（CysC） ……… 267

（七）视黄醇结合蛋白（RBP） ……………………… 268

（八）α_1- 微球蛋白（α_1-MG） ……………………… 268

（九）β_2- 微球蛋白（β_2-MG） ……………………… 269

二十九、血液电解质检查 ……………………………… 270

（一）钾（K） ……………………………………… 270

（二）钠（Na） ……………………………………… 271

（三）氯（Cl） ……………………………………… 272

（四）总钙（Ca） …………………………………… 272

（五）离子钙（Ca）························ 273

（六）无机磷（IP）························ 274

（七）镁（Mg）··························· 275

（八）铁（FE）及总铁结合力（TIBC）········ 276

（九）其他微量元素························ 277

三十、血液蛋白质检查··························· 279

（一）总蛋白（TP）························ 279

（二）白蛋白（ALB）······················· 280

（三）球蛋白（GLB）······················· 281

（四）白蛋白/球蛋白比值（A/G）············ 281

（五）血清蛋白电泳（SPE）·················· 282

三十一、血液维生素检查·························· 283

（一）维生素A（VitA）····················· 283

（二）维生素B_{12}（$VitB_{12}$）······················ 284

（三）叶酸································· 285

（四）维生素C（VitC）····················· 286

（五）维生素E（VitE）····················· 286

（六）25-羟维生素D_3/1,25-羟维生素D_3······ 287

三十二、自身抗体检查····························· 288

（一）抗甲状腺球蛋白抗体（ATGA）·········· 288

（二）抗甲状腺微粒体抗体（TMA）··········· 289

（三）抗甲状腺过氧化物酶抗体（ATPO）······ 289

（四）胰岛细胞抗体（ICA）················· 290

（五）抗胰岛素抗体（IAA）················· 291

（六）抗心肌抗体 ………………………………… 292

（七）抗心磷脂抗体（ACA）…………………… 292

（八）抗肝－肾微粒体抗体（LKMD）………… 293

（九）抗乙酰胆碱受体抗体（AchRA）………… 293

（十）抗平滑肌抗体（AMA）…………………… 294

（十一）抗骨骼肌抗体（ASA）………………… 295

（十二）抗胃壁细胞抗体（APCA）…………… 295

（十三）抗精子抗体（ASpA）………………… 296

（十四）抗子宫内膜抗体（EMAb）…………… 297

（十五）类风湿因子试验（RF）……………… 298

（十六）抗组蛋白抗体（AHA）………………… 299

（十七）抗核糖核蛋白抗体（Anti-RNP）…… 299

（十八）内因子抗体（IFA）…………………… 299

（十九）抗线粒体抗体（AMA）………………… 300

（二十）抗核抗体（ANA）……………………… 300

（二十一）抗双链 DNA 抗体（Anti-dsDNA）……… 301

（二十二）可提取核抗原多肽抗体谱（ENA）…… 302

（二十三）抗中性粒细胞胞浆抗体（ANCA）……… 303

三十三、体液免疫和细胞免疫 ………………… 304

（一）免疫球蛋白 ……………………………… 304

（二）总 IgE 含量 ……………………………… 307

（三）特异性 IgE 含量 ………………………… 308

（四）免疫球蛋白轻链测定 …………………… 309

（五）克隆性免疫球蛋白的分类与鉴定 ………… 310

（六）总补体溶血活性（CH50）……………… 311

（七）补体 C3 ·················· 312

（八）补体 C4 ·················· 313

（九）补体 C1q ················· 314

（十）循环免疫复合物 ············· 314

（十一）T 淋巴细胞亚群（CD3/CD4/CD8）······· 315

（十二）B 淋巴细胞亚群（CD5/CD19）········ 317

（十三）辅助性 T 淋巴细胞亚群（Th1/Th2）····· 318

（十四）干扰素（IFN）·············· 318

（十五）白细胞介素 2（IL-2）和白细胞介素 2
受体（IL-2R）················ 319

（十六）自然杀伤细胞（$CD3^-/CD16^+56^+$）····· 320

（十七）肿瘤坏死因子（TNF-α）········· 321

（十八）人类白细胞抗原 B27（HLA-B27）······ 323

（十九）血小板相关免疫球蛋白（PA-Ig）······ 324

（二十）红细胞表面相关免疫球蛋白（RBC-Ig）··· 325

（二十一）粒细胞相关免疫球蛋白（WBC-Ig）···· 326

（二十二）白血病/淋巴瘤免疫分型 ········ 327

（二十三）结核菌素纯蛋白衍化物试验（PPD）···· 328

三十四、血液系统疾病检查 ············· 329

（一）骨髓有核细胞总数 ············· 329

（二）骨髓增生程度与有核细胞数量的关系 ····· 330

（三）骨髓增生程度的判断 ············ 330

（四）骨髓巨核细胞及分类 ············ 330

（五）骨髓粒细胞系统 ·············· 331

（六）骨髓红细胞系统 ·············· 333

（七）骨髓粒细胞与有核红细胞比值（M/E）……… 333

（八）骨髓单核细胞系统 ……………………… 334

（九）骨髓浆细胞系统 ………………………… 334

（十）骨髓其他细胞 …………………………… 334

（十一）骨髓异常细胞和寄生虫 ……………… 335

（十二）骨髓细菌培养 ………………………… 335

（十三）铁染色 ………………………………… 336

（十四）糖原染色（PAS）……………………… 337

（十五）髓过氧化物酶染色（POX）…………… 338

（十六）酸性磷酸酶（ACP）染色 …………… 339

（十七）嗜中性粒细胞碱性磷酸酶染色（NAP）…… 340

（十八）非特异性酯酶染色（NSE）…………… 341

（十九）特异性酯酶（氯醋酸酯酶 AS-D）染色 … 342

三十五、感染性疾病免疫学检查 ………………… 342

（一）肥达反应 ………………………………… 342

（二）外斐反应 ………………………………… 343

（三）冷凝集试验 ……………………………… 344

（四）嗜异性凝集试验 ………………………… 345

（五）布氏杆菌凝集试验 ……………………… 345

（六）抗链球菌溶血素"O"（ASO）………… 346

（七）抗链球菌透明质酸酶 …………………… 347

（八）甲型肝炎病毒抗体（HAV-Ab）………… 348

（九）乙型肝炎病毒免疫检测（HBV）………… 349

（十）丙型肝炎病毒抗体（HCV-Ab）………… 351

（十一）丁型肝炎病毒抗体（HDV-Ab）……… 351

21

(十二) 戊型肝炎病毒抗体 (HEV-Ab) ·········352
(十三) 人类免疫缺陷病毒抗原/抗体联合检测
　　　 (HIV-Ag/Ab) ·········353
(十四) 梅毒螺旋体抗体 ·········354
(十五) 弓形虫抗体 ·········355
(十六) 巨细胞病毒抗体 (CMV-Ab) ·········356
(十七) 抗单纯疱疹病毒 (Ⅰ/Ⅱ型) 抗体
　　　 (HSV Ⅰ/Ⅱ-Ab) ·········357
(十八) 风疹病毒抗体 (RV-Ab) ·········358
(十九) 柯萨奇病毒抗体 IgM (COX-IgM) ·········359
(二十) 肺炎支原体抗体 (MP-Ab) ·········360
(二十一) 肺炎衣原体抗体 (CP-Ab) ·········361
(二十二) 嗜肺军团菌抗体 (LP-Ab) ·········362
(二十三) EB病毒抗体 (EBV-Ab) ·········363
(二十四) 结核分枝杆菌抗体 (TB-Ab) ·········364
(二十五) 幽门螺杆菌抗体 (HP-Ab) ·········365
(二十六) 轮状病毒抗原 ·········365
(二十七) 流行性乙型脑炎病毒抗体 ·········366
(二十八) 沙眼衣原体抗体 ·········367
(二十九) 流行性出血热病毒抗体 ·········368
(三十) 麻疹病毒抗体 ·········368

三十六、基因检查 ·········369
(一) 乙型肝炎病毒 (HBV) ·········369
(二) 丙型肝炎病毒 (HCV) ·········370
(三) 乙型肝炎病毒分型和耐药突变基因检测 ······371

（四）丙型肝炎病毒基因分型检测 …………………… 372

（五）甲型肝炎病毒（HAV） …………………………… 373

（六）丁型肝炎病毒（HDV） …………………………… 373

（七）戊型肝炎病毒（HEV） …………………………… 374

（八）人巨细胞病毒（HCMV） ………………………… 375

（九）EB病毒（EBV） …………………………………… 376

（十）结核杆菌（TB） …………………………………… 377

（十一）人乳头瘤病毒（HPV） ………………………… 378

（十二）沙眼衣原体（CT） ……………………………… 380

（十三）解脲脲原体（Uu） ……………………………… 381

（十四）淋病奈瑟菌（NG） ……………………………… 381

（十五）流行性感冒病毒（IV） ………………………… 382

（十六）人类副流感病毒（HPIV） ……………………… 383

（十七）人类呼吸道合胞病毒（RSV） ………………… 384

（十八）鼻病毒（HRV） ………………………………… 385

（十九）人偏肺病毒（HMPV） ………………………… 386

（二十）腺病毒（ADV） ………………………………… 386

（二十一）单纯疱疹病毒（HSV） ……………………… 387

（二十二）水痘-带状疱疹病毒（VZV） ……………… 388

（二十三）禽流感病毒（AIV） ………………………… 389

（二十四）生殖支原体（Mg） …………………………… 390

（二十五）人类免疫缺陷病毒（HIV） ………………… 391

（二十六）人型支原体（Mh） …………………………… 392

（二十七）肺炎支原体（Mpn） ………………………… 393

（二十八）SARS冠状病毒（SARS-CoV） …………… 394

23

（二十九）耐甲氧西林金黄色葡萄球菌耐药

基因检测（MRSA） ········· 395

（三十）产 KPC 细菌核酸测定 ········· 397

（三十一）钩端螺旋体（Leptospira） ········· 398

（三十二）亚甲基四氢叶酸还原酶基因 677C/T 基因

序列分析（MTHFR 677C/T） ········· 399

（三十三）线粒体乙醛脱氢酶 2（ALDH2）

基因检测 ········· 400

（三十四）CYP2C19 基因检测 ········· 401

（三十五）CYP2C9&VKORC1 基因检测 ········· 402

（三十六）UGT1A1 基因检测 ········· 403

（三十七）载脂蛋白 E（APOE）基因检测 ········· 404

（三十八）BRAF 基因检测 ········· 405

（三十九）BRCA1 基因、BRCA2 基因检测 ········· 406

（四十）EGFR 基因检测 ········· 407

（四十一）KRAS 基因检测 ········· 408

（四十二）Y 染色体微缺失检测 ········· 409

（四十三）苯丙氨酸羟化酶基因检测 ········· 410

（四十四）亨廷顿舞蹈病基因检测 ········· 411

（四十五）甲型血友病基因检测 ········· 412

（四十六）抗肌萎缩蛋白病基因检测 ········· 413

三十七、染色体病检查 ········· 414

（一）常染色体病 ········· 414

（二）性染色体病 ········· 418

三十八、微生物检查 ……………………… 422
　（一）细菌涂片（Smear for organisms）……… 422
　（二）血液、骨髓细菌培养 ……………… 423
　（三）脑脊液细菌培养 …………………… 424
　（四）痰液、鼻咽喉拭子细菌培养 ……… 425
　（五）化脓和创伤标本细菌培养 ………… 426
　（六）阴道拭子细菌培养 ………………… 427
　（七）男性尿道拭子及前列腺液细菌培养 … 428
　（八）胸腹水、胆汁细菌培养 …………… 428
　（九）结核菌培养 ………………………… 429
　（十）结核感染 T 淋巴细胞检测 ………… 430
　（十一）大便细菌培养 …………………… 431
　（十二）大便艰难梭菌培养 ……………… 432
　（十三）大便艰难梭菌毒素检测 ………… 433
　（十四）尿液细菌普通培养 ……………… 433
　（十五）细菌 L 型培养 …………………… 434
　（十六）厌氧菌培养 ……………………… 435
　（十七）真菌培养 ………………………… 436
　（十八）体外药敏试验 …………………… 437
　（十九）淋球菌培养 ……………………… 439
　（二十）解脲脲原体和人型支原体培养 …… 439

第三章　常见病症的化验检查 ……………… 441
一、常见症状 …………………………………… 441
　　1. 发热 ………………………………………… 441

2. 皮肤黏膜出血 …………… 442

3. 水肿 ………………………… 443

4. 咳嗽与咳痰 ……………… 444

5. 咯血 ………………………… 445

6. 胸痛 ………………………… 445

7. 发绀 ………………………… 446

8. 呼吸困难 ………………… 447

9. 心悸 ………………………… 448

10. 恶心与呕吐 ……………… 449

11. 呕血 ……………………… 450

12. 便血 ……………………… 451

13. 腹痛 ……………………… 451

14. 腹泻 ……………………… 452

15. 腹水 ……………………… 453

16. 黄疸 ……………………… 455

17. 疲乏 ……………………… 456

18. 关节痛 …………………… 457

19. 血尿 ……………………… 458

20. 尿频、尿急、尿痛 ……… 459

21. 多尿 ……………………… 459

22. 头痛 ……………………… 460

23. 眩晕 ……………………… 460

24. 晕厥 ……………………… 461

25. 惊厥 ……………………… 462

26. 意识障碍 ………………… 463

目 录

二、常见疾病 ································· 464

(一) 呼吸系统疾病 ························ 464

1. 上呼吸道感染 ························ 464
2. 支气管哮喘 ························ 465
3. 慢性阻塞性肺疾病（COPD）········ 465
4. 肺源性心脏病 ························ 466
5. 肺栓塞 ······························ 466
6. 支气管扩张症 ························ 467
7. 呼吸衰竭 ···························· 468
8. 肺炎 ································ 469
9. 肺脓肿 ······························ 470
10. 肺结核 ····························· 470
11. 胸腔积液 ··························· 471

(二) 消化系统疾病 ························ 473

1. 消化性溃疡 ·························· 473
2. 上消化道出血 ························ 474
3. 克罗恩病 ···························· 475
4. 溃疡性结肠炎 ························ 476
5. 药物性肝病 ·························· 477
6. 酒精性肝病 ·························· 477
7. 脂肪肝 ······························ 478
8. 自身免疫性肝炎 ······················ 479
9. 原发性胆汁性肝硬化 ·················· 479
10. 肝硬化 ····························· 480
11. 肝性脑病 ··························· 481

12. 胰腺炎 ································ 482
13. 原发性腹膜炎 ························ 483

(三) 心血管系统疾病 ····················· 484
1. 心力衰竭 ····························· 484
2. 高血压 ································ 485
3. 动脉粥样硬化 ························ 487
4. 急性心肌梗死 ························ 488
5. 心肌炎 ································ 490
6. 急性心包炎 ··························· 491
7. 风湿性心脏病 ························ 492
8. 感染性心内膜炎 ······················ 493

(四) 血液系统疾病 ······················· 494
1. 缺铁性贫血 ··························· 494
2. 巨幼细胞贫血 ························ 495
3. 自身免疫性溶血性贫血 ············· 496
4. 阵发性睡眠性血红蛋白尿症 ······· 497
5. 再生障碍性贫血 ······················ 498
6. 中性粒细胞减少和粒细胞缺乏 ···· 500
7. 特发性血小板减少性紫癜 ·········· 500
8. 血友病 ································ 501
9. 弥散性血管内凝血 ··················· 502
10. 骨髓增生异常综合征 ··············· 505

(五) 内分泌系统疾病 ····················· 506
1. 甲状腺功能亢进症 ··················· 506
2. 甲状腺功能减退症 ··················· 507

3. 亚急性甲状腺炎 …… 509

4. 甲状旁腺功能亢进症 …… 510

5. 垂体前叶功能减退症 …… 512

6. 巨人症和肢端肥大症 …… 513

7. 库欣综合征 …… 514

8. 艾迪生病 …… 516

9. 原发性醛固酮增多症 …… 517

10. 腺垂体功能减退 …… 519

（六）免疫性疾病 …… 520

1. 类风湿关节炎 …… 520

2. 系统性红斑狼疮 …… 521

3. 强直性脊柱炎 …… 523

4. 多发性肌炎和皮肌炎 …… 523

5. 干燥综合征 …… 524

6. 硬皮病 …… 526

7. 混合性结缔组织病 …… 527

8. 韦格纳肉芽肿 …… 528

9. ANCA 相关小血管炎 …… 529

（七）神经系统疾病 …… 530

1. 脑血栓形成 …… 530

2. 脑栓塞 …… 532

3. 脑出血 …… 534

4. 蛛网膜下腔出血 …… 535

5. 化脓性脑膜炎 …… 535

6. 结核性脑膜炎 …… 536

7. 单纯疱疹病毒性脑炎 ………… 537
8. 急性脊髓炎 ………… 538
9. 脊髓亚急性联合变性 ………… 538
10. 多发性硬化 ………… 539
11. 帕金森病 ………… 540
12. 肝豆状核变性 ………… 540
13. 重症肌无力 ………… 541
14. 进行性肌营养不良症 ………… 542

(八) 代谢性疾病 ………… 543
1. 糖尿病 ………… 543
2. 糖尿病酮症酸中毒 ………… 544
3. 高渗性高血糖状态 ………… 545
4. 低血糖症 ………… 546
5. 代谢综合征 ………… 547
6. 痛风 ………… 547
7. 维生素 D 缺乏症 ………… 548
8. 骨质疏松症 ………… 549

(九) 传染病 ………… 550
1. 流行性感冒 ………… 550
2. 人禽流行性感冒 ………… 551
3. 乙型病毒性肝炎 ………… 552
4. 丙型病毒性肝炎 ………… 553
5. 传染性单核细胞增多症 ………… 554
6. 细菌性痢疾 ………… 555
7. 伤寒 ………… 556

8. 军团菌肺炎 ······ 557

9. 水痘和带状疱疹 ······ 557

10. 流行性乙型脑炎 ······ 559

11. 流行性脑脊髓膜炎 ······ 559

（十）泌尿系统疾病 ······ 561

1. 急性肾小球肾炎 ······ 561

2. 急进性肾小球肾炎 ······ 562

3. 慢性肾小球肾炎 ······ 562

4. 肾病综合征（NS） ······ 563

5. IgA 肾病 ······ 564

6. 糖尿病肾病 ······ 565

7. 狼疮性肾病 ······ 566

8. 尿路感染（URI） ······ 567

9. 急性肾损伤 ······ 568

10. 慢性肾脏病（CKD） ······ 569

（十一）外科疾病 ······ 570

1. 失血性休克 ······ 570

2. 感染性休克 ······ 571

3. 痈 ······ 572

4. 急性蜂窝组织炎 ······ 573

5. 脓毒症与菌血症 ······ 573

6. 急性乳腺炎 ······ 574

7. 脓胸 ······ 575

8. 急性化脓性腹膜炎 ······ 575

9. 急性阑尾炎 ······ 576

10. 急性胰腺炎 ················· 577

11. 肠梗阻 ····················· 577

12. 肝脓肿 ····················· 578

13. 急性胆囊炎 ················· 578

14. 血管闭塞性脉管炎 ··········· 579

15. 前列腺炎 ··················· 580

16. 尿石症 ····················· 581

17. 骨髓炎 ····················· 582

18. 关节炎 ····················· 582

(十二) 妇产科疾病 ·············· 583

1. 闭经 ······················· 583

2. 多囊卵巢综合征 ············· 584

3. 阴道炎 ····················· 585

4. 子宫颈炎 ··················· 585

5. 盆腔炎性疾病 ··············· 586

6. 子宫内膜异位症 ············· 587

7. 葡萄胎 ····················· 587

8. 异位妊娠 ··················· 588

9. 妊娠期高血压病 ············· 589

10. 妊娠期糖尿病 ··············· 589

(十三) 儿科疾病 ················ 590

1. 新生儿黄疸 ················· 590

2. 新生儿呼吸窘迫综合征 ······· 591

3. 苯丙酮尿症（PKU）··········· 592

4. 婴幼儿急疹 ················· 593

5. 流行性腮腺炎 594

6. 脊髓灰质炎 594

7. 疱疹性口炎 595

8. 婴幼儿腹泻 596

9. 小儿肺炎（包括新生儿肺炎） 596

10. 先天性心脏病 597

11. 病毒性心肌炎 597

12. 川崎病 598

13. 生长激素缺乏症 599

14. 性早熟 600

（十四）皮肤性病 601

1. 银屑病 601

2. 白癜风 601

3. 过敏性紫癜 602

4. 梅毒 602

5. 淋病 603

6. 非淋菌性尿道炎 604

7. 尖锐湿疣 604

8. 生殖器疱疹 605

9. 软下疳 606

10. 性病性淋巴肉芽肿 607

11. 艾滋病 608

（十五）肿瘤科疾病 609

1. 脑胶质瘤 609

2. 鼻咽癌 610

3. 肺癌 ⋯⋯⋯⋯⋯⋯⋯⋯⋯ 611

4. 食管癌 ⋯⋯⋯⋯⋯⋯⋯ 612

5. 胃癌 ⋯⋯⋯⋯⋯⋯⋯⋯⋯ 613

6. 大肠癌 ⋯⋯⋯⋯⋯⋯⋯ 614

7. 小肠肿瘤 ⋯⋯⋯⋯⋯⋯ 615

8. 原发性肝癌 ⋯⋯⋯⋯⋯ 616

9. 胰腺癌 ⋯⋯⋯⋯⋯⋯⋯ 617

10. 甲状腺癌 ⋯⋯⋯⋯⋯⋯ 618

11. 肾癌 ⋯⋯⋯⋯⋯⋯⋯⋯⋯ 619

12. 膀胱癌 ⋯⋯⋯⋯⋯⋯⋯ 619

13. 前列腺癌 ⋯⋯⋯⋯⋯⋯ 620

14. 睾丸肿瘤 ⋯⋯⋯⋯⋯⋯ 621

15. 卵巢癌 ⋯⋯⋯⋯⋯⋯⋯ 621

16. 乳腺癌 ⋯⋯⋯⋯⋯⋯⋯ 622

17. 宫颈癌 ⋯⋯⋯⋯⋯⋯⋯ 623

18. 子宫内膜癌 ⋯⋯⋯⋯⋯ 624

19. 骨肿瘤 ⋯⋯⋯⋯⋯⋯⋯ 625

20. 淋巴瘤 ⋯⋯⋯⋯⋯⋯⋯ 627

21. 急性淋巴细胞白血病 ⋯ 628

22. 慢性淋巴细胞白血病 ⋯ 629

23. 急性髓细胞白血病 ⋯⋯ 630

24. 慢性粒细胞白血病 ⋯⋯ 631

25. 多发性骨髓瘤 ⋯⋯⋯⋯ 631

索引 ⋯⋯⋯⋯⋯⋯⋯⋯⋯⋯⋯⋯⋯⋯ 634

第一章

检验须知

本书提到的检验,主要指医院检验科针对人体产生的体液、分泌物、便溺中所含的物质或成分进行定性或定量检测,判断它们是否异于正常类型或生理水平。

这些检测对象主要包括血液、脑脊液、尿液、胸水、腹水、胆汁、胃液、关节腔积液、呼吸道分泌物、女性生殖道分泌物、精液、前列腺分泌物、脓液、伤口分泌物等,它们有的毗邻于人体的重要器官,有的直接由人体器官产生或分泌,大部分采样离体时可呈液态,对这些样本的检测可以部分的反映人体器官的功能状态。粪便虽不是液体,但机理相似,也在此列。

一、检查前病人准备

标本类型很多,大多数取样过程由专业医务人员操作,需要患者积极配合。若无特殊说明,采样前,患者应保持心情平静,减少剧烈运动。

(1)采血前准备:应空腹8~12小时,最好清晨采血,前一次用餐宜清淡饮食。

(2)阴道分泌物留样准备:通常由医务人员采集样本,患者在采样前24小时内不得性交、阴道用药或灌洗。

（3）穿刺液准备：特殊样本如脑脊液、胸腹水、胆汁、关节腔积液由医务人员无菌操作取样，患者应消除顾虑，在操作过程中一定避免咳嗽和深呼吸。

二、如何留取标本

检验项目都有专门的留样要求，但大部分留样操作是由医务人员完成的，只有少数检测如尿、粪、痰等样本需要患者自行采样，这些注意事项需要患者加深了解。

1. 尿液留取

（1）尿液检测尤其是培养一般要求留取中段尿。女性患者需要清洗尿道口及外阴，用手指分开阴唇排尿（男性患者需要清洗尿道口及包皮后排尿），弃去前段尿，留取中段尿于专用的洁净容器。

（2）清晨的第一次尿液，一般用于检查尿中有无病变的细胞，也可用于早孕尿检。

（3）早晨第二次尿液产生的时间短，一般用于检查尿中硝酸盐、葡萄糖等容易变化的物质。

（4）随机尿可随时留样，是门急诊最常见的留样方式。

（5）24小时尿蛋白留样，需要第一天上午8点排尿（弃去不用），之后所有排尿需要收集，直至第二天上午8点排尿（要收集）。

2. 粪便留取

（1）需使用干燥清洁的灭菌容器留取样本。

（2）粪便常规检查，留样体积约为指头大小的成型便或等体积的稀便，尽量留取带脓血、黏液的粪便。

（3）化学法检测便隐血，需要素食三日。

3. 痰液留取

晨起刷牙漱口，用力从呼吸道深部咳出痰液至专用无菌容器。

4. 精液留取

取样前需禁欲一周，精液采集可用手淫法和性交中断法，将全部精液射入专用的洁净容器，及时送检。

三、如何运送样本

在医院由医务人员操作得到的标本，一般由院方的物流部门按照规范的转运流程送至检测实验室。少数门诊样本由患者自行取样后，应及时送至检测实验室。

（1）粪便：一般不超过1小时，夏天时间应缩短。

（2）尿样：一般不超过2小时，夏天时间应缩短。

（3）生殖道分泌物：需要培养时，不可延误，当考虑淋球菌感染时，取样到接种的时间不要超过30分钟，若不能及时接种，应使用运送培养基。

（4）精液：要计算液化时间，所以患者取样时应记录取样时间，精液还要检测活力和活动率，所以需要尽快送至实验室。

（5）其他样本：因检测项目不同，转运条件存在差异（如果采血点距离检测实验室较远，血液样本应使用专业冷链转运系统，脑脊液如需培养应25℃~37℃保温转运，需培养样本应使用专用转运培养基），均应及时送至检测实验室。

四、干扰检查结果的因素

1. 不同群体的正常参考范围不尽相同。

（1）比如性别的影响，女性的红细胞计数一般低于男性。

（2）即使同一女性，月经周期中的激素水平变化明显。

（3）即使同一患者，白天和晚上，血中某些物质的浓度也会变化，所以一般要求清晨采血。

（4）比如年龄的影响，从新生儿到青年、成年、老年，人体内各种成分都在缓慢变化。

（5）比如种族的影响，黑种人肌酸激酶、肌酐水平较黄种人高。

（6）居住环境也会有影响，比如高海拔居民的红细胞计数高于低海拔居民。

（7）生活习惯对参考范围会有影响，对咖啡、茶、吸烟、饮酒、素食、高脂食品、高蛋白食品、其他特殊食材的偏好均可影响血液中的一些物质的浓度。

2. 要强调的是，取样质量会影响检测结果的准确性。所以患者需要进行临床检验时，医务人员和患者本人均应严格遵循检验项目的采样要求。

（1）最为常见的是痰液检测，不认真进行口腔清洁，下呼吸道的痰液途经口咽部，容易受到口腔黏膜和唾液中的正常菌群或定植菌的污染。

（2）不认真进行外阴和尿道口清洁，女性中段尿留取很容易受会阴部位或阴道分泌物中的细菌污染。

（3）采血前日油腻饮食会导致血液中外源性脂类增多，血清浑浊，严重者呈白色乳糜状，严重影响血液检测的准确性。

（4）检测前用药会对检测结果产生影响。常见的如口服维生素C能影响血乳酸脱氢酶的浓度和尿糖的浓度；抗生素的使用也会影响样本细菌培养的结果。

（5）样本转运时间过长或延时检测均可影响检测结果。如采样到接种之间时间过长，淋球菌培养出现假阴性；血样如不及时送至检测实验室，正常样本中血糖浓度2小时可以下降15%左右。

（6）采血前的运动能使血液中成分浓度发生变化。如剧烈运动后，乳酸和肌酸激酶浓度成倍增加。

（7）溶血的原因有多种，有病理性溶血，但最常见的是采血技术或耗材的原因。溶血通常都会影响血液检测结果，尤其是红细胞内外浓度差异大的成分，如血清钾，标本溶血后最好重新采血检测。

第二章 常见检查项目临床意义

一、血液一般检查(血常规)

临床应用

主要用于感染、贫血、血液系统疾病的诊断及药物治疗效果的监测。另外,在化疗、放疗病人中,血常规检查是个非常重要的和经常需要检测的指标。

注意事项

(1)静脉采血检查血常规没有特别的注意事项,末梢采血检查血常规应用棉签拭去第一滴血,避免组织液混入血液,造成血液稀释影响结果。

(2)保存条件:血常规采集后应立即送检,4小时内完成检测,样本无法长时间保存。

(一)白细胞计数(WBC)

临床应用

常作为感染及血液系统疾病诊断和观察治疗效果的基本检查,同时是监测放疗、化疗的常用指标。

> 正常参考值

成人：$(4\sim10)\times10^9/L$

儿童：新生儿$(15\sim20)\times10^9/L$

6个月~2岁：$(11\sim12)\times10^9/L$

4~14岁：$8\times10^9/L$

> 临床意义

（1）生理性增多

多为一过性，不伴有白细胞质量的改变。多见于新生儿、剧烈运动后、极度恐惧和疼痛、妊娠5个月以上与分娩时等。

（2）病理性增多

常见于各种细菌性感染、烧烫伤、手术后、急性心肌梗死、急性大出血和严重溶血、急性中毒、代谢紊乱所致的代谢性中毒（如尿毒症、糖尿病酮症酸中毒和妊娠中毒等）、各种类型急慢性白血病、传染性单核细胞增多症、其他恶性肿瘤等。

（3）减少

①常见于病毒感染性疾病；伤寒、副伤寒、脓毒血症等严重细菌性感染疾病，慢性消耗性疾病或恶性肿瘤晚期并发严重感染；

②血液系统疾病：再生障碍性贫血、中性粒细胞减少或缺乏症、骨髓增生异常综合征等；自身免疫性疾病：系统性红斑狼疮等；药物影响等。

> 注意事项

白细胞分类计数可受年龄、运动、疼痛、情绪变化、妊娠与分娩等生理因素的影响。

（1）年龄：新生儿初生时白细胞总数为$(15\sim20)\times10^9/L$，然后逐渐下降，1周时平均为$12\times10^9/L$。婴儿期白细胞数维持在$10\times10^9/L$左右，8岁以后接近成人水平。

（2）运动、疼痛和情绪的影响：冷水浴后、极度恐惧与疼痛等可使白细胞数增多。剧烈运动后白细胞显著升高，以中性粒细胞为主，当运动结束后即迅速恢复正常。

（3）日间变化：安静、休息时白细胞数较低，活动、进食后白细胞数较高。早晨较低，下午较高。

（4）妊娠与分娩：妊娠期，妊娠5个月以上可达$15\times10^9/L$，最后1个月波动于$(12\sim17)\times10^9/L$，分娩时因产伤、产痛、失血等刺激，可达$35\times10^9/L$，产后2周内可恢复正常。因此，只有定时和反复观察才有意义。

（二）淋巴细胞（L）

临床应用

主要参与机体对抗感染的免疫反应，常作为病毒感染及某些血液系统疾病诊断和观察治疗效果的基本检查。

正常参考值

成人：20%~45%
儿童：30%~56%

临床意义

（1）增多

①某些病毒或杆菌所致的急性传染病，如风疹、流行性腮腺炎、传染性淋巴细胞增多症、百日咳、结核病等；

②某些血液病，如淋巴细胞白血病、淋巴肉瘤白血病、肥大细胞增多症等；③毒性弥漫性甲状腺肿，自身免疫性疾病，会造成甲状腺肿大和功能亢进；④组织器官移植排斥反应期；⑤多数急性传染病恢复期。

（2）减少

①接触放射线及应用肾上腺皮质激素或促肾上腺皮质激素等；②传染病急性期；③粒细胞明显增多时，淋巴细胞相对减少；④长期化疗及免疫缺陷病等；⑤肾衰竭；⑥系统性红斑狼疮。

注意事项

（1）淋巴细胞的生理变化：出生时，新生儿外周血白细胞以中性粒细胞为主；6~9天，逐渐下降至与淋巴细胞大致相等；以后，淋巴细胞逐渐增多，整个婴儿期淋巴细胞数均增高，可达70%；2~3岁以后，淋巴细胞逐渐下降，嗜中性粒细胞逐渐上升；4~5岁二者基本相等；以后淋巴细胞百分比大致与成人接近。

（2）异型淋巴细胞增多：异型淋巴细胞也称不典型淋巴细胞或Downey细胞，常见于：①病毒感染：如传染性单核细胞增多症（异型淋巴细胞超过20%具有诊断价值）、巨细胞病毒感染、流行性出血热、甲型病毒性肝炎、风疹、Echo病毒感染、腺病毒感染、水痘、单纯疱疹、带状疱疹、流行性腮腺炎、病毒性脑膜炎、艾滋病；②少数细菌感染：如布氏病、结核；③原虫感染：如弓形虫病、疟疾；④药物过敏：如对氨基水杨酸、苯妥英钠、氨苯砜、吩噻嗪；⑤其他：血清病、肺炎支原体感染、梅毒、系统性红斑狼疮、霍奇金病及潜在感染的健康幼儿。

（三）单核细胞（M）

临床应用

常作为机体感染及某些血液系统疾病诊断和观察治疗效果的基本检查。

正常参考值

成人：3%~8%

临床意义

（1）增多

①某些感染，如亚急性细菌性心内膜炎、急性感染恢复期、活动性肺结核等；②某些血液病，如单核细胞白血病、恶性淋巴瘤、恶性组织细胞病、骨髓增生异常综合征等；③某些疾病恢复期，如粒细胞缺乏症恢复期等；④某些寄生虫病如疟疾、黑热病等；⑤甲状腺功能亢进（甲亢）、结节病关节炎等疾病；⑥病毒、立克次体感染，如麻疹、水痘、风疹、传染性单核细胞增多症、病毒性肝炎等。

（2）减少：无临床意义。

注意事项

（1）单核细胞的生理变化：正常儿童，外周血中单核细胞平均为9%，较成人稍多；出生后2周左右的婴儿，单核细胞呈生理性增多，可达15%或更多。

（2）药物影响：氨苄西林及氯丙嗪可引起单核细胞增加。

(四)嗜中性粒细胞(N)

临床应用

常作为细菌感染及某些血液系统疾病诊断和观察治疗效果的基本检查。

正常参考值

成人:50%~75%

(杆状核粒细胞0~5%,分叶核粒细胞50%~75%)

儿童:30%~65%

临床意义

(1)生理性增多:同白细胞。

(2)病理性增多——反应性增多。

①急性感染:细菌、病毒、立克次体、螺旋体、寄生虫等均可致中性粒细胞增多,中性粒细胞增多程度取决于感染微生物的种类、感染灶的范围、感染的严重程度、患者的反应能力;②广泛组织损伤或坏死:如外伤、手术、大面积灼伤、血管栓塞等;③急性溶血:由于缺氧和红细胞破坏后的分解产物刺激骨髓储存池释放粒细胞;④急性失血:刺激骨髓储存池释放粒细胞增多;⑤中毒:如铅、汞、砷等中毒,昆虫及蛇咬伤等;⑥某些药物:如肾上腺皮质激素、锂盐、肾上腺素等;⑦恶性肿瘤:如胰腺癌、胃癌、肺癌、肝癌等;⑧其他:尿毒症、糖尿病酸中毒、甲状腺功能亢进、类风湿关节炎等。

(3)病理性增多——异常增生性增多。

①急、慢性粒细胞性白血病;②骨髓增殖性疾病:真

性红细胞增多症、原发性血小板增多症和骨髓纤维化。

（4）病理性减少。

①感染：如革兰阴性杆菌、病毒或者原虫感染等；②血液系统疾病：如再生障碍性贫血、巨幼细胞性贫血和缺铁性贫血等；③物理和化学因素损伤：比如放射线和化学物质和化学药品等；④单核－吞噬细胞系统功能亢进：各种原因引起的脾脏肿大及功能亢进如门脉性肝硬化、淋巴瘤等；⑤自身免疫性疾病：比如系统性红斑狼疮，产生自身抗体导致中性粒细胞减少。

（五）嗜中性粒细胞（N）核象变化

临床应用

反映粒细胞的成熟程度，而核象变化则可反映某些疾病的病情和预后。

正常参考值

周围血液中幼稚的中性杆状粒细胞（如晚幼粒、杆状核），应为0.01~0.05（1%~5%），中性分叶核粒细胞分叶少于4叶，为0.50~0.70（50%~70%）

临床意义

（1）核左移

外周血中中性粒细胞的分叶以3叶居多，杆状核与分叶核之间的正常比值为1∶13，如杆状核粒细胞增多，或出现杆状以前幼稚阶段的粒细胞，称为核左移。核左移表示机体的反应性强，骨髓造血功能旺盛，能释放大量的粒细胞至外周血中。常见于感染，尤其是化脓菌引起的急性感染，也可见于急性中毒、急性溶血、急性失血等。杆状核粒细胞>6%，称轻度左移；杆状核粒细胞>10%并伴有少数晚幼粒细胞者为中度核左移；杆状核粒细胞>25%并出现更幼稚的粒细胞时，为重度核左移。

（2）核右移

外周血正常中性粒细胞以3叶核为主，若5叶核以上者超过3%，则称核右移。核右移是由于造血物质缺乏，使脱氧核糖核酸合成障碍，或造血功能减退所致。主要见于巨幼细胞性贫血、恶性贫血和应用抗代谢药物治疗后。在疾病进行期突然出现核右移，为预后不良之兆。但在疾病恢复期亦可出现一过性核右移现象。

（六）嗜酸性粒细胞（E）

临床应用

常作为某些过敏性疾病、寄生虫病、皮肤病、血液病等疾病的辅助诊断手段，同时也用于治疗效果的观察。

正常参考值

0.005~0.05（0.5%~5%）

临床意义

（1）增多

①过敏性疾病：过敏性鼻炎、支气管哮喘、药物过敏、荨麻疹、食物过敏、血管神经性水肿、血清病；②寄生虫病：血吸虫病、蛔虫病、钩虫病等。某些寄生虫感染患者嗜酸性粒细胞明显增多，导致白细胞总数高达数万，90%以上为嗜酸性粒细胞，为嗜酸性粒细胞型类白血病反应；③皮肤

病：如湿疹、剥脱性皮炎、天疱疮、银屑病；④血液病：慢性粒细胞白血病、嗜酸性粒细胞白血病、淋巴瘤、多发性骨髓瘤、嗜酸性粒细胞肉芽肿；⑤某些恶性肿瘤：某些上皮系肿瘤如肺癌；⑥某些传染病：急性传染病时，嗜酸性粒细胞大多减少，但猩红热时可引起嗜酸性粒细胞增多；⑦其他：风湿性疾病、脑腺垂体功能减低症、过敏性间质性肾炎。

（2）减少

常见于伤寒、副伤寒初期，大手术、烧伤等应激状态，或长期应用肾上腺皮质激素后，其临床意义不大。①观察急性传染病的预后：肾上腺皮质激素有促进机体抗感染的能力，因此当急性感染（如伤寒）时，肾上腺皮质激素分泌增加，嗜酸性粒细胞不减少，恢复期嗜酸性粒细胞又逐渐增多。若临床症状严重，而嗜酸性粒细胞不减少，说明肾上腺皮质功能衰竭；如嗜酸性粒细胞持续下降，甚至完全消失，说明病情严重；反之，嗜酸性粒细胞重新出现，甚至暂时增多，则为恢复的表现。②观察手术和烧伤病人的预后：手术后4小时嗜酸性粒细胞显著减少，24~48小时后逐渐增多，增多速度与病情变化基本一致。大面积烧伤病人，数小时后嗜酸性粒细胞完全消失，且持续时间较长，若大手术或大面积烧伤后，病人嗜酸性粒细胞不下降或下降很少，均表明预后不良。③测定肾上腺皮质功能：ACTH可使肾上腺皮质产生肾上腺皮质激素，造成嗜酸性粒细胞减少。嗜酸性粒细胞直接计数后，随即肌注或静脉滴注ACTH 25mg，直接刺激肾上腺皮质，或注射0.1%肾上腺素0.5ml，刺激垂体前叶分泌ACTH，间接刺激肾上腺皮质。肌注后4小时或静脉滴注开始后8小时，再用嗜酸性粒细胞计数。

> **注意事项**

生理变化：在劳动、寒冷、饥饿、精神刺激等情况下，可导致外周血中嗜酸性粒细胞减少。正常人嗜酸性粒细胞白天较低，夜间较高。上午波动较大，下午比较恒定。

（七）嗜酸性粒细胞（E）直接计数

> **临床应用**

是对仪器法计数嗜酸性粒细胞的一种补充。

> **正常参考值**

$(50\sim300)\times10^6/L$

> **临床意义**

同嗜酸性粒细胞。

（八）嗜碱性粒细胞（B）

> **临床应用**

常作为某些过敏性或炎症性疾病、骨髓增生性疾病和嗜碱性粒细胞白血病的辅助诊断手段，同时也用于治疗效果的观察。

> **正常参考值**

0~0.01（0~1%）

> **临床意义**

（1）增多

①骨髓增生性疾病：如真性红细胞增多症、原发性

骨髓纤维化、慢性粒细胞性白血病。嗜碱性粒细胞持续>0.1×10^9/L，是骨髓增生性疾病的共同特征。嗜碱性粒细胞增高可作为骨髓增生性疾病的一个早期征象；②嗜碱性粒细胞白血病：嗜碱性粒细胞异常增多，可达20%以上，多为幼稚型；③过敏性疾病：溃疡性结肠炎、荨麻疹等可见嗜碱性粒细胞增多。

（2）减少：多无临床意义。

> 注意事项

在高脂饮食条件下，可促使骨髓中嗜碱性粒细胞释放到周围血中，而致血液嗜碱性粒细胞轻度增高。

（九）红细胞（RBC）

> 临床应用

常作为诊断贫血和某些骨髓增生异常性疾病的依据。

> 正常参考值

成年男性（4.0~5.5）×10^{12}/L

成年女性（3.5~5.0）×10^{12}/L

新生儿（6.0~7.0）×10^{12}/L

婴儿（3.5~4.5）×10^{12}/L

儿童（4.0~5.3）×10^{12}/L

> 临床意义

（1）增多

①原发性红细胞增多：这是一种骨髓增生异常的疾病。如真性红细胞增多症、良性家族性红细胞增多症等。真性

红细胞增多症是一种原因不明红系细胞异常增殖性疾病,红细胞计数在($7{\sim}10$)$\times 10^{12}$/L,发生于40~70岁年龄组,其外周血红细胞明显增多、白细胞和血小板增高、有时伴慢性粒细胞性白血病。

②继发性红细胞增多:实际上是骨髓对缺氧的一种代偿或者是对骨髓的刺激 a.心血管病:各种先天性心血管疾病,如房室间隔缺损、法洛四联症;b.肺部疾病:肺气肿、肺源性心脏病、肺纤维化、矽肺和各种引起肺气体交换面积减少的疾病;c.异常血红蛋白病;d.肾上腺皮质功能亢进(库欣病),可能与皮质激素刺激骨髓使红细胞生成偏高有关;e.某些药物,如肾上腺素、糖皮质激素、雄激素等。

③相对性红细胞增多:是由于血液浓缩所致。如呕吐、严重腹泻、多汗、多尿、大面积烧伤、晚期消化道肿瘤而长期不能进食等引起血液浓缩、血液中有形成分相对增多,多为暂时性增多。

(2)减少

见于临床上各种原因的贫血。通过红细胞计数、血红蛋白测定或血细胞比容测定可诊断贫血,明确贫血程度。贫血原因分析应结合体检和进一步检查。按病因将贫血分成:

①造血原料不足:a.缺铁,铁是制造血红蛋白的原料,铁供应或吸收不足,原料不足使铁重新利用率减少、血红蛋白合成量减少。b.铁利用障碍,如铁粒幼细胞贫血(红细胞小、中心淡染区扩大、血清铁和贮存铁增加、幼稚细胞核周有铁颗粒)或先天性或后天性红细胞酶缺陷者铁不

能被利用、堆积在细胞内外，使发育中细胞的功能障碍，红细胞过早死亡所致。再如，某些药物，如异烟肼、硫唑嘌呤等。继发于某些疾病，如类风湿关节炎、白血病、甲状腺功能亢进、慢性肾功能不全、铅中毒等。

②骨髓造血功能减退：骨髓造血机制破坏，如再生障碍性贫血、骨髓纤维化、骨髓增生异常综合征；骨髓被肿瘤细胞侵占，如白血病、骨髓瘤、骨转移癌等。以及某些药物，如抗肿瘤药物、磺胺类药物、保泰松、有机砷、马利兰等可抑制骨髓造血功能；物理因素，如X线、钴、镭照射等可抑制骨髓造血功能；继发于其他疾病对骨髓的抑制，如慢性肾功能衰竭（因尿素、肌酐、酚、吲哚等物质潴留使骨髓造血功能受影响）。

③急性、慢性红细胞丢失过多：各种原因出血，如月经过多、消化性溃疡、痔疮、十二指肠钩虫病等。

④红细胞破坏过多（红细胞寿命缩短）：各种原因溶血，如输血溶血反应、蚕豆病、遗传性球形细胞增多症等。

注意事项

生理性变化：红细胞计数可受年龄、性别、精神因素、运动、气压、妊娠等生理因素的影响。

（十）血红蛋白（Hb）

临床应用

用于评价是否贫血的一个重要和常用指标，但不是唯一指标。同时测定红细胞和血红蛋白，对贫血类型的鉴别有重要意义。

> 正常参考值

成年男性 120~160g/L

成年女性 110~150g/L

新生儿 170~200g/L

婴儿 100~140g/L

儿童 120~140g/L

> 临床意义

同红细胞（RBC）

（十一）红细胞比容（Hct）

> 临床应用

临床上常用于了解脱水病人的血液浓缩程度，作为计算补液量的参考。红细胞压积降低与各种贫血有关。

> 正常参考值

男性 0.40~0.50（40%~50%）

女性 0.37~0.48（37%~48%）

新生儿 0.49~0.60（49%~60%）

> 临床意义

同红细胞（RBC）。

（十二）平均红细胞体积（MCV）

> 临床应用

常用作判断贫血的类型，协助临床查找贫血的病因。

正常参考值

80~95fl

临床意义

（1）增多

见于营养不良性巨幼红细胞性贫血（营养不良、吸收不良、胃切除术后、肠病、裂头绦虫等寄生虫病及恶性贫血、缺乏叶酸、维生素 B_{12}、癌、遗传因素等）、酒精性肝硬化、胰腺外分泌功能不全、获得性溶血性贫血、出血性贫血再生之后和甲状腺功能低下。

（2）减少

①单纯小细胞性贫血：由感染，中毒，急慢性炎症，尿毒症等疾病所导致；②小细胞低色素性贫血：慢性失血性贫血（如消化性溃疡，钩虫病，月经过多等因素造成的失血）、缺铁性贫血。

注意事项

（1）生理学变异：新生儿升高约12%，妊娠约高5%。饮酒约升高4%，吸烟约升高3%。口服避孕药约升高1%。

（2）药物影响：可引起巨幼红细胞贫血的药物有巴比妥酸盐、鲁米那（叶酸代谢障碍）、导眠能、苯妥英钠、非那西丁（偶尔）、氨苯蝶啶、雌激素、降糖灵（致叶酸或 $VitB_{12}$ 缺乏）、呋喃类、新霉素、异烟肼、环丝氨酸、氨基苯甲酸（诱致消化道吸收障碍所致）、氨基水杨酸、甲氨蝶呤、秋水仙碱（伴 $VitB_{12}$ 缺乏），其中抗惊厥药约升高3%。

(十三)平均红细胞血红蛋白量(MCH)

临床应用

常用作判断贫血类型和严重程度,协助临床查找贫血的病因。

正常参考值

27~32pg

临床意义

(1)增多

常为大细胞性贫血,见于恶性贫血,叶酸缺乏,长期饥饿,网织红细胞增多症,甲状腺功能减退,再生障碍性贫血。

(2)减少

见于单纯小细胞性贫血、小细胞低色素性贫血,也见于缺铁,慢性失血,口炎性腹泻,胃酸缺乏,妊娠,地中海贫血,铁粒幼红细胞贫血,巨幼红细胞贫血。

(十四)平均红细胞血红蛋白浓度(MCHC)

临床应用

可协助临床查找贫血的病因。

正常参考值

320~360pg/fl

> **临床意义**

同平均红细胞血红蛋白量（MCH）。

（十五）红细胞体积分布宽度（RDW）

> **临床应用**

常作为贫血分类的指标之一，一般可以通过RDW和MCV这两个参数进行贫血的形态学分类。

> **正常参考值**

0.109~0.157（10.9%~15.7%）

> **临床意义**

（1）用于缺铁性贫血（IDA）的早期诊断及治疗观察

IDA前期RDW即可增大，贫血越严重RDW越大。当IDA治疗有效时，RDW首先增大，以后逐渐降至正常水平。RDW升高尚不能排除其他贫血的可能，而RDW正常者IDA的可能性不大，因此RDW增大可作为IDA的筛选指标。

（2）用于缺铁性贫血和β-轻型地中海贫血的鉴别

缺铁性贫血病人RDW增高，而β-轻型地中海贫血者RDW正常。

（3）用于贫血的形态学分类

依据MCV和RDW的变化，可将贫血的形态学与病因学结合起来分类，是目前临床应用最广泛的贫血分类方法。

MCV 和 RDW 贫血形态学分类鉴别表

MCV	RDW	贫血类别	病因
正常	正常	正常人或正常细胞均一性贫血	常见慢性疾病、慢性肝病、脾切除术后、急性出血、慢性淋巴细胞白血病、慢性粒细胞白血病、化疗后等
降低	正常	小细胞均一性贫血	常见于慢性疾病、轻型地中海贫血、儿童
降低	升高	小细胞非均一性贫血	常见于缺铁性贫血、β 地中海贫血、血红蛋白 H 病、血红蛋白 S 病
正常	升高	正常细胞非均一性贫血	常见于早期或混合性营养缺乏、血红蛋白异常的贫血症、骨髓纤维化、骨髓发育不良、铁粒幼细胞性贫血等
升高	正常	大细胞均一性贫血	常见于再生障碍性贫血、白血病前期、冷凝集素升高等
升高	升高	大细胞非均一性贫血	常见于叶酸或维生素 B_{12} 缺乏导致的巨幼细胞性贫血、部分镰刀状细胞性贫血

（十六）有核红细胞（NRBC）

临床应用

正常成人外周血中不能见到，在出生 1 周之内的新生儿外周血中可见到少量。成人外周血中出现有核红细胞均属病理现象。

正常参考值

0

临床意义

（1）增多

①增生性贫血：最常见于各种溶血性贫血，急性失血性贫血、巨幼红细胞性贫血、严重的低色素性贫血。以出现晚幼红细胞或中幼红细胞为多见。外周血中出现有核红

细胞表示骨髓中红细胞系增生明显活跃；②红血病、红白血病：骨髓中幼稚红细胞异常增生并释放入血，以原红细胞、早幼红细胞为多见；③髓外造血：骨髓纤维化时，脾、肝、淋巴结等组织恢复胚胎时期的造血功能，这些组织因缺乏对血细胞释放的调控能力，幼稚血细胞大量进入外周血。各发育阶段的幼红细胞都可见到，并可见到幼稚粒细胞及巨核细胞；④其他：如骨髓转移癌、严重缺氧等。

（十七）网织红细胞（RET）

临床应用

可反映骨髓造血系统的功能状态，亦可作为贫血治疗疗效观察的指标。

正常参考值

成人：百分数为 0.008~0.020（0.8%~2.0%），绝对数为（25~75）$\times 10^9$/L

3个月内的婴儿：百分数为 0.02~0.06（2%~6%），绝对数为（144~336）$\times 10^9$/L

临床意义

1. 判断骨髓红细胞造血情况

（1）增高

①骨髓红细胞增生旺盛时，主要见于各种增生性贫血，如溶血性贫血、缺铁性贫血、巨幼细胞贫血等，溶血性贫血患者显著增高。急性失血后网织红细胞一过性增多，1周左右达高峰，2周后恢复正常；②贫血(如缺铁性贫血、

巨幼细胞贫血、再生障碍性贫血等）有效治疗后，网织红细胞的增加先于红细胞和血红蛋白；③骨髓移植和白血病化疗后，网织红细胞增多是造血功能恢复的早期指标。

（2）减少

常见于再生障碍性贫血等骨髓增生低下性疾病。网织红细胞绝对数低于 $15 \times 10^9/L$，是再障的诊断标准之一。

2.观察贫血疗效

网织红细胞是贫血患者随访观察的检验项目之一。缺铁性贫血、巨幼细胞性贫血、再生障碍性贫血等治疗中，如果网织红细胞升高，提示骨髓增生功能良好，表明治疗有效；若网织红细胞不增高，则表明治疗无效。

（十八）血沉（ESR）

临床应用

对机体有无炎症，有无活动性病变等多种疾病的诊断和治疗有一定参考价值，是一项非特异性检查项目。

正常参考值

（魏氏法）男性：0~15mm/h；女性：0~20mm/h

临床意义

（1）生理性增快

血沉与年龄及月经周期有关，12岁以下儿童、60以上高龄者、妇女月经期、妊娠3个月以上者往往增快。

（2）病理性增快

①各种炎症性疾病：见于急性细菌性炎症、风湿热、

结核。血沉的快慢还可辅助观察病情的变化。②组织损伤及坏死：如急性心肌梗死、肺梗死、大手术导致的损伤、大面积烧伤、严重创伤。③恶性肿瘤：血沉加快对发展速度较快的恶性肿瘤具有提示价值：手术将肿瘤切除，或化疗、放疗治疗有效时，血沉可减慢；肿瘤复发或出现转移时，血沉还可再加快。良性肿瘤一般血沉不加快或出现减慢现象，因此可以通过这个项目协助初步判断肿瘤的性质。④各种原因导致血浆球蛋白增高时，血沉均可增快，如慢性肾炎、肝硬化、多发性骨髓瘤、巨球蛋白血症、淋巴瘤、系统性红斑狼疮、亚急性感染性心内膜炎、黑热病、重金属中毒、甲亢等。⑤其他：如某些贫血患者、动脉粥样硬化、糖尿病、肾病综合征、黏液水肿等。

（3）减慢

常见于红细胞增多症、严重肝损害、脱水及使用抗炎药物等。

（十九）血小板（PLT）

临床应用

用于判断机体有无出血倾向或有无止血能力。

正常参考值

$(100\sim300)\times10^9/L$

临床意义

（1）增多

①生理性变化：正常人每天血小板数有6%~10%的波动，午后较晨间高，冬季较春季高，高原居民较平原居民

高，静脉血平均值较周围血稍高；妊娠中晚期升高，分娩后1~2天降低；剧烈活动和饱餐后升高，休息后又恢复到原来水平。

②病理性变化：常见于慢性粒细胞白血病、真性红细胞增多症、急性化脓性感染、急性出血后及脾切除手术后等。

（2）减少

①生理性减少：新生儿较婴儿低，出生3个月后才达到成人水平。妇女月经前血小板降低，经期后逐渐上升。

②病理性减少：见于急性白血病、再生障碍性贫血、某些药物、免疫性或继发性血小板减少性紫癜、脾功能亢进、弥散性血管内凝血等。

（二十）血小板平均体积（MPV）

临床应用

主要用于判断出血倾向及骨髓造血功能变化，以及某些疾病的诊断治疗。

正常参考值

6.3~10.1fl

临床意义

（1）MPV增大

见于特发性血小板减少性紫癜、巨大血小板综合征、急性白血病缓解期、慢性粒细胞性白血病、原发性骨髓纤维化症、骨髓增生异常综合征、脾切除术后、妊娠晚期及血栓性疾病。

（2）MPV减少

见于再生障碍性贫血、脾功能亢进、急性白血病化疗期、巨幼细胞贫血、败血症、骨髓病变或药物抑制骨髓功能时。

（3）鉴别血小板减少的病因

当骨髓损伤导致血小板减少时，MPV下降；当血小板在外周血中破坏增多导致血小板减少时，MPV增大；当血小板分布异常导致血小板减少时，MPV正常。

（4）MPV增高可作为骨髓功能恢复的较早指标

当骨髓功能衰竭时，MPV与PLT同时持续下降，骨髓抑制越严重，MPV越小；当骨髓功能恢复时，MPV值的增大先于PLT数值的增高。

（二十一）血小板压积（PCT）

正常参考值

男：0.108%~0.272%；女 0.114%~0.282%

临床意义

同血小板计数。

（二十二）血小板体积分布宽度（PDW）

正常参考值

15.5%~18.0%（不同的细胞分析仪，其参考值有一定的差别）

临床意义

增大见于急性非淋巴细胞白血病（如急性粒细胞白血

病、急性单核细胞白血病、红白血病等）化疗后、巨幼细胞贫血、慢性粒细胞白血病、脾切除术后、巨大血小板综合征、血栓性疾病等。

（二十三）红斑狼疮（LE）细胞

临床应用

红斑狼疮细胞是判断系统性红斑狼疮的重要依据。

正常参考值

阴性或未找到红斑狼疮细胞

临床意义

常见于系统性红斑狼疮（急性期阳性率可高达80%），亦可见于自身免疫性疾病和一些结缔组织病。

二、尿液一般检查（尿常规）

临床应用

主要用于泌尿系统、全身性疾病的诊断及肾毒性药物的治疗监测。

注意事项

（1）应留取清洁的中段尿，防止尿道口污染造成检测结果不准。大量饮水后留取的尿标本可能过度稀释，影响检测结果准确度。

（2）保存条件：尿常规标本从标本收集到检验完成所间隔的时间不应超过2小时，样本无法长时间保存。

(一)尿比重(SG)

临床应用

主要用于了解肾脏的浓缩和稀释功能。

正常参考值

24小时最大范围为1.003~1.035

正常成人一般为1.015~1.025

晨尿常在1.020左右

新生儿尿比重在1.002~1.004(比重计法)

临床意义

(1)升高

常见于饮水不足、脱水(高热、大量出汗、呕吐、腹泻等原因所致)、蛋白尿、急性肾炎、糖尿病、心功能不全、流行性出血热少尿期、周围循环障碍及使用造影剂等。

(2)降低

常见于慢性肾炎后期、尿崩症、精神性多饮多尿症、原发性醛固酮增多症、流行性出血热多尿期及恢复期等。

注意事项

干化学法测定的尿比重,易受尿pH影响,随pH增高,比重降低;该法不受葡萄糖影响,但受尿蛋白影响大。干化学法的比重跨度大,细微的比重变化难以识别,故只适用于粗筛,不能用作肾功能评价。

（二）尿酸碱度（pH值）

临床应用

用于机体酸碱度的判断。

正常参考值

正常饮食条件下，pH值为4.6~8.0，平均值为6.0。

临床意义

（1）酸性尿（pH值小于5.0）

见于代谢性酸中毒、呼吸性酸中毒、Ⅳ型肾小管酸中毒、慢性肾小球肾炎、肾结核、白血病、苯丙酮酸尿症、糖尿病酮症酸中毒、低钾血症、痛风、甲醇中毒、服用酸性药物（如氯化铵、维生素C）或食物（肉类、蛋类）影响等。

（2）碱性尿（pH值大于8.0）

见于代谢性碱中毒、过度通气及二氧化碳丢失过多的呼吸性碱中毒、原发性醛固酮增多症、高钾血症、频繁呕吐丢失胃酸、变形杆菌或铜绿假单胞杆菌所致泌尿系感染、应用碱性药物或碳酸酐酶抑制剂、摄入水果、蔬菜等食物影响。

注意事项

尿液一般情况下为偏酸性液体，酸碱度变化主要来源于人的饮食习惯和食物的成分。如果常食用肉类及混合性食物，食物中的蛋白质分解后可产生硫酸盐或磷酸盐等酸性物质，经由肾脏排出后可使得尿液呈酸性；尿液酸碱度测定独立应用时往往无明显临床意义，一般常用来与其他项目结合综合判断病人病情变化和用于监测。

（三）尿亚硝酸盐检测（NIT）

临床应用

有助于尿路感染疾病的诊断。

正常参考值

干化学法：阴性

临床意义

阳性常见于由大肠埃希菌引起的肾盂肾炎、尿路感染、膀胱炎、菌尿症等。

注意事项

（1）假阴性

①患者饮食中硝酸盐含量过低，如少吃蔬菜、水果等食物，尿中无硝酸盐排出，即使有细菌感染，也无底物可供还原。

②尿液在膀胱中停留时间过短，细菌得不到还原硝酸盐的时间。

③尿量过多，如糖尿病、尿崩症等时，使亚硝酸盐浓度太低。

④感染的细菌缺乏硝酸盐还原酶，如葡萄球菌、霉菌或支原体等所致的菌尿。

⑤尿中维生素C等还原物质浓度太高。

（2）假阳性

①尿液标本放置时间过长并未加防腐剂，致标本中细

菌生长繁殖。

②标本受亚硝酸盐或偶氮染料污染。

③受检者如进食含硝酸盐丰富的人参、卷心菜或菠菜等过多，也可出现假阳性。

（四）尿胆红素定性（BIL）

临床应用

用于有黄疸的肝、胆疾病的筛查。

正常参考值

干化学法：阴性

临床意义

阳性常见于胆石症、胆道蛔虫、胆道肿物、胰头癌等引起的阻塞性黄疸，肝细胞坏死、肝癌、肝硬化、中毒性肝炎等引起的肝细胞性黄疸，以及大剂量应用盐酸苯偶氮吡啶、氯丙嗪等药物。

注意事项

（1）少量的维生素C即可引起假阴性反应。

（2）尿液必须立即送检，注意避光，否则葡萄糖醛酸胆红素水解为游离胆红素或氧化为绿胆素，易出现假阴性。

（五）尿胆原（URO）

临床应用

可协助临床鉴别黄疸病因。

正常参考值

定性:阴性或弱阳性,尿1:20稀释后为阴性
定量:1.69~6.767μmol/24小时尿

临床意义

(1)阳性或增多。常见于溶血性黄疸、肝细胞性黄疸、心衰、便秘、高热、肠道感染、胆道感染、败血症等。

(2)减少。常见于阻塞性黄疸或肝细胞性黄疸极期。

尿胆原结果需要结合尿胆红素检查结果一起分析。

黄疸类型	尿胆红素	尿胆原	常见临床疾病
肝细胞性黄疸	阳性	阳性	急性病毒性肝炎、药物性肝炎、肝硬化、肝癌
梗阻性黄疸	阳性	阴性	急性胆囊炎、胆石症、急性胰腺炎、胰腺癌
溶血性黄疸	阴性	阳性	急性溶血(血型不合的输血)、溶血性疾病

注意事项

(1)标本必须立即送检(室温≤1h),尿胆原本身性质不稳定,易于氧化成尿胆素不能与试剂发生反应,故尿液不新鲜时会出现假阴性。

(2)尿胆原排出每日波动很大,夜间、上午量少,午后迅速增加,在午后2~4h达高峰,且清除率与尿液的pH有关。因此可采用将尿液酸化和收集午后2~4h尿的方法来提高检出率。

(3)当尿液中含有甲醛防腐剂或亚硝酸盐>0.05g/L,也可以降低反应灵敏度,易出现假阴性结果。

（六）尿胆素（URN）

临床应用

伴有黄疸的肝、胆疾病的筛查试验。

正常参考值

干化学法：阴性

临床意义

阳性常见于阻塞性黄疸、肝细胞性黄疸、肝功能异常、红细胞破坏增加、肠梗阻、长期便秘、急性发热等。

注意事项

尿三胆测定：即尿胆红素、尿胆原及尿胆素三项同时测定。

（七）尿隐血试验（BLD 或 OB）

临床应用

BLD是诊断泌尿系疾病，特别是肾病的重要实验指标之一。

正常参考值

干化学法：阴性

临床意义

阳性常见于：

（1）肾脏疾病，如各类肾小球肾炎、肾盂肾炎、溶血性尿毒症综合征、肾静脉血栓、肾结核、肾肿瘤、肾结石、肾外伤和肾畸形等。

(2）泌尿道疾病，如尿路结石、损伤、出血性膀胱炎等。

(3）泌尿系外疾病，如血友病、心功能不全、钩端螺旋体病和流行性出血热等全身感染性疾病、过敏、亚急性细菌性心内膜炎等。

注意事项

(1）尿中有肌红蛋白或存在大量维生素C可对此试验有干扰，后者使阳性反应减弱，甚至导致假阴性结果。

(2）尿中某些来自食物的不耐热酶也具有过氧化物酶样作用，可导致假阳性反应。

(3）干化学法与显微镜法检出的尿红细胞无绝对对应关系，但二者仍具有相关性。

（八）尿糖定性（GLU）

临床应用

针对早期糖尿病引起的高血糖症状、肾脏功能损害而导致尿中GLU增加而做的检查。

正常参考值

(1）定性：阴性

临床意义

(1）血糖正常性尿糖

由于近曲小管对葡萄糖的重吸收能力减退所致，也称肾性糖尿。如：家族性肾性糖尿、慢性肾炎、肾病综合征、药物中毒；新生儿、妇女妊娠等。

(2)血糖增高性尿糖

①饮食性尿糖：可因短时间摄入大量糖类而引起。

②一过性尿糖：也称应激性糖尿。因延脑血糖中枢受到刺激，导致肾上腺素、胰高血糖素大量释放，而造成暂时性高血糖和糖尿，如：颅脑外伤、脑血管意外、大面积烧伤、情绪激动等。

③持续性尿糖：是指清晨空腹尿糖呈持续阳性。最常见于因胰岛素绝对或相对不足所致糖尿病。

④其他血糖增高性尿糖：可见于甲状腺功能亢进、肢端肥大症、嗜铬细胞瘤、库欣综合征等。

(3)其他尿糖

进食乳糖、半乳糖、果糖、甘露糖及一些戊糖过多或某些糖代谢异常的遗传性疾病，可导致相应的糖代谢产物超过肾糖阈，出现相应的糖尿。另外，晚期食道癌患者、低营养状态者和妊娠剧吐者及长期处于明显饥饿状态者，胰岛素呈现低水平，给予糖负荷（糖耐量试验时）也可导致不能承受而出现糖尿。

注意事项

(1)干化学法测定尿葡萄糖具有使用简单、特异性强、灵敏度高等特点，但不能检测其他糖（果糖、半乳糖、甘露糖等）。

(2)尿中大量维生素C可使干化学法出现假阴性。

(3)尿量可影响结果。

(4)糖尿病治疗后血糖下降但尿糖不减弱，可能是患者喝水减少引起尿量减少所致。

(九)尿酮体(KET)

临床应用

糖尿病患者的高血糖状态及饥饿脱水状态的判断。

正常参考值

(1)定性:阴性

(2)定量:羟丁酸 25mg/24h 尿,乙酰乙酸 9mg/24h 尿,丙酮 3mg/24h 尿

临床意义

(1)糖尿病酮症酸中毒

由于糖利用减少,分解脂肪产生酮体增加而引起酮症,尿酮体阳性。

(2)非糖尿病性酮症

如感染性疾病发热期(肺炎、伤寒、败血症、结核等)、严重腹泻、呕吐、饥饿、禁食过久、全身麻醉后等均可出现酮尿。妊娠妇女常因呕吐、进食少,脂类降解明显增多,发生酮症而致酮尿。

(3)其他:如三氯甲烷中毒、乙醚麻醉、磷中毒以及服用双胍类降糖药等均可出现酮尿。

注意事项

(1)进行酮体检查的尿标本不可久置,否则乙酰乙酸氧化为丙酮可导致假阴性结果。

(2)干化学法检测酮体采用亚硝基铁氰化钠法,不与尿液中的 β- 羟丁酸反应,而糖尿病酮症患者早期以 β- 羟

丁酸为主，可以造成假阴性结果。因β-羟丁酸含量多，因此怀疑此病者检测血清β-羟丁酸更有意义。

（3）服用头孢类抗生素和高度色素尿、体内存在左旋多巴代谢产物等可产生假阳性。

（十）尿蛋白定性（PRO）

临床应用

用于肾脏疾病诊断及治疗效果观察。

正常参考值

阴性

临床意义

（1）生理性蛋白尿

造成暂时性尿蛋白阳性，如妊娠、剧烈运动后、受寒、精神紧张、体位变化、青少年快速生长期等；如果尿液内混入了阴道分泌物或混入了精子，或被一些其他物质污染也可造成假阳性，但一般不超过1个+，应注意复查和观察。

（2）病理性蛋白尿

①肾前性蛋白尿：多为溢出性蛋白尿，如多发性骨髓瘤、轻链病和原发性巨球蛋白血症患者排出的本-周蛋白尿；溶血性疾病患者的血红蛋白尿；骨骼肌严重损伤或急性大面积心肌梗死时的肌红蛋白尿；单核细胞性白血病时的溶菌酶尿等。

②肾性蛋白尿：

a. 肾小球性蛋白尿：多见于急性肾小球肾炎、狼疮性肾炎、肾小球疾病、过敏性紫癜肾、糖尿病性肾病、肿瘤、肾动脉硬化、肾病综合征等。

b.肾小管性蛋白尿：多见于肾盂肾炎、肾间质损害（如金属盐类、有机溶剂、药物引起）、肾移植后排斥反应等。

c.混合性蛋白尿：多见于慢性肾功能不全、糖尿病、系统性红斑狼疮等。

d.组织性蛋白尿：多见于肾脏炎症、中毒等。

e.肾后性蛋白尿：见于肾盂、输尿管、膀胱及尿道的炎症、结石和肿瘤等疾病时出现的蛋白尿。

注意事项

（1）尿常规中的蛋白测定对白蛋白较为敏感，结果阴性时并不能排除其他种类蛋白的存在。

（2）尿液被季铵盐类化合物及某些防腐剂或清洗剂污染会导致假阳性；大剂量青霉素治疗会导致假阴性。

（3）对于肾脏疾病患者的尿液检查，蛋白检测更适宜用湿化学法检测。

（十一）尿维生素C（VC）

临床应用

测定体内维生素C含量、判断对其他项目有无干扰。

正常参考值

干化学法：阴性

临床意义

尿液维生素 C 浓度增高，可对血红蛋白、胆红素、葡萄糖、亚硝酸盐干化学反应产生严重的负干扰，使结果出现假阴性。

注意事项

维生素 C 在碱性尿中极不稳定，容易分解，因此尿标本应及时检测。

三、尿液其他检查

（一）尿量

临床应用

尿量是指一个人 24 小时所排出的尿液数量，根据尿量变化判断相关病情。

正常参考值

成人 24 小时尿量为 1500~2000ml，白天尿量与夜间尿量之比为 2~3∶1~2；新生儿出生几天时，一昼夜（24 小时）尿量为 20~40ml，1 周时约为 200ml

临床意义

（1）多尿

24 小时超过 2500ml。生理情况下可见于大量饮水、精神紧张、失眠等。病理情况下常见于内分泌障碍。如糖尿病、原发性醛固酮增多症、甲状腺功能亢进、尿崩症等；

肾脏疾病，如高血压肾病、慢性肾炎、肾盂肾炎、急性肾衰及少尿期后出现多尿、肾硬化、慢性肾小管功能不全等；神经系统疾病，如进行性麻痹、脊髓结核、脑肿瘤等；以及服用甘露醇、山梨醇等药物后。

（2）少尿

24小时尿量少于400ml，或每小时少于17ml。生理情况下可见于机体缺水或出汗过多；病理情况下常见于肾前性少尿，如严重腹泻、呕吐、大面积烧伤、大失血、休克、心功能不全导致的血压下降、肾血流量减少、重症肝病、低蛋白血症引起的全身水肿、急性肾小球肾炎、尿路结石、前列腺肥大症等；肾性少尿，如急性肾小球肾炎、急性肾盂肾炎、急性间质性肾炎、急性肾小管坏死、高血压和糖尿病肾血管硬化、各种慢性肾衰竭、肾移植术后急性排异反应；肾后性少尿，如前列腺肥大、尿路先天畸形、尿路结石、机械性下尿路梗阻等。

（3）无尿

24小时尿量少于100ml，或24小时内完全无尿排出。常见于肾前性疾病，如休克脱水、心力衰竭、电解质紊乱等；肾源性疾病，如急性肾小球肾炎、慢性肾炎急性发作等；以及肾后性疾病，如前列腺肥大、尿道狭窄、泌尿系结石所致梗阻等。

（二）尿颜色

临床应用

根据尿颜色变化判断相关病情。

正常参考值

正常人新排出尿液呈透明、淡黄色或黄色

临床意义

（1）黄色或深黄色（胆红素尿）。常见于肝胆疾病，如阻塞性黄疸、肝细胞性黄疸；以及服用核黄素（维生素B_2）、维生素B_{12}、米帕林、大黄等药物。

（2）淡红色或棕红色（血尿）。每升尿中含血量超过1ml，即可出现淡红色，称肉眼血尿。常见于肾脏疾病，如肾结石、肾结核、急性肾小球肾炎、肾盂肾炎、肾挫伤、肾肿瘤等，以及原发性血小板减少性紫癜、流行性出血热、血友病、服用药物（利福平、苯妥英钠）等。

（3）清晰红茶色、酱油色、葡萄酒色（血红蛋白尿）。镜检无红细胞者，常见于蚕豆病、恶性疟疾、急性溶血性贫血、阵发性睡眠性血红蛋白尿症、输血反应等。

（4）橘红色尿。在黑色背景下能见到橘红色荧光，常见于铅中毒、血液病、卟啉病等。

（5）乳白色（乳糜尿）。多因淋巴管阻塞所致，常见于丝虫病、化脓性泌尿道感染，或是胸腹部创伤、腹腔肿瘤、结核压迫肾周围淋巴管等。

（6）蓝绿色。常见于尿布变蓝综合征，或服用亚甲蓝、吲哚美辛、氨苯蝶啶等药物影响。

（7）深黑色。常见于黑尿热（奎宁等引起的溶血反应）、中毒（对苯二酚等）、黑色素原尿，以及因先天性缺乏黑酸氧化酶所致的黑酸尿症、恶性肿瘤等。

(三）尿气味

临床应用

根据尿气味变化判断相关病情。

正常参考值

正常新鲜尿具有特殊微弱芳香气味；放置过久被细菌污染后，呈氨味

临床意义

（1）臭味。食用辣椒、蒜等刺激性食物后。

（2）烂苹果味。常见于糖尿病酮症（尿中有少量酮体）。

（3）特殊臭味。见于苯丙酮症（尿中有苯丙酮酸）。

（4）氨臭味。常见于慢性膀胱炎并发尿潴留、泌尿系统脓肿等泌尿道细菌感染疾病。

（5）明显粪臭味。常见于膀胱直肠瘘。

（6）恶臭味。常见于尿路炎症性疾病、晚期膀胱癌等。

（四）尿透明度

临床应用

用于协助诊断泌尿道不同部位的疾病，也用于评估机体的盐类排泄情况。

正常参考值

新鲜尿呈清晰透明样；放置一段时间后可见少量浑浊或微量絮状沉淀，女性尿液更为明显

临床意义

（1）极度清晰透明。常见于慢性肾功能不全等多尿者。

（2）洗肉水样浑浊。常见于血尿。

（3）灰白色云雾状有沉淀。常见于脓尿。

（4）云雾状但无沉淀。常见于菌尿。

（5）白色浑浊。常见于脂肪尿或乳糜尿。

（6）结合尿三杯试验。在一次连续排尿时，人为地把尿液分为3段，分别盛于3个玻璃容器中，直接用肉眼观察和显微镜观察。第一杯浑浊，第二杯、第三杯透明，常见于尿道炎；第一杯、第二杯透明，第三杯浑浊，常见于前列腺炎、精囊炎；三杯均浑浊，常见于后尿道、膀胱或肾盂感染。

（五）尿渗透压

临床应用

反映肾脏的浓缩功能。

正常参考值

成人一般为600~1000mmol/L，平均为800mmol/L，最大范围为40~1400mmol/L

临床意义

（1）升高。常见于糖尿病、高热、脱水、心功能不全、急性肾炎、周围循环不良、腹泻、肾淤血等。

（2）降低。常见于肾浓缩功能严重受损的疾病，如慢性肾盂肾炎、多囊肾等肾间质病变、慢性肾衰竭、尿崩症、阻塞性肾病、尿酸性肾病、急性肾小管坏死、慢性肾炎并发肾小管病变等。

（六）尿沉渣显微镜检查

临床应用

分析尿液中的细胞和结晶等成分，是泌尿系统疾病诊断的基本检查。

正常参考值

（1）红细胞：玻片法，平均0~2个/高倍视野；定量检查，男性为0~12个/微升尿，女性为0~26个/微升尿。

（2）白细胞：玻片法，平均0~5个/高倍视野；定量检查，0~12个/微升尿。

（3）上皮细胞：0~少量/高倍视野，其中大圆上皮细胞偶见，小圆上皮细胞及尾样上皮细胞不易见到。

（4）管型：

①无粗颗粒管型，正常人在运动后可见少量细颗粒管型。

②透明管型平均为0~1个/高倍视野，健康人剧烈运动后可见少量增加。

③细胞管型中，红细胞管型、白细胞管型、肾小管上皮细胞管型、蜡样管型、宽大管型（过去称肾衰竭管型）无，脂肪管型少见。

（5）结晶：酸性尿液中，正常可见草酸钙结晶；偶见尿酸结晶；无磺胺药物结晶、亮氨酸和酪氨酸结晶、胆红素结晶、胆固醇结晶；极少见胱氨酸结晶。

临床意义

（1）红细胞增加。超过 10 个/高倍视野为血尿或肉眼血尿，常见于尿路炎症（急性肾炎、肾结核、肾盂肾炎、膀胱炎、尿道炎、前列腺炎）、输尿管结石的碎石前后、肿瘤（癌、乳头状瘤、肾上腺瘤等）、出血倾向（白血病、紫癜、血友病等）、丝虫病、特发性肾出血等疾患。在非洲热带，肉眼血尿首先考虑埃及血吸虫病。

（2）白细胞增加（脓尿）。常提示泌尿道有化脓性炎症，如肾盂肾炎、膀胱炎、尿道炎、前列腺炎、精囊炎和泌尿系结核等。

（3）上皮细胞增加。扁平上皮细胞在尿道炎时可大量出现或成片脱落，且伴有较多白细胞、脓细胞；大圆上皮细胞的出现见于肾盂肾炎、膀胱炎等；小圆上皮细胞在肾小管病变时可大量出现；尾型上皮细胞增加常见于急性肾盂肾炎或膀胱颈部炎症。

（4）管型增加。在剧烈运动、高热、全身麻醉、心功能不全时，尿中均可见透明管型，临床意义较小。在肾实质病变，如间质性肾炎、肾小球肾炎，可明显增多并见其他管型。颗粒管型表示肾小管和肾小球有炎症或变性，多见于肾小球肾炎、肾病和肾硬化；红细胞管型表示血尿来自肾实质，尤其是链球菌感染后肾炎、急进性肾炎、狼疮性肾炎、血管炎和感染性心内膜炎；白细胞管型是诊断活动性肾盂肾炎的有力证据；短而均质性蜡样管型见于慢性肾功能衰竭；脂肪管型见于急性或慢性肾功能衰竭。

（5）结晶增加。

①亮氨酸结晶和酪氨酸结晶：主要见于急性肝坏死、急性磷、三氯甲烷、四氯化碳中毒和肝硬化。

②胱氨酸结晶：如胱氨酸病时可大量出现，有形成结石的可能性。

③胆固醇结晶：见于肾淀粉样变性和脂肪变性所致乳糜尿，偶见于肾盂肾炎、膀胱炎所致的脓尿中。

④胆红素结晶：见于阻塞性黄疸、急性肝坏死、肝硬化、肝癌、急性磷中毒。

⑤磺胺类药物结晶：在新鲜尿内大量出现并伴有红细胞时，常提示肾损伤，甚至有形成结石及尿闭的可能性，应及时停药予以积极处理。

⑥尿酸结晶：常见于痛风，出现尿酸结晶并伴有红细胞，常见于膀胱结石或肾结石。

⑦磷酸钙结晶：大量出现，常见于下肢麻痹、慢性膀胱炎、膀胱尿潴留、前列腺肥大、慢性肾盂肾炎等。

⑧尿酸铵结晶：多提示膀胱有细菌感染。

注意事项

应取患者排出的新鲜尿液，放置过久尿液可变碱性，其中的细胞、管型等有形成分可能被破坏而影响检查结果。

（七）尿沉渣 12 小时计数（Addis 计数）

临床应用

用于肾脏损害及尿路疾患的诊断和病情监测。

正常参考值

（1）红细胞少于 5×10^5 个/12 小时尿

（2）白细胞少于 1×10^6 个/12 小时尿

（3）透明管型少于 5000 个/12 小时尿

临床意义

（1）红细胞或管型增加明显，常见于肾炎。

（2）白细胞增多为主，常见于肾盂肾炎及其他尿路感染。

注意事项

准确留取 12 小时尿液，为防止沉淀物的变性常加入一定量的防腐剂。但由于尿液放置时间过长，易析出盐类结晶而影响观察。如室温偏高时，尿液有形成分会在体外逐渐溶解破坏。

（八）1 小时尿细胞排泄率测定

临床应用

用以定量检查尿有形成分。

正常参考值

（1）儿童（2~7 岁）：白细胞少于 8.7×10^4 个/小时，红细胞少于 8.2×10^4 个/小时

（2）男性：白细胞少于 7×10^4 个/小时，红细胞少于 3×10^4 个/小时

（3）女性：白细胞少于 14×10^4 个/小时，红细胞少于 4×10^4 个/小时

临床意义

（1）红细胞增多，常见于急性肾小球肾炎。

（2）白细胞增多，超过 2×10^5 个/小时，考虑尿路感染；超过 4×10^5 个/小时，有肯定诊断价值。

注意事项

该法比留12h尿简便，不必加防腐剂，对有形成分影响小，适用于门诊及住院病人的连续检查。检查时患者可正常生活，不限制饮食，但不能超量饮水。

（九）尿含铁血黄素测定（ROUS试验）

临床应用

检查各种溶血性疾病。

正常参考值

阴性

临床意义

阳性可见于：①各种引起血管内溶血的疾病，如6-磷酸葡萄糖脱氢酶缺乏在食蚕豆或用药物伯氨喹啉、磺胺、非那西丁时所引起的溶血；②血型不合引起的急性溶血、阵发性寒冷性或睡眠性血红蛋白尿症；③重度烧伤、毒蕈中毒、毒蛇咬伤、"行军"性肌红蛋白尿；④自身免疫性溶血性贫血、系统性红斑狼疮、严重肌肉疾病等。

注意事项

有时如因尿中血红蛋白量少，隐血试验阴性时可进一步检测是否有含铁血黄素。另外,在溶血初期虽有血红蛋白尿,但因其尚未被肾上皮细胞摄取,因而未形成含铁血黄素,所以本试验可呈阴性。

(十)乳糜尿检测(苏丹Ⅲ染色试验)

临床应用

判断尿中是否有中性脂肪。

正常参考值

阴性

临床意义

阳性可见于:血丝虫病慢性期的间歇期,以及腹腔内肿瘤、结核、胸腹部手术后、先天性淋巴管畸形、肾盂肾炎、棘球蚴病、妊娠、包虫病、疟疾等。

(十一)尿本–周蛋白检测(BJP)

临床应用

多用于多发性骨髓瘤、原发性巨球蛋白血症。

正常参考值

阴性

临床意义

阳性可见于:多发性骨髓瘤、慢性白血病、骨髓癌有转移时、巨球蛋白血症、肾淀粉样变、慢性肾盂肾炎、恶性淋巴瘤等。

注意事项

加热凝固法不敏感，一般需尿中本-周蛋白大于0.3g/L，有时甚至高达2g/L，且必须在合适的pH下才能检出。

（十二）尿人绒毛膜促性腺激素（尿早孕试验）（HCG）

临床应用

对早期妊娠诊断有重要意义，妊娠3周以上出现阳性。

正常参考值

阴性

临床意义

阳性可见于：正常妊娠、葡萄胎、宫外孕、绒毛膜上皮癌、子宫颈癌、卵巢癌、睾丸畸胎瘤、胃癌、肝癌、胰腺癌、乳腺癌，以及流产、不完全流产或人工流产后但在子宫内膜仍有胎盘组织等。

注意事项

晨尿中蛋白成分浓缩，对于检查尿中人绒毛膜促性腺激素较好，采集后注意防尘防污染，在1小时内及时送检。

（十三）尿寄生虫

正常参考值

阴性

临床意义

尿寄生虫及寄生虫虫卵，多由标本污染所致。①阴道毛滴虫，多来自女性白带污染，常见于女性尿中，也可偶见于男性尿中。②乳糜尿中，可检出微丝蚴。③如尿液被粪便污染，有时可检出肠道寄生虫或虫卵，如溶组织阿米巴、蛔虫卵、蓝氏贾第鞭毛虫等；血吸虫，也可直接由膀胱壁黏膜进入尿中。

（十四）尿细胞学（或肿瘤细胞）检查

临床应用

观察标本中有无恶性肿瘤细胞。

正常参考值

未找到肿瘤细胞

临床意义

找到肿瘤细胞，约95%为移行上皮细胞癌（按照癌细胞的分化程度不同，又可分为乳头状瘤、移行细胞癌Ⅰ级、移行细胞癌Ⅱ级、移行细胞癌Ⅲ级），极少数为鳞状上皮细胞癌和腺癌。

（十五）尿肌红蛋白（Mb）

临床应用

肌红蛋白是与血红蛋白相类似的一种色素蛋白，在正常人肌肉等组织中含量丰富，尿中甚微。

正常参考值

阴性

临床意义

阳性可见于：遗传性特发性肌红蛋白尿、行军性肌红蛋白尿、挤压伤、电击伤、急性心肌梗死、肌萎缩、皮肌炎、多发性皮肌炎、进行性肌营养不良、磷酸化酶缺乏症等。

（十六）尿糖定量（GLU）

临床应用

用于糖尿病的监测和肾功能的辅助诊断。

正常参考值

定量：成人：0.56~5.0mmol/24小时尿

儿童：小于0.28mmol/24小时尿

新生儿：小于1.11mmol/24小时尿

临床意义

同尿糖定性。

（十七）24小时尿蛋白定量

临床应用

用于肾脏功能的监测。

正常参考值

小于0.15g/24h

临床意义

尿液蛋白定性试验阳性或定量试验超过120mg/24h

尿，称为蛋白尿。临床上可分为轻、中、重三度，其中尿蛋白在 120~500mg/24h 尿时为轻度，尿蛋白在 500~4000mg/24h 尿时为中度；尿蛋白大于 4000mg/24h 尿时为重度。

（其他参考尿常规中的尿蛋白定性检查）

（十八）尿转铁蛋白（TRF）

临床应用

是早期肾小球损伤指标之一。

正常参考值

免疫比浊法：<2.0mg/L

临床意义

增高：肾小球损伤时，对早期糖尿病肾病较为敏感。

注意事项

检测前禁食动物血制品及药物铁剂。

（十九）尿 T-H 糖蛋白（THP）

临床应用

反映肾脏病变情况。

正常参考值

7.42~8.74mg/mg Cr

临床意义

尿液 THP 含量增加见于各种原因如间质性肾炎、尿路长期梗阻、自身免疫性药物中毒、铜和铬中毒等疾病引起的肾脏损伤,并与病情相一致。

(二十) 尿钾 (K)

临床应用

反映肾脏病变情况。

正常参考值

离子选择电极法:25~125mmol/24h 尿

临床意义

(1) 增高:见于饥饿初期、库欣综合征、原发性或继发性醛固酮增多症、肾性高血压、糖尿病酮症、原发性肾脏疾病,以及摄入促肾上腺皮质激素、两性霉素B、庆大霉素、青霉素、利尿剂等药物。尿钾高于20mmol/L与肾性病因有关。

(2) 降低:见于艾迪生病、严重肾小球肾炎、肾盂肾炎、肾硬化、急性或慢性肾功能衰竭,以及摄入麻醉剂、肾上腺素、丙氨酸、阿米洛利等药物。尿钾低于20mmol/L与非肾性状态有关。

(二十一) 尿钠 (Na)

临床应用

反映肾脏病变情况。

正常参考值

成人:130~260mmol/24h

儿童:<5mmol/(kg·24h)

> **临床意义**

（1）增高：见于严重的肾盂肾炎、肾小管损伤、糖尿病、急性肾上管坏死（少尿期）、尿崩症、肾上腺皮质功能减退等。需要检测的人群：肾功能异常，尿糖，心力衰竭，呕吐，腹泻的人。

（2）降低：见于肾上腺皮质功能亢进症、库欣综合征、原发性醛固酮增多症、充血性心力衰竭等。另外，呕吐、腹泻、胃肠道手术造瘘、大面积烧伤等也可使尿钠排出减少。

> **注意事项**

检查前：禁止剧烈运动，保持良好的饮食和作息，检查前一周停用咖啡因、肝素、锂盐、孕酮，利尿药（如氢氯噻嗪、呋塞米等。检查前3天禁饮酒。检查时：即先排出一部分尿弃去，以冲掉留在尿道口及前尿道的细菌，然后将中段尿留取送检。

（二十二）尿钙（Ca）

> **临床应用**

反映体内钙代谢情况。

> **正常参考值**

成人：130~260mmol/24h

儿童：<5mmol/（kg·24h）

> **临床意义**

尿钙的变化可反映血钙的变化，但尿钙值变化很大，钙、蛋白质的摄入和磷的排出可影响钙的排出，尿磷高则尿钙低。

（1）增高：见于在阳光下过多暴露、高钙血症、甲状旁腺功能亢进、甲状腺功能亢进、维生素 D 中毒、多发性骨髓瘤、白血病、恶性肿瘤骨转移、肾小管酸中毒，以及摄入氯化铵、降钙素、皮质类固醇、生长激素、甲状旁腺激素等药物。

（2）降低：见于妊娠晚期、低钙血症、甲状旁腺功能低下、维生素 D 缺乏、肾病综合征、急性胰腺炎、骨恶性肿瘤、甲状腺功能减低，以及摄入利尿剂、雌激素、新霉素、口服避孕药等药物。

（二十三）尿磷（P）

临床应用

反映体内磷代谢情况。

正常参考值

23~48mmol/24h 尿

临床意义

（1）增高：见于甲状旁腺机能亢进、骨质软化症、代谢性酸中毒、糖尿病等。

（2）降低：见于甲状旁腺机能减退、肾功能不全并发酸中毒、佝偻病、肢端肥大症、脂肪泻等。

（二十四）尿尿素（Urea）

临床应用

辅助肾脏功能的诊断。

正常参考值

500~1140mmol/24h 尿

临床意义

（1）增高：严重肝病及体内蛋白质分解旺盛时。

（2）降低：见于急慢性肾功能衰竭、心功能不全、休克、尿路结石、前列腺肥大或肿瘤。

（二十五）尿肌酐（Cr）

临床应用

辅助肾脏功能的诊断。

正常参考值

婴儿尿肌酐水平 88~176μmmol/（kg·24h）

儿童尿肌酐水平 44~353μmol/（kg·24h）

成人尿肌酐水平 7~8mmol/（kg·24h）

临床意义

（1）增高：饥饿，发热，急慢性消耗性疾病，剧烈运动后等。

（2）降低：肾衰，肌萎缩，贫血，白血病等。

（二十六）尿淀粉酶（U-AMY）

临床应用

用于胰腺炎的诊断。

正常参考值

100~330U/L

临床意义

（1）增高：急性胰腺炎一般在发病后12h开始增高。大于1000U/L，可诊断为急性胰腺炎。持续3~10天恢复正常，持续时间比血中略长5~7天。慢性胰腺炎急性发作时呈中度升高；失水、休克、继发性肾功能障碍、胰腺癌、胰腺外伤、胆总管阻塞、胆石症、胃溃疡穿孔、流行性腮腺炎、酒精中毒等。

（2）降低：见于重症肝炎、肝硬化、胆囊炎、糖尿病、重度烫伤、甲状腺中毒症等。

（二十七）尿 N- 乙酰 -b-D- 氨基葡萄糖苷酶（NAG）

临床应用

NAG是肾小管缺血、坏死的敏感指标。

正常参考值

0~22U/g Cr

临床意义

尿中NAG升高见于肾小球肾炎、肾小管－间质病变、先天性肾小管病变、肾移植排斥期及狼疮肾时出现。尿NAG是检测肾功能损伤的敏感指标，为非侵入性的肾功能试验，是作为氨基糖苷类抗菌药物的肾毒性监测试验。

（二十八）尿微量白蛋白（mAlb）

临床应用

有助于肾脏疾病的诊断和监测。

正常参考值

小于 20mg/g Cr 或小于 2.26mg/mmol Cr

临床意义

升高：见于糖尿病肾病、高血压、妊娠子痫前期，是肾损伤的早期敏感指标。

注意事项

（1）测定当天不必限制水分和进食量，正常进食便可以了。

（2）偶然一次发生 24 小时尿蛋白定量超标，不能确诊为肾病。需要重复做尿常规检查。通过做定期检查，患者的尿常规检查结果显示，存在三次及以上的 24 小时尿蛋白定量指标均高于正常参考范围，才可以判定患者确实发生了肾脏病变。

留取方法

测定尿微量白蛋白最理想的方法是留取 24 小时标本，但因留取困难，在实际应用上受到限制。随机尿测定是目前最常用，最易行的方法。但应同时测定肌酐，因每日肌酐排除量相对恒定，可避免尿量变化对结果的影响。

（二十九）尿碘

临床应用

用于评价人体碘摄入水平。

> **正常参考值**

尿液：100~300μg/L（儿童、成人）

150~500μg/L（孕妇）

> **临床意义**

（1）降低：见于地方性甲状腺肿、地方性克汀病（地方性呆小症）、甲状腺功能减退等。

（2）增高：见于高碘性地方性甲状腺肿、甲状腺功能亢进、甲状腺炎以及服用碘剂（如长期服用乙胺碘呋酮等）过量者。

> **注意事项**

为保护儿童智力发育不受缺碘的危害，孕妇和哺乳期妇女要对自己体内是否缺碘心中有数，应该分别于孕早期（0~3个月）、孕中期（4~6个月）和孕晚期（7~9个月），进行尿碘水平检测。如果发现尿碘含量偏低，说明孕妇体内碘营养不足，应及时补碘。

尿碘含量甚微，应避免碘污染，如碘酒（建议先留尿后采血）、同位素室的碘、碘盐、碘化钾溶液等；

四、粪便常规检查

> **临床应用**

了解消化道与消化器官有无炎症、出血、梗阻以及寄生虫感染等病理状况。粗略判断消化与吸收功能是否正常。通过隐血试验初步筛选消化道肿瘤。粗略判断有无致病菌存在以及肠道正常菌群是否失调。

注意事项

（1）标本采集通常采用自然排出的粪便。

（2）用干燥洁净盛器留取新鲜标本，不得混有尿液或其他物质，如做细菌学检查应将标本盛于加盖无菌容器内立即送检。

（3）粪便标本有脓血时，应当挑取脓血及黏液部分涂片检查，外观无异常的粪便要多点取样检查。

（4）对某些寄生虫及虫卵的初筛检测，应采取三送三检，因为许多肠道原虫和某些蠕虫卵都有周期性排除现象。

（5）从粪便中检测阿米巴滋养体等寄生虫，应在收集标本后 30 min 内送检，并注意保温。

（6）粪便隐血检测，病人应素食 3 天，并禁服铁剂及维生素 C，否则容易出现假阳性。

（7）无粪便又必须检测时，可经肛门指诊采集粪便。

（一）粪便量

临床应用

粪便量随食物种类、进食量及消化器官的功能而异。检查粪便的量，可以帮助诊断肠道疾病。

正常参考值

成人，100~300 g/24h。干重 23~32 g/24h；含水量 65%

临床意义

（1）增加：常见于进食粗纤维食物、消化不良、慢性胰腺炎、肠道功能紊乱、甲状腺功能亢进。

（2）减少：常见于慢性便秘、精细食物影响。

（二）粪便气味

临床应用

粪便气味的检查可以帮助初步诊断消化系统疾病。

临床意义

（1）腐败恶臭味：常见于胰腺疾病，肠道吸收不良，消化道大出血，结肠（直肠）癌溃烂；

（2）鱼腥臭味：常见于阿米巴肠炎；

（3）酸臭味：常见于脂肪及糖类消化或吸收不良。

（三）粪便性状

临床应用

粪便性状的检查可以帮助诊断消化系统疾病。

正常参考值

正常人为软便且成形，婴儿便是糊状

临床意义

（1）脓血便：多见于细菌性痢疾、溃疡性结肠炎、血吸虫病。

（2）黏液便：见于肠炎、阿米巴痢疾和细菌性痢疾、急性血吸虫病、结肠癌。

（3）米汤样便：见于霍乱或副霍乱等。

（4）蛋花样便：多见于婴儿消化不良。

(5)羊粪样粒便：见于痉挛性便秘。

(6)水样便：消化不良、急性肠炎。

(7)带状便：见于肛门狭窄或赘生物挤压。

(8)糊状便：见于消化不良。

(9)血样便：见于下消化道出血及痔疮。

(10)冻状便：见于肠易激综合征、慢性菌痢。

（四）粪便颜色

临床应用

粪便颜色的测定，可帮助初步诊断是否存在便血的可能，初步筛查上消化道出血病人。常需结合粪便潜血试验。

正常参考值

正常人为黄褐色，婴儿为金黄色

临床意义

(1)黑色：上消化道出血、服中药、铁剂、活性炭等。

(2)鲜红色：下消化道出血，如痢疾、痔疮、肛裂等。

(3)灰白色：胆道阻塞、胆汁缺乏、服用钡剂等。

(4)绿色：食用大量绿色蔬菜、婴儿消化不良等。

(5)果酱色：见于阿米巴痢疾及细菌性痢疾。

（五）粪便显微镜检查

临床应用

粪便显微镜检查可协助诊断消化系统疾病。

正常参考值

白细胞：无或偶见/高倍镜视野

红细胞：无/高倍镜视野

上皮细胞：无或偶见/高倍镜视野

巨噬细胞：无/高倍镜视野

食物残渣、肌纤维：少量

脂肪小滴：少于6个/高倍镜视野

临床意义

（1）白细胞增多：见于细菌性痢疾等结肠炎症等。

（2）红细胞增多：见于肠道下段炎症或出血，如痢疾、溃疡性结肠炎、直肠息肉、结肠癌、急性血吸虫病等。

（3）上皮细胞增多：见于假膜性肠炎、结肠炎等。

（4）出现巨噬细胞：见于细菌性痢疾、急性出血性肠炎、溃疡性结肠炎等。

（5）食物残渣增多：见于慢性胰腺炎、胰腺功能不全、消化不良、各种腹泻、肠炎等。

（6）结晶出现：夏科–莱登结晶，见于过敏性肠炎、阿米巴痢疾、钩虫病、肠易激综合征；血晶，见于肠道出血；脂肪酸结晶，常见于阻塞性黄疸；胆红素结晶，见于痢疾、乳儿粪便。

（7）脂肪滴出现：多见于脂肪泻、畸形或慢性胰腺炎、胰头癌、吸收不良综合征、儿童腹泻、梗阻性黄疸、蓝氏贾第鞭毛虫感染等。

（六）粪便隐血试验（OBT 或 OB）

临床应用

用于消化道各种出血性疾患的诊断，现常作为消化道恶性肿瘤（如胃癌、大肠癌、息肉、腺瘤）的早期筛查指标。

正常参考值

阴性

临床意义

（1）常见于消化道各种出血性疾患，在消化道溃疡性出血时呈间断性阳性，而消化道癌症时呈持续性阳性，因此可作为良、恶性出血的一种鉴别。阳性还见于肠结核、溃疡性结肠炎、结肠息肉、钩虫病、肾出血综合征等。

（2）全身性疾病：再生障碍性贫血、急性白血病、各类型紫癜、血友病、恶性组织细胞病（恶性网状细胞病）、流行性出血热、伤寒、斑疹伤寒、败血症、钩端螺旋体病、血吸虫病、钩虫病、回归热、维生素C缺乏病、维生素K缺乏病等。

（3）中毒性疾病：细菌性食物中毒、药物中毒（呋喃丙胺、阿司匹林、金霉素）、有毒植物中毒（毒蕈、棉子、苍耳子）、化学性中毒（升汞、砷剂、黄磷）。

（4）假阳性：服食猪肝、动物血、菠菜、铁剂、咽下由呼吸道或口腔出的血液等。

注意事项

（1）应在试验前素食3天，并禁服 Vit C、铁剂等药物，连续送检3天。

(2)应该挑取脓血部分送检。

(七)粪胆红素(BIL)

正常参考值

阴性

临床意义

见于肠炎腹泻病人,肠道内容物迅速排出。

注意事项

乳儿因正常肠道菌群尚未建立,粪便也可出现胆红素。

(八)粪胆素

临床应用

常用于协助诊断梗阻性黄疸。

正常参考值

阳性

临床意义

(1)弱阳性:常见于胆汁分泌功能减退、胆道不完全性梗阻。

(2)阴性:常见于完全梗阻性黄疸。

(九)粪胆原

正常参考值

68~473μmol/24h

> **临床意义**

（1）升高：常见于溶血性黄疸。

（2）降低：常见于梗阻性黄疸、肝细胞性黄疸、再生障碍性贫血、口服抗生素引起的肠道菌群失调。

五、痰液检查

（一）痰液量

> **临床应用**

检测呼吸系统疾病的重要指标之一。

> **正常参考值**

无痰或仅有少量稀薄的痰液

> **临床意义**

（1）一般增多：常见于支气管扩张，支气管胸膜瘘并脓胸、支气管哮喘、老年慢性支气管炎、支气管哮喘、早期肺炎、肺结核等。

（2）大量增多：常见于肺脓疡、肺结核空洞、支气管扩张、肺水肿、肺坏疽、肝脓疡破入支气管时等。

> **注意事项**

痰量逐渐增多，表示病情加重；痰量逐渐减少，则表示病情好转。

（二）痰液颜色

临床应用

通过痰液颜色变化提示病情。

正常参考值

无色透明或白色、灰白色

临床意义

（1）黄色或淡黄色：常见于肺部化脓性感染（脓性痰）。

（2）黄绿色：常见于黄疸、大叶性肺炎消散期、肺部铜绿假单胞菌感染、肺癌、支气管扩张、肺脓疡、进行性肺结核、支气管炎、干酪性肺炎。

（3）绿色：常见于肺部铜绿假单胞菌感染。

（4）粉红色或鲜红色：常见于肺水肿、肺结核、支气管扩张、肺癌、肺吸虫病、肺鼠疫、肺炎、肺梗死、肺脓肿、肺出血型钩端螺旋体病、呼吸道外伤和溃疡、急性肺水肿（粉红色泡沫状）、出血性疾病、肺癌等。

（5）铁锈色：常见于大叶性肺炎或肺坏死。

（6）砖红色胶冻样：常见于肺炎杆菌性肺炎。

（7）黑褐色：常见于矽肺、心力衰竭等。

（8）巧克力色：阿米巴肝脓疡穿过横膈与肺相通、肺吸虫病。

（9）灰色或黑色：肺尘埃沉着症（炭末、煤末、铁末、石粉、石棉粉等）。

（三）痰液性状

临床应用

痰液性状改变有助于临床诊断。

正常参考值

一般无色、无味，呈泡沫状或黏液状。

临床意义

（1）黏液性：常见于支气管炎、支气管哮喘、大叶性肺炎的初期。

（2）黏液脓性：由于痰中脓细胞含量不同，可呈不同程度黄色，常见于肺结核、支气管炎恢复期等。

（3）脓性：常见于支气管扩张继发感染、肺脓肿、肺坏疽、穿透性脓胸、肺结核空洞、支气管胸膜瘘、肺结核并发感染等。

（4）血性：痰中混有血液，常见于肺结核、肺吸虫、支气管炎、支气管扩张、肺炎、肺脓疡、肺肿瘤、肺外伤、风湿性心脏病二尖瓣狭窄合并肺淤血、肺水肿、肺动脉高压、肺梗死、肺出血型钩端螺旋体病、大叶性肺炎、流行性出血热并发肺水肿、白血病、急性呼吸窘迫综合征等。

（5）乳白色：常见于白色念珠菌感染。

（6）浆液性：常见于肺水肿、肺淤血、慢性支气管炎等。

（7）分层痰：上层为黏液、中层为浆液、下层为脓液，常见于支气管扩张、肺脓疡、肺坏疽、肺结核空洞。

（四）痰液气味

临床应用

痰液气味改变有助于临床诊断。

正常参考值

无特殊臭味

临床意义

（1）血腥味：常见于晚期肺结核、晚期肺癌、肺脓肿等。

（2）粪臭味：常见于膈下脓肿和肺相连。

（3）恶臭味：常见于厌氧菌感染、肺脓肿等。

（五）痰中异常物质

正常参考值

无异常物质

临床意义

（1）支气管管型：由纤维蛋白和黏液在支气管内形成灰白色树枝状，常见于肺炎、慢性支气管炎等。

（2）痰液柯什曼（Curschmann）螺旋体：常见于支气管哮喘、急性或慢性支气管炎。

（3）肺石：痰液中的一种钙化小体，见于肺结核患者的肺内异物经钙化随痰液咳出。

（六）痰液中的细胞分类

临床应用

有助于提示呼吸系统某些特征性疾病的诊断。

正常参考值

正常人痰液有少量白细胞、上皮细胞及尘埃，无红细胞

临床意义

（1）红细胞：脓性或黏液脓性痰中可见少量红细胞；红细胞大量出现，常见于肺或气管出血。

（2）白细胞：中性粒细胞增多，常见于呼吸道炎症，如支气管炎、肺炎等；嗜酸性粒细胞增多，常见于慢性支气管哮喘、过敏性支气管炎、肺吸虫病、热带嗜酸性粒细胞增多症。

（3）上皮细胞：鳞状上皮细胞增多，常见于急性喉炎、咽炎；纤毛柱状上皮细胞增多，常见于支气管哮喘、急性支气管炎；圆形上皮细胞增多，常见于肺部炎症。

（4）嗜酸性粒细胞：常见于过敏性支气管哮喘、肺吸虫病、热带嗜酸性粒细胞增多症及肺结核恢复期。

（5）脓细胞：大量出现，常见于呼吸道化脓性感染。

（6）色素细胞：较常见的有"心力衰竭细胞"，常见于心力衰竭、肺炎、肺气肿和肺出血。

（7）肿瘤细胞：常见于呼吸道癌。

（七）痰液中的结晶体

正常参考值

未找到结晶体

> **临床意义**

（1）脂酸结晶：常见于肺坏疽、支气管炎、慢性肺结核等。

（2）胆固醇结晶：常见于肺脓肿、脓胸、肺结核、肿瘤、肝脓疡穿入支气管内等。

（3）胆红素结晶：常见于支气管扩张、肺脓肿等。

（4）夏科-雷登结晶：常与嗜酸性粒细胞、痰液柯什曼螺旋体并存，常见于各种过敏性疾病、支气管哮喘、肺吸虫病等。

（八）痰液中的寄生虫

> **临床应用**

寄生虫和虫卵的找到，有助于临床疾病的诊断。

> **正常参考值**

未找到寄生虫和虫卵

> **临床意义**

痰中见到肺吸虫卵，可确诊肺吸虫病；还可以见到蛔蚴、钩虫蚴、棘球绦虫、棘球蚴及阿米巴滋养体等。

六、脑脊液检查

（一）脑脊液颜色

> **临床应用**

脑脊液颜色改变有助于临床诊断。

> 正常参考值

无色水样液体

> 临床意义

（1）红色：常见于蛛网膜下腔出血、脑出血、硬膜下血肿等。如腰椎穿刺时观察到流出的脑脊液先红后转无色，为穿刺损伤性出血。

（2）黄色：见于陈旧性蛛网膜下腔出血及脑出血、包囊性硬膜下血肿、化脓性脑膜炎、脑膜粘连、脑栓塞；椎管梗阻；脑、脊髓肿瘤及严重的结核性脑膜炎；各种原因引起的重症黄疸；心功能不全、含铁血黄素沉着症、高胡萝卜素血症、早产儿等。

（3）乳白色：见于各种化脓性脑膜炎。

（4）微绿色：见于铜绿假单胞菌性脑膜炎、甲型链球菌性脑膜炎等。

（5）褐色或黑色：见于中枢神经系统的黑色素瘤、黑色素肉瘤。

（6）灰色：见于肺炎双球菌或链球菌所致脑膜炎。

（二）脑脊液透明度

> 临床应用

脑脊液透明度改变有助于临床诊断。

> 正常参考值

清晰透明

临床意义

（1）微浑浊：常见于乙型脑炎、脊髓灰质炎、脑脓肿（未破裂者）。

（2）浑浊：常见于化脓性脑膜炎、结核性脑膜炎等。

（3）毛玻璃状：常见于结核性脑膜炎、病毒性脑膜炎等。

（4）米汤样（脓性）：常见于化脓性脑膜炎。

（5）凝块：见于麻痹性痴呆、结核性脑膜炎、化脓性脑膜炎、脑梅毒、脊髓灰质炎等。

（6）薄膜：常见于结核性脑膜炎等。

（7）凝固：常见于蛛网膜下腔阻塞，如肿瘤、椎骨脓肿、炎症性粘连等。

（三）脑脊液比重

正常参考值

（1）成人：脑室液为 1.002~1.004，脑池液为 1.004~1.008，腰椎液为 1.006~1.008

（2）小儿：1.005~1.009

临床意义

升高：常见于脑膜炎、尿毒症、糖尿病。

（四）脑脊液压力

正常参考值

成人压力为 3.43~4.41 千帕（kPa）；成人侧卧位为 0.69~1.37 千帕，最高为 1.76 千帕；儿童为 0.49~0.98 千帕；

新生儿为 0.37~0.78 千帕。(脑脊液由穿刺针滴出速度为每分钟少于 60 滴)

临床意义

（1）升高：常见于颅内各种炎症，如化脓性脑膜炎、结核性脑膜炎、真菌性脑膜炎、病毒性脑膜炎、流行性乙型脑炎、脊髓灰质炎、耳源性脑膜炎、脑脓肿（未破溃者）等；颅内非炎症，如脑肿瘤、脑出血、蛛网膜下腔出血、硬膜下血肿、硬膜外血肿、颅内静脉窦血栓形成、脑积水（脑水肿）、脑损伤、脑猪囊尾蚴病（脑囊虫病）、脑包虫病、麻痹性痴呆、脑膜血管梅毒、癫痫大发作等；颅外疾病，如高血压、尿毒症、脑动脉硬化症、铅中毒、肝衰竭（暴发性肝炎）、某些眼病、头部局部淤血或全身淤血性疾病等；以及大量服用黄体酮、维生素 A、胸腹压升高时。

（2）降低：常见于脑脊液循环受阻，如枕大区的阻塞、脊髓压迫症、脊髓蛛网膜下腔粘连、硬膜下血肿；脑脊液流失过多，如颅脑损伤致脑脊液漏、持续性脑室引流、短期内多次放脑脊液；慢性消耗或衰竭，如虚脱、重症脱水、慢性衰竭、精神分裂症、麻痹性痴呆、小儿中毒性消化不良晚期；以及脑脊液分泌减少、良性低颅压综合征、穿刺针头未完全进入椎管内等。

（五）脑脊液酸碱度（pH 值）

临床应用

脑脊液 pH 值降低有助于临床诊断。

> **正常参考值**

7.25~7.42,终池较脑池约低 0.02

> **临床意义**

pH 值降低:常见于脑血管意外、脑外伤、脑缺氧、脑缺血、急性脑炎、化脓性脑膜炎、急性脑梗死伴意识障碍、新生儿窒息、心搏骤停等,也可见于糖尿病酮症酸中毒、慢性肾功能不全等。

(六)脑脊液红细胞(RBC)计数

> **正常参考值**

不含红细胞

> **临床意义**

红细胞:常见于脑出血(发病 6 小时后 80% 以上脑脊液呈血性,一般起病初期脑脊液中可无红细胞,但数小时后复查,脑脊液仍不含血者仅占 10% 左右)、蛛网膜下腔出血(外观呈血性,镜检可见大量红细胞存在,如出血时间已久则多数红细胞呈皱缩状)、单纯疱疹病毒性脑炎、急性出血坏死脑白质病。

(七)脑脊液白细胞(WBC)计数

> **正常参考值**

婴儿为 $(10~20) \times 10^6/L$;儿童为 $(0~10) \times 10^6/L$;成人为 $(0~8) \times 10^6/L$

临床意义

白细胞高于 10×10^6/L 为病理指征。

（1）轻度增加。$(13\sim30)\times10^6$/L，常见于浆液性脑膜炎、流行性脑炎（病毒性脑炎）、脑水肿等。

（2）中度增加。$(31\sim200)\times10^6$/L，常见于结核性脑膜炎。

（3）极度增加。$(200\sim500)\times10^6$/L（最高可达 1000×10^6/L），常见于化脓性脑膜炎、流行性脑脊髓膜炎。

（八）脑脊液白细胞分类计数（DC）

临床应用

有助于中枢神经系统疾病的诊断和鉴别诊断。

正常参考值

脑脊液白细胞分类计数

细胞分类	新生儿（%）	成人（%）
嗜酸性粒细胞	罕见	罕见
中性粒细胞	3±5	2±5
淋巴细胞	20±18	62±34
软膜、蛛网膜间皮细胞、单核细胞	72±22	36±20
组织细胞	5±4	罕见
室管膜细胞	罕见	罕见

临床意义

（1）嗜酸性粒细胞出现：常见于寄生虫性和真菌性感染、急性多发性神经炎、过敏性反应、脑淋巴细胞白血病等。

(2) 中性粒细胞增多: 常见于细菌性化脓性脑膜炎、中枢神经系统出血后、反复腰椎穿刺、蛛网膜下腔注射异物、慢性粒细胞白血病、中枢神经系统转移性肿瘤等。

(3) 淋巴细胞增多: 常见于病毒性脑炎、梅毒性脑膜脑炎、结核性或真菌性脑膜炎、寄生虫病、多发性硬化症、多发性神经炎等。

(4) 单核细胞增多: 常见于淋巴细胞、浆细胞增多。

(九) 脑脊液嗜酸性粒细胞 (E) 直接计数

正常参考值

无嗜酸性粒细胞

临床意义

升高: 常见于中枢神经系统寄生虫感染及部分肺炎球菌性脑膜炎等,可能与变态反应有关。

(十) 脑脊液细胞学检查

正常参考值

未找到肿瘤细胞

临床意义

找到肿瘤细胞: 常见于中枢神经系统肿瘤,以转移性肿瘤多见,如肺癌、乳腺癌、胃癌、淋巴瘤、黑色素瘤等; 偶见于原发肿瘤,如髓母细胞瘤、星形胶质细胞瘤、室管膜瘤、松果体瘤、脉络丛乳头状瘤等。

(十一) 脑脊液蛋白（PRO）定性试验

> **正常参考值**

潘氏法：阴性或弱阳性。罗琼法：阴性

> **临床意义**

阳性：提示血脑屏障受破坏，常见于脑、脊髓及脑膜炎症，以及肿瘤、出血、脑软化、脑退化性疾病、神经根病变、脑脊液循环梗阻、Froin 综合征（脑脊液凝固综合征）等。

> **注意事项**

脑脊液蛋白定性试验可反映中枢神经系统的疾病状态，但无特异性。

(十二) 脑脊液氯化物测定（Cl）

> **临床应用**

指测定脑脊液中含氯化合物的含量。

> **正常参考值**

婴儿 110~122mmol/L

儿童 117~127mmol/L

成人 119~129mmol/L

> **临床意义**

脑脊液氯浓度比一般血清高 25% 左右，结核性脑膜炎时可显著减低，化脓性脑膜炎时可偶尔减低），病毒性脑膜炎和脑肿瘤时稍低或不低；增高见于慢性肾功能不全、尿毒症及生理盐水滴注等。

（十三）脑脊液蛋白定量测定（TP）

临床应用

用来鉴别化脓和非化脓性脑膜炎。

正常参考值

不同穿刺部位的 CSF 标本其蛋白质含量有很大差异

临床意义

总蛋白 >1g/L 通常可诊断为细菌、真菌或结核性脑膜炎。

（十四）脑脊液葡萄糖测定（Glu）

临床应用

用来鉴别脑膜炎类型。

正常参考值

婴儿 3.9~5.0mmol/L

儿童 2.8~4.5mmol/L

成人 3.6~4.5mmol/L

临床意义

（1）增高：糖尿病，静脉输入葡萄糖后，蛛网膜下腔出血，脑出血等。

（2）降低：低血糖症（胰岛素瘤、糖原累积病等），化脓性脑膜炎，结核性脑膜炎，真菌性脑膜炎，神经梅毒等。

（十五）脑脊液乳酸脱氢酶（LDH）

临床应用

用于监测血脑屏障的通透性改变；脑细胞内酶的释放；脑脊液中各种细胞的解体；肿瘤细胞内酶的释放；颅内压升高；脑脊液酶的清除率下降。

正常参考值

成人：10~25 U/L

临床意义

升高：许多中枢神经系统疾病均可导致脑脊液 LDH 升高。局部缺氧性坏死、细菌性脑膜炎、脑梗死、脑及蛛网膜下隙出血急性期，脱髓鞘病，尤其是多发性硬化症急性期与恶化期，原发与转移性脑瘤及白血病、淋巴瘤，颅外伤、脑脓肿、脑积水、中枢神经系统退化性病变时等均增高。需要检测的人群：出现严重头痛、食欲不振、意识不清、呕吐、抽搐、倦怠、嗜睡症状的人。

注意事项

检查前：受检查者应停止服用肾上腺素、异丙肾上腺素、哌替啶、烟碱、阿司匹林等药物，并保持合理的饮食和作息时间，消除紧张焦虑的情绪。

七、精液与前列腺液检查

（一）精液量

临床应用

男性不育症最基本的检查，辅助男性生殖系统疾病的诊断，输精管结扎术后疗效观察等。

正常参考值

正常人一次排精量可因节欲时间而异，一般为3~5ml

临床意义

一次射精量与射精频度呈负相关。少于1.5ml或大于8ml视为异常。若禁欲5~7天射精量仍少于2ml，视为精液减少；若不射精，称为无精液症。

（1）精液增多。常见于因垂体前叶促性腺激素的分泌功能亢进，使雄激素的水平升高所致；亦可见于禁欲时间过长者。

（2）精液减少。常见于前列腺和精囊有病变时，尤其是结核性疾患时（精液可减少至1~2滴，甚至完全无精液排出，而只有成堆的脓细胞，亦可见大量红细胞）；先天发育不全或炎症引起的排泄管道梗阻；以及精液潴留于异常部位，如尿道憩室或逆行排精等。

（二）精液颜色

正常参考值

正常人刚射出后的精液为灰白色或乳白色；10日以上

未射精者,可射出略带淡黄色的精液

临床意义

（1）精液呈鲜红色或暗红色。常见于生殖系统的炎症、结核、结石、肿瘤等。

（2）精液呈黄色、棕色。常见于精囊炎、前列腺炎等。

（3）精液呈米汤水样。常见于先天性无精囊、精囊液流出管道堵塞等。

（三）精液气味

正常参考值

正常刚射出的精液有类似石楠花的特殊腥味,该气味由前列腺分泌的精氨酸所产生

临床意义

当精液缺乏特有腥味时,常由于前列腺炎症或前列腺分泌功能受损所致。

（四）精液黏稠度

正常参考值

正常新鲜的精液排出后数秒呈黏稠胶冻状,在精液中纤溶酶的作用下30分钟至1小时后开始液化（个别人的精液要经24小时才液化）,变成半透明、浑浊的稀薄黏液

临床意义

（1）如果黏稠度降低呈米汤样,可能是精子数量减少,

见于生殖系统炎症；精液不凝固见于精囊阻塞或损伤。

（2）如果精液1小时后不液化，可能是由于炎症破坏纤溶酶所致，如前列腺炎，精子不液化可以抑制精子活动力而影响受孕。

（五）精子形态

临床应用

主要用于男性不育症的诊断。

正常参考值

正常精子的形态如蝌蚪状，前端膨大为头部，其后方为体部，体后面连接一条长 50~60μm 的尾巴，即尾部。正常形态的精子应超过总数的 30%

临床意义

异常精子，可分为头部、体部和尾部畸形三种，其中头部形态最为重要。如正常形态精子数少于 30%，称为畸形精子症，常见于精索静脉曲张、生殖系统感染、激素水平异常和药物影响；如畸形精子在 10% 以下时，对生育无影响；在 20% 以下，仍有生育的可能；如畸形精子超过 20%，可考虑与不孕有关。

（六）精子计数

正常参考值

正常人精子计数为 $(50~100) \times 10^9/L$，一次排出的精子总数为 $(4~6) \times 10^8$

临床意义

一次排精总数 $<1\times10^8$ 为精子减少，精液直接涂片或离心沉淀后均未查到精子为无精症。见于先天性睾丸发育不全、畸形或后天睾丸损伤和萎缩（如睾丸结核、炎症、淋病、垂体或肾上腺功能异常的内分泌性疾病等）、输精管阻塞或是先天性输精管及精囊缺陷，是导致少精或无精的重要原因，也是导致不育的重要原因。检查有无精子也是检查输精管结扎术的效果观察。结扎6周后，连续检查无精子，说明手术成功，如果结扎2个月后，精液中仍有精子，说明手术不成功。

（七）精子活动率

正常参考值

射精后60分钟，精子活动率大于75%

临床意义

若有活力精子低于40%为异常，精子活动率低下，也称弱精症。常见于精索静脉曲张、前列腺炎、生殖系统的非异常感染、垂体功能低下、甲状腺功能低下、阴囊局部高温或暴露于放射线后、结核病、尿毒症、肝硬化等。若精子完全无活动率为死精子症。

（八）精子活动力

正常参考值

新鲜精液中80%~90%的精子有活动力，离体2~3小时后的精子50%~60%仍能活动，或其活动力应持续3~

6小时

【临床意义】

(1)精子无活动能力或活动能力不强的精子,提示为不育原因之一。

(2)精子活动力下降。常见于精索静脉曲张,由于静脉血回流不畅,导致阴囊内温度升高及睾丸组织缺氧,使精子活动力下降;非特异性生殖道感染以及使用某些抗代谢药、抗疟药、雌激素、氧氮芥等时。

(九)精子运动速度

【正常参考值】

正常精子运动速度每秒超过 30μm,纤毛运动速度每分钟为 1~7mm,鞭毛运动频率每秒为 14~16 次(32℃),在宫颈中的运动速度每分钟为 0.2~3.1mm

【临床意义】

精子的活动力与年龄有关,男性 40 岁以后便明显降低。精液的环境是精子运动的条件,在精液不能液化、黏稠度太大或精子被凝集抗体所凝集等情况时,精子便不能正常运动,这是不育的原因之一。

(十)精子活动持续时间

【正常参考值】

正常精子活动(37℃)持续时间应在 4~8 小时,在阴道中活动精子存活时间为 12 小时,在宫颈中活动精子存活时间为 2~8 日,在子宫和输卵管中活动精子存活时间为

2~2.5 日

> **临床意义**

基本同精子运动速度。但精子活动持续时间还与女性阴道、宫颈、子宫和输卵管的环境正常与否有关，环境异常（如炎症等），便可影响存活时间，为不育的原因之一。

（十一）精子爬高试验

> **正常参考值**

1 小时后于直径 1.2mm 塑料管的 5cm 处，正常精子多于 10 个

> **临床意义**

精子爬高试验异常降低。常见于精子数量过少、形态异常及活动力不良等，均可导致不孕症。

（十二）精液酸碱度（pH 值）

> **正常参考值**

正常精液偏碱性，pH 值为 7.7~8.5

> **临床意义**

精子在酸性环境下活动减弱，pH 值降低可能是慢性炎症所致，pH 值低于 6 时，即可导致精子死亡。

（1）过酸（pH 值小于 7.0）。常见于射精管阻塞，精液标本被尿污染。

（2）过碱（pH 值大于 8.0）。常见于精囊炎、精液待检时间过长。

（十三）精液细胞学检查

> 正常参考值

红细胞（RBC）和白细胞（WBC）各少于5个/高倍镜（HP），偶见极少的精原细胞和上皮细胞等

> 临床意义

（1）显微镜下见满视野红细胞为血精，常伴有少量白细胞，常见于血精症、非特异性精囊炎、结核、睾丸肿瘤、前列腺癌等。

（2）显微镜下有大量白细胞或有成堆脓细胞存在为脓精，可伴有红细胞，常见于前列腺炎（慢性前列腺炎常可出现多核上皮细胞）、精囊病变、生殖道炎症、恶性肿瘤（在输精管道恶性肿瘤时，可查到癌细胞）等，若同时见到较多的淋巴细胞应考虑前列腺结核。

（十四）精液中果糖

> 临床应用

精液中果糖浓度作为间接衡量睾酮活性的指标，也可用来鉴别是否存在输精管堵塞问题。

> 正常参考值

大于2.78mmol/L

> 临床意义

（1）精液中果糖浓度明显降低。常见于慢性附件炎，如精囊损伤严重时。

(2)精液中无果糖。常见于先天性双输精管完全阻塞及精囊缺如时。

(十五)精液中柠檬酸

正常参考值

大于 2.0g/L

临床意义

精液中柠檬酸含量显著减少,常见于前列腺炎。

(十六)精液中酸性磷酸酶(ACP)

临床应用

有助于了解前列腺功能和对前列腺疾病的诊断。

正常参考值

King 法:大于 300U/L

临床意义

酸性磷酸酶有促进精子活动的作用。精浆中酸性磷酸酶减低,精子活动力减弱,可使受精率下降。

(1)精液中酸性磷酸酶升高。常见于前列腺肥大、前列腺梗阻或早期前列腺癌。

(2)精液中酸性磷酸酶降低。常见于前列腺慢性炎症。

(十七)精液抗精子抗体(ASA)测定

临床应用

作为不育症患者临床治疗及预后判断的重要指标。

> 正常参考值

（1）精子凝集试验：阴性

（2）精子制动试验：小于 2

（3）免疫珠试验：阴性

（4）混合免疫球蛋白试验：阴性

> 临床意义

25%~30% 不育症病人的抗精子抗体试验为阳性，但男性有效生育能力的判断还需结合其他精液检查。

（十八）精液检查生殖力判断表

> 正常参考值

精液检查生殖力判断指标表

项目	不良	尚可	最佳	备注
量（ml）	<1	1.1~3	>3.1	主要指标
活动率（%）	<40	40~60	>60	主要指标
活动力	不良	尚可	良好	主要指标
计数（/升）	$(0~10) \times 10^9$	$(11~30) \times 10^9$	$(31~60) \times 10^9$	主要指标
异形精子（%）	>30	11~30	<10	主要指标
液化时间(分)	>60	30~60	<30	辅助指标
pH 值	<7.4	7.5~8.0	>8.0	辅助指标
精子总数	$<0.9 \times 10^8$	$(1~3) \times 10^8$	$>3 \times 10^8$	辅助指标
运动速度（微米/秒）	<10	11~30	>30	参考指标
精子爬高(个)	0	1~9	>10	参考指标

临床意义

（1）如果有两项主要指标，一项辅助指标，或一项主要指标，两项以上辅助指标属不良，则可考虑为男性不育症。

（2）如果属于表中尚可或介于不良与尚可之间者，为生殖力较低，但经治疗、矫正后，仍具有生殖能力。

（3）如果属于表中最佳者，为具备生殖能力。

（十九）前列腺液量

正常参考值

数滴~1ml

临床意义

前列腺液排泄量增加，常见于前列腺炎。

（二十）前列腺液颜色

正常参考值

为淡乳白色稀薄液体

临床意义

（1）黄色黏稠液体：常见于前列腺炎、精囊炎。

（2）脓性或血性黏稠液体：常见于慢性前列腺炎、前列腺脓肿等。

（3）血性液体：常见于前列腺癌、精囊炎、结核病等。

（二十一）前列腺液透明度

正常参考值

为不透明而有光泽的液体

临床意义

黄色浑浊、脓性黏稠，提示为化脓性感染，见于化脓性前列腺炎或精囊炎。

（二十二）前列腺液酸碱度（pH 值）

正常参考值

pH 值为 6.3~6.5

临床意义

增高：>75 岁者，pH 值可增高；如混入较多精囊液，pH 值也可增高。

（二十三）前列腺液细胞显微镜检查

正常参考值

①卵磷脂小体：多量，均匀分布满视野。②前列腺液颗粒细胞：<1 个 / 高倍视野（HP）。③红细胞：偶见，<5 个 /HP。④白细胞：<1 个 /HP

临床意义

（1）卵磷脂小体：前列腺炎时，可见卵磷脂小体减少、成堆或分布不均；炎症较严重时，磷脂酰胆碱小体被吞噬细胞吞噬而消失。

（2）前列腺颗粒小体：增多，多见于老年人，前列腺炎时可增加 10 倍，并伴有大量脓细胞。

（3）淀粉样小体：可与胆固醇结合，形成前列腺结石。

（4）红细胞：增多时，在排除按摩出血后，见于前列腺炎、前列腺结石、前列腺结核或恶性肿瘤。

（5）白细胞：增多并成簇，是慢性前列腺炎的特征之一。

（6）滴虫：发现滴虫，可诊断为滴虫性前列腺炎。

（二十四）前列腺液病原体检测

正常参考值

无病原体

临床意义

前列腺液细菌定位检测：当后段尿细菌数显著高于前段尿、菌落数超过 5000 个 /ml，则可诊断为前列腺炎；如前段和后端尿细菌数接近，而前列腺液培养阳性，也可诊断为前列腺炎；若中段尿无菌，前段尿细菌数多于后段尿 10 倍以上，可诊断为尿道炎。

（二十五）精液和前列腺液的肿瘤细胞检测

正常参考值

未找到肿瘤细胞

临床意义

报告"找到肿瘤细胞"，多数为前列腺癌，且以腺癌多见，未分化癌少见。

八、胃液及十二指肠引流液检查

（一）胃液量

临床应用

协助诊断肠胃疾病。

正常参考值

空腹胃液量约 50ml

临床意义

（1）增多：空腹胃液量超过 100ml，常见于十二指肠溃疡、胃泌素瘤、胃蠕动功能减慢、幽门梗阻、痉挛等。

（2）减少：空腹胃液量不足 20ml，常见于胃蠕动亢进症。

（二）胃液颜色

正常参考值

无色透明

临床意义

（1）黄色或黄绿色：说明胃液中含有十二指肠回流的胆汁，若存在大量胆汁时，可提示有胆囊病变或肠梗阻。

（2）浅红色：说明胃液中含有少量新鲜血液，系胃黏膜损伤或病理性出血，如溃疡病出血、浅表性胃炎胃黏膜出血、十二指肠憩室出血、食管胃底静脉曲张及其破裂出血等。

（3）棕色或咖啡色：多为陈旧性出血，常见于胃癌。

（4）灰白色浑浊：常见于慢性胃炎。

（三）胃液气味

正常参考值

无特殊气味，有时略带酸味

临床意义

（1）发酵味：常见于严重消化不良或明显的胃内停留食物过久。

（2）粪臭味：常见于小肠低位梗阻。

（3）明显恶臭味：常见于晚期胃癌。

（4）氨臭味：常见于尿毒症、肝性脑病。

（四）食物残渣

正常参考值

空腹10小时以上的胃液中，应无食物残渣

临床意义

空腹10小时以上的胃液中仍有食物残渣：提示胃蠕动功能减低，常见于胃扩张、胃下垂、幽门梗阻，或是由幽门附近的溃疡或肿瘤压迫所致。

（五）胃液黏液

正常参考值

可见少量黏液

临床意义

胃液中有大量黏液，常见于慢性胃炎等。

（六）胃液酸度（pH值）

正常参考值

正常胃液的pH值为0.9~1.8，pH值低于0.9为酸度过高，pH值3.5~7.0为低酸，pH值大于7.0为无酸

临床意义

（1）胃液酸度升高：常见于十二指肠球部溃疡、卓－艾综合征、幽门梗阻、慢性胆囊炎、十二指肠液反流等。

（2）胃液酸度减低：常见于十二指肠液反流、萎缩性胃炎、慢性胃炎、胃溃疡、胃扩张、胃癌、甲状腺功能亢进、继发性缺铁性贫血、恶性贫血等。

（七）胃液隐血试验（OB）

正常参考值

阴性

临床意义

阳性。见于十二指肠溃疡、急性胃炎、胃癌胃黏膜出血，以及服解热镇痛剂、水杨酸钠药品等。

（八）胃液细胞

正常参考值

胃液中无红细胞（RBC），可有少量白细胞（WBC）、

上皮细胞和食物碎屑等

临床意义

（1）胃液中存在红细胞。常见于溃疡病或慢性胃炎活动期、胃黏膜糜烂、损伤和胃癌等。

（2）胃液中白细胞增多或成堆出现。常见于胃部化脓性炎症，或由咽下的痰液及鼻咽部分泌物所致。

（3）胃液中胃壁柱状细胞增多。常见于胃炎。

（4）胃液中有组织碎片。常见于胃溃疡或胃癌。

（九）胃液细菌

正常参考值

胃液中无细菌，或仅有少量酵母菌

临床意义

（1）胃液中酵母菌增多。常见于食滞。

（2）胃液中有八叠球菌、乳酸杆菌。常见于消化性溃疡、幽门梗阻、胃癌。

（3）胃液中有结核杆菌。常见于胃结核或肺结核者痰咽入胃中所致。

（十）胃液乳酸

正常参考值

胃液中含少量乳酸或阴性

临床意义

乳酸增加或阳性。常见于萎缩性胃炎、胃癌、幽门梗阻等。

（十一）基础胃酸分泌试验（BAO）

正常参考值

3.9±2.0mmol/L

临床意义

（1）基础胃酸分泌升高。常见于十二指肠溃疡、幽门梗阻、慢性胆囊炎等。

（2）基础胃酸分泌减低。常见于少数正常人、胃扩张、萎缩性胃炎、胃癌、继发性缺铁性贫血等。

（十二）十二指肠引流液检查

临床应用

了解肝胆疾病情况和胰腺外分泌功能。

临床意义

十二指肠引流液是指空腹时用十二指肠管进行引流术得到的十二指肠液（D胆汁）、胆总管液（A胆汁）、胆囊液（B胆汁）、肝胆管液（C胆汁）的总称。

（1）如无胆汁排出可能系总胆管阻塞之故，可因结石、肿瘤所致。如怀疑因硫酸镁量不够时，可再注入50ml后观察。如仍无B胆汁流出，可因胆总管梗阻、胆囊收缩不良或已做胆囊切除术。在未注入硫酸镁前即有B胆汁流出，可因Oddi括约肌松弛或胆囊运动过强所致。B胆汁间断流出多见于胆管炎、胆管运动功能障碍。

（2）如新排出的胆汁即呈黏稠绿色或黑褐色是胆道感染

的指征，但如果标本放置过久或混入胃液也可呈绿色浑浊。B胆汁呈脓样外观时是胆囊化脓性感染之特征。胆汁内含有血液时除考虑胆道炎症、溃疡之外尚应怀疑胆道系统癌症之可能。血性胆汁可见于特发性胆道出血或出血性疾病。

（3）流出的胆汁如呈浑浊状态并有白色团絮状物可能因十二指肠炎、胆道炎症时胆汁中含白细胞或上皮细胞所致。当有胃液混入时，使胆汁酸盐沉淀也可变浑，如为后者原因时于胆汁中加100g/L NaOH溶液即可变清。如胆汁中出现颗粒或有胆砂提示有胆石症，可作胆石化学分析，以判断胆石性质。中国人以胆红素结石为多。

（4）在有寄生虫感染患者的十二指肠引流液，尤其是B胆汁中可以检出寄生虫卵或虫体。黏液丝的出现及其排列状态对胆道炎症的诊断及定位有一定的参考价值。

（5）细菌性胆道感染时可培养出大肠埃希菌、变形杆菌、克雷伯菌属等，以大肠埃希菌为常见。感染伤寒时，可从胆汁，尤其是B胆汁中培养出伤寒沙门菌。

注意事项

为了有效地排除胃液及食物的干扰，检查应在空腹状态下进行。

九、关节腔液检查

（一）关节腔液外观

正常参考值

正常关节腔液为黄色或无色、清晰透明，有一定的黏

稠度，放置不会自然凝固

> **临床意义**

（1）黄色浑浊：常见于化脓性或非化脓性炎症；非炎性关节液内含有滑膜液也可显示浑浊不透明，如关节液内含有结晶体、纤维蛋白、类淀粉物、软骨碎屑或米粒样体等。

（2）黏稠性增加：常见于甲状腺功能减退的渗漏液和腱鞘囊肿，其黏稠性与透明质酸的浓度和质量有关。

（3）米粒样体：是由滑膜增生、变性脱落在关节腔，经长期关节活动，滑膜冲击所形成的，其含量有胶原、细菌碎屑和纤维蛋白等。

（4）乳白色或假乳糜色：常见于结核性关节炎、慢性类风湿关节炎、急性痛风性关节炎等。

（5）绿色：常见于慢性类风湿关节炎、痛风引起滑膜炎的急性发作期、流感嗜血杆菌化脓性关节炎。

（6）血性液或橘红色、不凝固：常见于损伤性关节炎、关节肿瘤、穿破关节的骨折、血管瘤或色素沉着绒毛结节性滑膜炎等情况，感染性滑膜液可呈灰色或血样。

（二）关节腔液白细胞（WBC）计数

> **正常参考值**

少于 $200 \times 10^6/L$

> **临床意义**

升高。常见于关节的感染性炎症或非感染性炎症，如退行性关节炎、创伤性关节炎、剥脱性关节炎、滑膜性软骨瘤病、夏科（Charcot）关节炎、类风湿关节炎、脓性关节炎等。

（三）关节腔液白细胞分类计数（DC）

正常参考值

粒细胞低于有核细胞总数的25%

临床意义

（1）粒细胞高于50%。常见于类风湿关节炎。

（2）粒细胞高于90%。常见于化脓性关节炎。

（四）关节腔液黏红蛋白凝块试验

正常参考值

凝块形成良好

临床意义

凝块形成不良：常见于化脓性关节炎、痛风性关节炎、结核性关节炎、类风湿关节炎等各种炎症。

（五）关节腔液类风湿因子（RF）测定

临床应用

主要用于类风湿关节炎的鉴别诊断。

正常参考值

阴性

临床意义

类风湿关节炎时，关节液RF阳性率可达80%~90%，且在血清阳性之前出现。

（六）关节腔液结晶检测

临床应用

主要用于鉴别痛风和假性痛风。

正常参考值

未找到关节腔液结晶

临床意义

关节腔积液中常见结晶的特点和临床意义见下表。

关节腔积液结晶的特点和临床意义

结晶	折光性	形状	大小（μm）	临床意义
尿酸盐结晶	强	细针状或杆状	5~20	痛风
焦磷酸钙结晶	弱	棒状或菱形	1~20	软骨石灰沉着病，骨性关节炎
羟磷酸钙结晶	无	单个六边形或成簇光亮钱币形	3~65	急性或慢性关节炎，骨性关节炎
胆固醇结晶	弱	针状或菱形	5~40	类风湿性、结核性、骨性关节炎
草酸钙结晶	弱	菱形或四边形	2~10	慢性肾衰竭、先天性草酸盐代谢障碍所致关节炎
类固醇结晶	强	针状或菱形	1~40	注射类固醇制剂引起的急性滑膜炎
滑石粉结晶	强	十字架形	5~10	手术残留滑石粉引起的慢性关节炎

（七）关节腔液感染程度分类判断

关节腔液感染程度分类判断

区分	正常	非炎性（Ⅰ型）	轻度炎性（Ⅱ型）	严重炎性（Ⅲ型）	脓毒性感染（Ⅳ型）
外观	透明，黄色	透明，黄色	透明至轻度浑浊，黄色	浑浊	浑浊至脓性
黏稠度	高	高	减低	减低	减低
黏蛋白凝块	良好	良好	良好至中等	中等至不良	不良
血与关节腔液葡萄糖浓度差（mmol/L）	0~0.6	0~0.6	0~1.1	0~2.2	1.1~5.6
白细胞计数（×10⁶/L）	0~200	0~5000	0~10000	500~50000	500~200000
中性粒细胞（%）	0~25	0~25	0~50	0~90	40~100
临床疾病		常见于骨关节炎、创伤性关节炎、神经源性关节病；偶见于轻型风湿热、系统性红斑狼疮或细菌感染时	常见于风湿热、系统性红斑狼疮、细菌性感染疾病的早期阶段；亦可见于局限性回肠炎、牛皮癣伴发关节炎时	常见于类风湿关节炎、痛风、假性痛风等	常见于细菌性脓毒症

105

十、浆膜腔液检查

（一）浆膜腔液量

正常参考值

胸水液少于30ml；腹水液少于100ml；心包积液为10~50ml

临床意义

正常情况下，浆膜腔内只含上述少量液体，以起到润滑作用。在病理情况下，可发生不同程度的积液，这些积液因部位不同而被分别称为胸腔积液（胸水）、腹腔积液（腹水）、心包积液等，通过穿刺作进一步检查，即可做出诊断。临床上将浆膜液分为漏出液和渗出液两类，漏出液为非炎症所致，渗出液为炎症、肿瘤所致。

（二）浆膜腔液颜色

正常参考值

正常为淡黄色、透明

临床意义

（1）淡红色、红色、深红色：常见于急性结核、腹膜炎、出血性疾病、恶性肿瘤、穿刺损伤、肝破裂、脾破裂、出血性动脉瘤等。

（2）黄色：常见于黄疸、肺炎双球菌感染、葡萄球菌感染、大肠埃希菌感染等。

（3）黄色脓性或脓血性：常见于化脓性细菌感染如葡

萄球菌性肺炎合并脓胸时。

（4）乳白色：常见于丝虫病、淋巴管堵塞、肿瘤、肾病变、肝硬化、腹膜癌、胸导管堵塞等。

（5）乳酪色：可能为大量脓细胞所致。

（6）绿色：常见于铜绿假单胞菌(铜绿假单胞菌)感染。

（7）黑色：常见于胸膜曲霉菌感染。

（8）黏稠样积液：常见于恶性间皮瘤。

（9）含"碎屑"样积液：常见于类风湿性病变。

（10）浑浊性积液：常见于结核性胸、腹膜炎、阑尾炎穿孔、肠梗阻等引起的腹膜炎等。

（三）浆膜腔液细胞计数及分类

正常参考值

正常人无积液，故无此项参考值

临床意义

（1）红细胞计数：对渗出液与漏出液的鉴别意义不大。红细胞超过 5×10^9/L 时，积液呈淡红色；红细胞大于 100×10^9/L 时应考虑可能是恶性肿瘤、肺栓塞、肺结核或创伤所致。

（2）白细胞计数：对渗出液和漏出液鉴别有参考价值。漏出液中的白细胞数常不超过 100×10^6/L，如果超过 500×10^6/L 多为渗出液。结核性与癌性积液中的白细胞通常超过 200×10^6/L，化脓性积液时往往大于 1000×10^6/L。

（3）中性分叶核粒细胞增多：常见于化脓性渗出液，细胞总数也常超过 1000×10^6/L。在结核性浆膜腔炎早期的渗出液中,也可见以中性粒细胞增加为主。

(4)淋巴细胞增多:主要提示慢性炎症,如结核、梅毒、肿瘤或结缔组织病所致渗出液。若胸水中见到浆细胞样淋巴细胞可能是增殖型骨髓瘤。少量浆细胞则无临床意义。

(5)嗜酸性粒细胞增多:常见于变态反应和寄生虫所致的渗出液,多次反复穿刺刺激、结核性渗出的吸收期、手术后积液、系统性红斑狼疮、间皮瘤等。

(6)间皮细胞增多:提示浆膜刺激受损。

(7)其他细胞:炎症情况下,在大量出现中性粒细胞的同时,常伴有组织细胞出现。红斑狼疮细胞可偶见于浆膜腔积液中。在陈旧性出血的积液中可见到含铁血黄素细胞。

(四)浆膜腔液细胞学检查

正常参考值

未找到肿瘤细胞

临床意义

如报告"找到肿瘤细胞",提示为肿瘤,约95%为转移性肿瘤。

(1)胸水中找到肿瘤细胞:常见由肺癌、乳腺癌、间皮瘤转移来。

(2)腹水中找到肿瘤细胞:常见由胃癌、大肠癌、卵巢癌、肝癌、胆囊癌、胆管癌、淋巴瘤等转移来。

(3)心包积液中找到肿瘤细胞:常见由肺癌、乳腺癌转移来。

（五）浆膜腔液的病原体检查

正常参考值

漏出液无病原体，渗出液可见病原体。

临床意义

将乳糜样浆膜腔积液离心沉淀后，将沉淀物倒在玻片上检查有无微丝蚴。包虫病中层胸水可以检查出棘球蚴的头节和小钩。阿米巴病的积液中可以找到阿米巴滋养体。

（六）浆膜腔液蛋白定量测定（TP）

临床应用

区别漏出液和渗出液。

正常参考值

正常人无积液。

临床意义

本测定用以区别漏出液和渗出液：

（1）漏出液：蛋白质含量多小于 30g/L，主要成分为白蛋白，球蛋白含量较低，没有纤维蛋白。

例如，充血性心力衰竭病人积液中蛋白质含量多为 1~10g/L；肝硬化病人积液中蛋白质含量多为 5~20g/L。

（2）渗出液：蛋白质含量多大于 30g/L，由白蛋白，球蛋白和纤维蛋白等组成。

（七）浆膜腔液葡萄糖测定（Glu）

临床应用

区别漏出液和渗出液。

正常参考值

正常人无积液

临床意义

本检测主要用于漏出液和渗出液的鉴别：

（1）漏出液：因肾脏病，营养不良，晚期肝硬化，严重贫血，充血性心力衰竭，丝虫病等引起，其葡萄糖含量多大于3.3mmol/L。

（2）渗出液：因化脓性细菌感染，结核病，肿瘤，类风湿病等引起，其葡萄糖含量多小于3.3mmol/L。

（八）浆膜腔液乳酸脱氢酶（LDH）

临床应用

区别漏出液和渗出液。

正常参考值

正常人无积液

临床意义

（1）LDH检测主要用于渗出液和漏出液的鉴别。当浆膜腔积液中LDH与血清LDH之比值≥0.6时，多为渗出液；反之则为漏出液。

（2）当胸水或腹水中 LDH 与血清 LDH 比值 >1 时，对胸、腹膜恶性肿瘤或转移癌的诊断有一定意义。

（九）浆膜腔液腺苷脱氨酶（ADA）

临床应用

区别漏出液和渗出液。

正常参考值

正常人无积液

临床意义

ADA 活性测定对结核性积液与恶性肿瘤性积液的区别有重要参考价值。在结核性浆膜腔积液、风湿性积液或积脓时，ADA 活性明显增高（常 >50U/L）；在恶性肿瘤性积液、狼疮性积液，以及由肝炎、肝硬化所致的积液时，其 ADA 活性仅轻度增高（常 <50U/L）或正常。

十一、羊水及阴道分泌物检查

（一）羊水量

正常参考值

早期妊娠为 450~1200ml

足月妊娠为 500~1400ml

临床意义

（1）超过 1500ml，为羊水过多：常见于胎儿先天性异常，如无脑儿（由于脑发育不全而致抗利尿激素分泌减少所致)、食管闭锁及肠闭锁(由于胎儿吞噬羊水功能障碍所致)等;母体疾病,如糖尿病,可能由于高血糖导致了胎儿的高血糖,增加了胎儿的利尿,当母体血糖控制后羊水量可减少。

(2)少于500ml,为羊水过少:常见于胎儿先天性畸形,肾发育不全和肺发育不全及羊膜发育不良。

(二)羊水颜色

正常参考值

羊水在早期妊娠期为透明色或淡黄色,在足月妊娠期为透明或乳白色

临床意义

(1)黄绿色或深绿色:常见于胎儿窘迫现象(羊水内混有胎粪)。

(2)棕红色或褐色:常见于死胎。

(3)金黄色:常见于羊水胆红素过高,如母子血型不合。

(4)黏稠拉丝状黄色:常见于过期妊娠、胎盘功能减退。

(5)脓性或有臭味:常见于宫内感染。

(三)羊水卵磷脂/鞘磷脂(L/S)比值

临床应用

可帮助高危妊娠需提前终止妊娠者了解胎儿肺的成熟程度,对防止RDS、降低围生儿死亡率有重要意义。

> **正常参考值**

早期妊娠 <1∶1,足月妊娠 >2∶1

> **临床意义**

(1)卵磷脂/鞘磷脂大于2,表示肺发育成熟,胎儿不出现呼吸窘迫综合征。

(2)卵磷脂/鞘磷脂小于1.5,表示肺发育不成熟,相当多的胎儿可出现呼吸窘迫综合征。

(3)卵磷脂/鞘磷脂在1.5~1.9,属中间型,少数胎儿可发生呼吸窘迫综合征。

(四)羊水白细胞(WBC)

> **临床应用**

对确诊羊膜绒毛膜炎有一定意义,临床上常需要羊水细菌检测共同进行。

> **正常参考值**

无白细胞或阴性

> **临床意义**

有白细胞或阳性,常见于羊膜绒毛膜炎。

(五)羊水细菌检测

> **正常参考值**

阴性

临床意义

阳性，常见于羊膜绒毛膜炎。

（六）羊水胆红素（BIL）

临床应用

可以反映胎儿在宫内的生长情况、成熟程度、以及帮助鉴别胎儿溶血性疾病的诊断。

正常参考值

早期妊娠：<1.28μmol/L（<0.075mg/dl）

足月妊娠：>0.43μmol/L（>0.025mg/dl）

临床意义

在有溶血性疾病时，此项可作为观察指标，以决定是否继续观察，宫内输血、引产。妊娠后期继续升高，表示胎儿有胎内溶血症。当孕妇患有血胆红素增高（肝炎、溶血性贫血、胆汁淤积）或服用某些药物（吩噻嗪）时，则可出现羊水胆红素伪增。

（七）羊水肌酐（Cr）

临床应用

可了解胎儿肾的成熟程度。

正常参考值

早期妊娠：70.7~97.2μmol/L（0.8~1.1mg/dl）

足月妊娠：159.1~353.6μmol/L（1.8~4.0mg/dl）

> **临床意义**

妊娠后期羊水肌酐 >176.8μmol/L，为胎儿肾脏成熟的标志。羊水肌酐降低者，胎儿虽成熟但出生体重过低。孕妇患肾脏病或妊娠高血压综合征（妊高症）时，羊水肌酐可伪增，故亦应检查孕妇的血清肌酐。

（八）羊水肌酸激酶（CK）

> **临床应用**

与胎儿死亡相关。

> **正常参考值**

0~30U/L

> **临床意义**

死胎羊水 CK 活性与死亡后时间长短呈正相关。

死亡后 1~2 天：CK 为 10~40IU/L；4~5 天：CK 为 1000~5300IU/L；10 天：CK 大于 8000IU/L；20~30 天：CK 超过 10000IU/L。

主要为 CK-MM，故羊水 CK 测定对诊断死胎是易行而准确的方法。畸胎瘤、肤裂或无脑畸胎的羊水 CK-BB 活性升高。

（九）白带一般性状检测

> **正常参考值**

正常白带为白色稀糊状、无气味、量多少不等。白带的形状与雌激素水平及生殖器充血情况有关。临近排卵期，

白带量多,清澈透明,稀薄似蛋清;排卵期2~3天后,白带浑浊黏稠、量少;行经前,量又增加;妊娠期,白带量较多

临床意义

(1)大量无色透明黏性白带。见于应用雌激素药物后、卵巢颗粒细胞瘤。

(2)脓性白带。见于滴虫性阴道炎、慢性宫颈炎、老年性阴道炎。

(3)豆腐渣样白带。见于念珠菌性阴道炎。

(4)血性白带。见于宫颈癌、宫体癌以及宫颈息肉、老年性阴道炎等。

(5)黄色水样白带。见于子宫黏膜下肌瘤、宫颈癌等。

(6)奶油状白带。量多且有恶臭,见于阴道加德纳菌感染。

(十)阴道分泌物(或白带)清洁度检查

正常参考值

白带清洁度一般分为四度

清洁度	杆菌	杂菌	上皮细胞	白细胞(个/HPF)	临床意义
Ⅰ	++++	−	++++	0~5	正常
Ⅱ	++	−	++	5~15	大致正常
Ⅲ	−	++	−	15~30	轻度炎症,如老年性阴道炎
Ⅳ	−	++++	−	>30	炎症较重,如霉菌性阴道炎

临床意义

白带清洁度为Ⅲ度或Ⅳ度,常见于阴道存在炎症或感染,如滴虫性阴道炎、真菌性阴道炎或淋病等。

(十一)阴道滴虫检测

正常参考值

无阴道滴虫

临床意义

发现滴虫:常见于滴虫性阴道炎、滴虫性尿道炎。

(十二)阴道肿瘤细胞检测

临床应用

用于女性生殖系统恶性肿瘤的普查。

正常参考值

阴道细胞学检查诊断,通常以分级法报告结果,一般分为五级:

(1)1级:代表细胞形态正常。

(2)2级:代表有轻度至中度核异质形态的细胞,但属良性病变。

(3)3级:代表有癌细胞可能。

(4)4级:代表有癌细胞,但形态不够典型。

(5)5级:代表有典型的癌细胞。

正常情况下,未找到肿瘤细胞,或细胞学检查为1级或2级。

> **临床意义**

（1）找到肿瘤细胞，或细胞学检查为 5 级：说明为恶性肿瘤，如为宫颈癌、卵巢癌、阴道癌和子宫癌等。一般宫颈癌、阴道癌以鳞状上皮细胞癌（简称鳞癌）为主。

（2）细胞学检查为 4 级：说明病人应做组织活检。

（3）细胞学检查为 3 级：说明病人应继续随访，并定期做细胞学检查。

（十三）阴道线索细胞检测

> **正常参考值**

正常情况下，用涂片法在显微镜下观察，阴道分泌物无线索细胞或是检查结果呈阴性

> **临床意义**

出现线索细胞或是检查结果呈阳性：常见于加德纳菌性阴道炎。

十二、下丘脑垂体激素检查

（一）促甲状腺激素（TSH）

> **临床应用**

促甲状腺激素是评估甲状腺功能的初筛实验，可用于下丘脑－垂体－甲状腺轴功能紊乱、垂体损伤、甲状腺功能亢进与减低的诊断、病变部位的鉴别诊断。

正常参考值

成人 TSH：0.34~5.60mIU/L，化学发光免疫测定法（CLIA）

临床意义

（1）升高：见于原发性甲状腺功能减低（病变在甲状腺，伴 T_3、T_4 减低）、继发性甲状腺功能亢进（病变在下丘脑或垂体，伴 T_3、T_4 升高）。此外，其他某些疾病或因素也可导致 TSH 升高，如甲状腺激素抵抗综合征、异位 TSH 综合征、TSH 分泌肿瘤及长期应用多巴胺拮抗剂、含碘药物、居住在缺碘地区等。

（2）减低：见于继发性甲状腺功能减低（病变在下丘脑或垂体，伴 T_3、T_4 减低）、原发性甲状腺功能亢进（病变在甲状腺，伴 T_3、T_4 升高）。此外，其他某些疾病或因素也可导致 TSH 减低，如活动性甲状腺炎、急性创伤、皮质醇增多症、慢性抑郁症、危重患者、库欣综合征、肢端肥大症及应用抗甲状腺药物、大量糖皮质激素等。

注意事项

（1）TSH 水平不受 TBG 浓度的影响，将其与甲状腺激素（尤其是 FT_3、FT_4）联合检测，目前被认为是甲状腺功能评估的首选方案，对于甲状腺功能紊乱的诊断及病变部位的鉴别诊断具有重要价值。

（2）新生儿 TSH 较高，生后 3 天可降至正常水平，因此可在此时检测 TSH 和 T_4，用于先天性甲状腺功能减低筛查。

（二）促甲状腺激素释放激素（TRH）

临床应用

主要用于诊断甲状腺疾病，判断病变发生在甲状腺还是垂体或下丘脑。

正常参考值

14~168pmol/L，RIA法

临床意义

（1）升高：常见于各类甲状腺功能减退，原发性甲状腺功能低下时TRH增高，TSH也升高；继发性甲状腺功能低下可由垂体或下丘脑病变引起。垂体性甲低，如席汉综合征，TRH增高，TSH降低。下丘脑性甲低TRH降低，整个下丘脑－垂体－甲状腺轴系统功能低下。亚急性甲状腺炎早期血TRH正常，后期发生甲低时升高。

（2）降低：常见于甲状腺功能亢进、先天性单纯TRH缺乏症、脑外伤、服用巴比妥类药物等。

注意事项

由于TRH测定技术要求较高，临床多采用TRH兴奋试验，通过检测TSH来替代TRH测定。

（三）促肾上腺皮质激素（ATCH）

临床应用

主要用于评价肾上腺皮质功能，并对肾上腺皮质功能紊乱的病变部位进行鉴别诊断。

正常参考值

成人 ACTH：7.2~63.3ng/L（上午 7：00~10：00 收集血浆样品）电化学发光免疫测定法（ECLIA）

临床意义

（1）升高：见于继发性肾上腺皮质功能亢进（如库欣综合征、异位 ACTH 综合征）、原发性肾上腺皮质功能减退，前者皮质醇升高，后者皮质醇减低。

（2）减低：见于原发性肾上腺皮质功能亢进（如肾上腺腺瘤、肾上腺癌）、继发性肾上腺皮质功能减退（如垂体下丘脑病变所致），前者皮质醇升高，后者皮质醇减低。此外，单纯性肥胖者、医源性皮质醇增多症等也可出现 ACTH 减低。

（3）ACTH 兴奋试验：适用于诊断原发性或继发性肾上腺皮质功能减退。

注意事项

（1）ACTH 的分泌具有昼夜节律，上午 8~10 时达到高峰，午夜 22~24 时为最低。并且，ACTH 受到下丘脑分泌的肾上腺皮质激素释放激素（CRH）的调控，呈脉冲式分泌。因此，检测时应注意标本采集时间。

（2）ACTH 应与其他检测指标联合应用，如血皮质醇、尿皮质醇、尿 17- 羟皮质类固醇等，用于评价肾上腺皮质功能。

（3）ACTH 极不稳定，室温下易被蛋白酶降解，且 ACTH 极易被玻璃表面吸附，故样本采集应采用塑料容器。

（四）卵泡刺激素（FSH）

临床应用

主要用于评估异常月经周期、诊断不孕症、评估围绝经期激素替代治疗。

正常参考值

化学发光免疫测定法（CLIA）

女性：卵泡期 3.85~8.78IU/L；排卵期 4.54~22.51IU/L；黄体期 1.79~5.12IU/L；绝经后 16.74~113.59IU/L

男性：1.27~19.26IU/L

临床意义

（1）升高：FSH 长期持续升高提示原发性卵巢功能减退、卵巢不敏感综合征、原发性闭经、应用促排卵药物等；卵巢切除后几天内以及使用化疗药物导致卵巢损伤后，FSH 也可升高。若 FSH 高于 40IU/L，提示 GnRH 类促排卵药无效。

（2）减低：提示继发性卵巢功能减退，也可见于席汉综合征、多囊卵巢综合征、口服避孕药及激素替代治疗等。

注意事项

（1）FSH 水平随月经周期出现规律性变化：自前次月经的黄体后期至下一次月经来潮前开始上升，在卵泡期的前半期维持较低水平；至卵泡期后半期，随卵泡发育和 E2 升高而略有下降；至卵泡期末、排卵前 24h 左右降至最低，随即迅速升高，24h 后又急剧下降；在黄体期维持较低水平，月经来潮前达最低水平。

（2）患者体内可能存在的嗜异性抗体、接受雌激素治疗以及某些化学药物、生物制品会影响 FSH 测定结果；妊娠时血中升高的 hCG 水平也会影响测定的准确性。

（五）黄体生成素（LH）

临床应用

主要用于评估异常月经周期、诊断不孕症、评估围绝经期激素替代治疗。

正常参考值

化学发光免疫测定法（CLIA）

女性：卵泡期 2.12~10.89 IU/L；排卵期 19.18~103.03 IU/L；黄体期 1.2~12.86 IU/L；绝经后 10.87~58.64 IU/L

男性：1.24~8.62 IU/L

临床意义

（1）升高：LH 持续处于较高水平见于卵巢功能减退；多囊卵巢综合征患者 LH 水平升高，而 FSH 正常或降低；卵巢切除或损伤、绝经后、应用促排卵药物及排卵前亦可出现 LH 升高。

（2）减低：见于下丘脑－垂体促性腺功能不足。应用 GnRH 药物及雌激素时 LH 分泌也可受到抑制。

注意事项

LH 水平随月经周期出现规律性变化：卵泡期的前半期

处于较低水平，以后逐渐上升；至排卵前24h左右与FSH同时出现高峰，峰值较FSH高而陡；在黄体期，维持在平稳水平，较FSH稍高；至黄体后期逐渐下降，至月经前达最低水平，月经来潮时处于低水平。

（六）泌乳素（PRL）

临床应用

主要用于评价卵巢功能、性腺功能减退、男性不育症的诊断和治疗。

正常参考值

化学发光免疫测定法（CLIA）
女性：绝经前（<50岁）3.34~26.72μg/L；
　　　绝经后（>50岁）2.74~19.64μg/L；
男性：成人2.64~13.13μg/L

临床意义

（1）生理性升高：某些生理因素可刺激PRL分泌，如妊娠、哺乳、低血糖、睡眠、精神紧张、应激状态等。

（2）病理性升高：常见于垂体泌乳素瘤、下丘脑功能紊乱、闭经溢乳综合征、肢端肥大症、肾衰竭、肾上腺功能减退、原发性甲状腺功能减退合并促甲状腺激素增加、严重肝脏疾病等。

（3）降低：见于垂体前叶功能减退、继发性性腺功能减退、原发性不孕及应用溴隐亭、多巴胺、去甲肾上腺素等药物。

多种药物，如氯丙嗪及其他吩噻嗪类药物、三环抗抑郁药、大剂量雌激素、精氨酸、利血平、合成的促甲状腺素释放激素等，会使 PRL 分泌增加。

> **注意事项**

（1）患者体内可能存在嗜异性抗体、某些激素、药物等活性物质对结果产生影响。

（2）PRL 具有昼夜节律，清晨达到高峰，白天逐渐下降，仅为清晨时的一半，睡眠后又逐渐升高。因此需注意标本采集时间。

（七）抗利尿激素（ADH）

> **临床应用**

主要用于诊断中枢性尿崩症和异源性 ADH 分泌。

> **正常参考值**

1.4~5.6pmol/L

> **临床意义**

（1）ADH 升高：见于细胞外液渗透压升高、体液容量减少时；异源 ADH 分泌（如恶性肿瘤组织中抗利尿激素的异位分泌）；中枢神经系统疾病（如颅脑损伤、脑血管疾病、某些颅内感染等）；药物导致 ADH 释放过多（如巴比妥类药物、噻嗪类利尿药、环磷酰胺等）；其他，如肾上腺皮质功能减退、肾性尿崩症、甲状腺功能减低、急性间发性卟啉病、充血性心力衰竭、妊娠高血压综合征及应激状态等。

（2）ADH 减低：见于细胞外液渗透压下降、体液容量增加时：原发性或因感染、损伤、肿瘤等引起的中枢性尿崩症；肾病综合征、输入大量等渗溶液等。

> 注意事项

某些情况下，ADH出现生理性变化：低血压、渗透压降低、吸烟等可引起ADH生理性增高；寒冷，乙醇也可引起ADH生理性降低。

（八）生长激素（GH）

> 临床应用

主要用于下丘脑-垂体-甲状腺轴功能紊乱、垂体损伤、巨人症或肢端肥大症、垂体性侏儒症的诊断、病变部位的鉴别诊断。

> 正常参考值

电化学发光免疫测定法（ECLIA）
男孩（0~10岁）：0.094~6.29μg/L；
女孩（0~10岁）：0.12~7.79μg/L；
男孩（11~17岁）：0.077~10.8μg/L；
女孩（11~17岁）：0.123~8.05μg/L；
男性（成年）：0.03~2.47μg/L；
女性（成年）：0.126~9.88μg/L

> 临床意义

（1）GH升高：见于垂体肿瘤导致的巨人症（发生于骨骺闭合前）或肢端肥大症（发生于青春期以后），也可见于异源GHRH或GH综合征。此外，某些疾病和因素亦可出现GH水平升高，如创伤、糖尿病、肾功能不全、低血糖症及麻醉等。

（2）GH降低：见于垂体功能减退、垂体性侏儒症、遗传性GH缺乏症、继发性GH缺乏症（如肿瘤压迫、外伤及感染等）。儿童或青少年GH分泌不足会导致骨骼发育不全，性器官及第二性征发育受阻。成人若有严重GH分泌不足，会出现肌力减退、骨量减少、胰岛素灵敏度下降等情况。

注意事项

（1）GH分泌具有时间节律性，24h内出现多次爆发分泌，特别是儿童期、青年期及女性更为明显，因此应注意选择检测时间。常采用标准化的药理或运动激发试验对GH缺乏症进行诊断，采用抑制试验来确定GH是否过多。

（2）许多天然或药理因素也可影响GH分泌，如自发或胰岛素诱发的低血糖症、神经递质、进食氨基酸、雌激素及某些多肽激素均可刺激GH分泌；相反，高血糖症可抑制GH分泌。

（九）生长激素释放激素（GHRH）

临床应用

主要用于巨人症或肢端肥大症、垂体性侏儒症的诊断、病变部位的鉴别诊断。

正常参考值

血浆RIA法：成人 10.3 ± 4.1 ng/L

左旋多巴刺激实验：正常人口服 0.5g 左旋多巴 40~80 分钟后，血浆生长激素释放激素增高 2~3 倍，生长激素也随之释放。

临床意义

（1）原发性侏儒症，治疗前 GHRH 水平极低，提示主要病变在下丘脑部位，而不在垂体。

（2）肢端肥大症和巨人症，血浆 GHRH 水平正常或降低。

十三、甲状腺和甲状旁腺激素及功能检查

（一）总 T_4（TT_4）

临床应用

总 T_4 水平可用于评价甲状腺分泌甲状腺激素的状况，可反映甲状腺功能。

正常参考值

成人 4.87~11.72μg/dl，化学发光免疫测定法（CLIA）

临床意义

（1）升高：常见于甲状腺功能亢进症、T_3 毒血症、亚急性甲状腺炎早期、垂体促甲状腺激素肿瘤等。

（2）降低：常见于甲状腺功能减退、慢性淋巴细胞性甲状腺炎、缺碘性甲状腺肿、甲状腺次全切除术、亚急性甲状腺炎后期、肾衰竭、呆小症等。

> **注意事项**

（1）个体服用大剂量甲状腺素等时，总 T_4 水平会升高；而服用抗甲状腺药物、苯妥英钠、水杨酸制剂、糖皮质激素等时，总 T_4 水平下降。

（2）妊娠、服用雌激素或肾病综合征时会引起体内结合蛋白水平变化，影响总 T_4 测定。

（二）游离 T_4（FT_4）

> **临床应用**

游离 T_4 测定不受甲状腺结合蛋白浓度和结合力的影响，更能反映机体甲状腺功能状况。

> **正常参考值**

成人 0.70~1.48ng/dl，化学发光免疫测定法（CLIA）

> **临床意义**

（1）升高：常见于甲状腺功能亢进症、弥漫性毒性甲状腺肿、初期桥本甲状腺炎、部分无痛性甲状腺炎、垂体促甲状腺激素肿瘤等。某些非甲状腺疾病，如重症感染发热、危重患者可见 FT_4 升高。

（2）降低：常见于甲状腺功能减退、黏液性水肿、晚期桥本甲状腺炎、肾病综合征、低蛋白血症等。

> **注意事项**

个体服用大剂量甲状腺素时，FT_4 水平会升高；而服用抗甲状腺药物、苯妥英钠、水杨酸制剂、糖皮质激素等时，FT_4 水平下降。

（三）总 T_3（TT_3）

临床应用

总 T_3 水平是反映甲状腺合成分泌甲状腺激素的良好指标，可用于评价甲状腺功能。

正常参考值

成人 0.58~1.59μg/dl，化学发光免疫测定法（CLIA）

临床意义

总 T_3 测定的主要临床意义在于对甲状腺功能紊乱的鉴别诊断。

（1）甲状腺功能亢进症：弥漫性毒性甲状腺肿、毒性结节性甲状腺肿时，T_3 水平显著升高，且早于 T_4；而 T_3 型甲亢，如功能亢进性甲状腺腺瘤、地方性甲状腺肿、T_3 毒血症等，血 T_3 较 T_4 明显升高。血 T_3 明显升高还可见于：亚急性甲状腺炎、过量使用甲状腺素制剂、甲状腺球蛋白结合力增高症等。

（2）甲状腺功能减退症：轻型甲状腺功能减退时，血 T_3 下降不如 T_4 明显。黏液性水肿、呆小症、慢性甲状腺炎、甲状腺球蛋白结合力下降、非甲状腺疾病的低 T_3 综合征等患者血 T_3 明显降低。

妊娠时 T_3 可升高。某些药物如糖皮质激素、胺碘酮及重症非甲状腺疾病时，T_3 可下降。

（四）游离 T_3（FT_3）

临床应用

游离 T_3 可直接反映甲状腺功能状态，且不受血中甲状腺结合球蛋白变化的影响。

正常参考值

成人 1.71~3.71ng/dl，化学发光免疫测定法（CLIA）

临床意义

由于 FT_3 不受甲状腺结合球蛋白的影响，且可灵敏地反映具有生物活性的甲状腺激素含量，因此可确切的反映甲状腺功能，具有更大的临床应用价值。

（1）升高：主要见于甲状腺功能亢进、弥漫性毒性甲状腺肿、初期桥本甲状腺炎等；缺碘可引起 FT_3 代偿性升高。

（2）降低：主要见于甲状腺功能减退、黏液性水肿、呆小症、低 T_3 综合征、晚期桥本甲状腺炎等。个体应用糖皮质激素、苯妥英钠、多巴胺等药物时，可出现 FT_3 降低。

注意事项

生理情况下，由于 FT_3 在血清中浓度很低，故其检测结果受检测方法、试剂质量等因素的影响较大。此外，建议采用血清标本为佳，因肝素可使 FT_3 的检测结果偏高。

（五）反三碘甲状腺原氨酸（rT_3）

临床应用

主要用于评价甲状腺功能；是甲状腺疾病及某些非甲

状腺疾病的诊断和疗效观察的灵敏指标。

正常参考值

成人 0.15~0.62nmol/L，RIA 法

临床意义

（1）升高：见于甲状腺机能亢进，与 T_3、T_4 的变化规律基本一致，且更为敏感，因为部分甲亢初期或复发性甲亢早期可能仅出现 rT_3 升高，而无 T_3、T_4 升高。此外，某些非甲状腺疾病或情况亦可引起 rT_3 升高，如新生儿、老年、饥饿、重症肝炎、胆汁性肝硬化、急性心肌梗死、糖尿病、尿毒症、脑血管病变、胃癌手术后及应用糖皮质激素、普萘洛尔等药物时，由于外周 T_4 转变为 T_3 减少而 rT_3 增加，且 T_3/rT_3 比值降低。

（2）降低：见于甲状腺机能减退，其灵敏度较好，故对于轻型或亚临床型患者的诊断准确性优于 T_3、T_4。慢性甲状腺炎患者若出现 rT_3 降低，则提示可能出现甲状腺机能减退。此外，若甲减患者在甲状腺激素替代治疗过程中出现 rT_3 与 T_3 同时升高而 T_4 正常或升高，提示用药剂量过大，因此 rT_3 可用于甲减患者治疗的用药检测。

注意事项

老年人、TBG 增加等情况下，rT_3 亦会升高。

（六）血清蛋白结合碘（PBI）

临床应用

主要用于甲状腺疾病的诊断和治疗。

正常参考值

0.32~0.63 μmol/L

临床意义

（1）升高：常见于甲状腺功能亢进、亚急性甲状腺炎、妊娠期、家族性甲状腺素结合球蛋白增多症、应用含碘药物等。

（2）降低：常见于甲状腺功能减退症、家族性甲状腺素结合球蛋白减少症、严重性肝肾功能衰竭、肾病综合征、垂体前叶功能不全等，应用强的松、雄激素、苯妥英钠、氯丙嗪等药物时，也会使PBI降低。

（七）降钙素（CT）

临床应用

主要用于明确钙磷代谢紊乱；对于起源于滤泡旁细胞的甲状腺髓样癌的诊断、判断手术疗效和监测术后复发有重要意义。

正常参考值

成人CT 10.1~120 ng/L，化学发光免疫测定法（CLIA）

临床意义

（1）升高：CT升高主要见于甲状腺髓样癌，对判断手术疗效及术后复发有重要价值。非甲状腺肿瘤（如肺小细胞癌、乳腺癌、胰腺癌、子宫癌、前列腺癌、胃肠道恶性肿瘤、嗜铬细胞瘤及骨转移癌等）亦可出现CT升高。此外，原发性甲状旁腺功能亢进、异位内分泌综合征、肾性骨病、恶性贫血、酒精性肝硬化等疾病时，CT水平也可升高。

（2）减低：主要见于甲状腺手术切除、中度甲状腺功能亢进及绝经后骨质疏松症等。

> **注意事项**

正常妊娠、儿童生长期，血中CT水平升高。

（八）甲状旁腺激素（PTH）

> **临床应用**

主要用于评价钙磷代谢状态；是甲状旁腺功能异常的诊断指标。

> **正常参考值**

成人PTH 12~88ng/L，化学发光免疫测定法（CLIA）

> **临床意义**

（1）升高：见于原发性或继发性甲状旁腺功能亢进。其中，原发性甲状旁腺功能亢进由腺瘤或癌细胞合成和分泌较多的PTH所致，可伴有血钙升高、血磷降低、尿钙升高；继发性甲状旁腺功能亢进见于各种原因所致的血钙降低，刺激甲状旁腺发生增生肥大而分泌PTH增加，如佝偻病、维生素D缺乏症、骨软化症、吸收不良综合征及慢性肾功能衰竭等。

（2）降低：见于特发性或继发性甲状旁腺功能减退、甲状旁腺医源性创伤或免疫性损伤、严重低镁血症等。

注意事项

由于酶解作用，PTH 的 N- 末端极不稳定，因此目前主要检测其 C- 末端及中间片断。

十四、肾上腺激素检查

（一）醛固酮（ALD）

临床应用

联合肾素与功能试验对醛固酮增多症进行诊断与鉴别诊断。

正常参考值

RIA 法

（1）血浆：普钠饮食：卧位 72.1~399pmol/L，立位 111~888pmol/L

（2）低钠饮食：卧位 266~1012pmol/L，立位 472~2219pmol/L

（3）尿：普钠饮食：13.9~55.5nmol/24h

临床意义

（1）升高：常见于原发性醛固酮增多症、假性醛固酮增多症（双侧肾上腺球状带增生）、继发性醛固酮增多症（如利尿剂、心衰、肝硬化、肾衰、肾病综合征等所致）、特发性水肿、Bartter 综合征、低血容量、各种原因所致的低钾血症、部分恶性高血压及缓进型高血压等。

（2）降低：常见于肾上腺皮质功能减退、低肾素低醛固酮综合征、18- 羟化酶缺乏、糖尿病、Turner 综合征、艾迪生病等。使用抗惊厥药物、普萘洛尔等也会出现ALD减低。

注意事项

醛固酮水平有昼夜变化规律，并受体位、饮食及肾素水平影响。

（二）肾素（Renin）

临床应用

主要用于肾动脉狭窄及其导致的高血压的诊断和治疗，以及联合醛固酮对醛固酮增多症进行诊断与鉴别诊断。

正常参考值

化学发光免疫测定法（CLIA）：

站位：7~40ng/L；卧位：7~19ng/L

临床意义

1. 生理学变异

（1）升高：正常妊娠时、应用含有雌激素的避孕制剂、应用螺内酯、呋塞米、口服避孕药时肾素活性增加。

（2）降低：服用β受体阻滞剂、甲基多巴、利血平等可使肾素活性降低。

2. 病理学变异

（1）升高：各种原因所致的继发性醛固酮增多症：如高肾素型原发性高血压、单侧肾脏疾病伴高血压、肾素瘤、肝硬化、充血性心衰、低钾血症等。

（2）降低：原发性醛固酮增多症、特发性或假性醛固酮增多症、肾上腺癌、肾上腺盐皮质激素合成酶系缺陷、植物神经病变伴体位性低血压、高钾血症等。

注意事项

（1）采集标本前2周应停用有关药物，如降血压药、利尿药、激素等；其中血平应停用3周。

（2）测定前3天应进普钠饮食，因钠摄入过多可抑制肾素分泌。

（3）采集标本前卧床一夜，晨卧位取血，同时测定采集标本前24h的尿钠含量，以供参考。

（三）血管紧张素转化酶（ACE）

临床应用

主要用于评估醛固酮增多症、高血压用药监测、冠心病危险因素判断以及结节病的诊断。

正常参考值

15岁以下：18~90IU/L

15~17岁：14~78IU/L

≥18岁：9~67IU/L

临床意义

（1）升高：各种原因所致的继发性醛固酮增多症，如高肾素型原发性高血压、单侧肾脏疾病伴高血压、肾素瘤、肝硬化、充血性心衰、低钾血症等，以及口服避孕药、应用呋塞米、安体舒通等药过程中。艾滋病、麻风病、2型糖尿病及卡氏肺孢子虫肺炎也可出现 ACE 活性升高。

（2）降低：原发性醛固酮增多症、肾上腺癌，肾上腺盐皮质激素合成酶系缺陷、植物神经病变伴体位性低血压、高钾血症，应用血管紧张素、甲基多巴、β- 肾上腺能受体阻滞剂等药物后。

注意事项

采血前 4 周停止使用甲巯丙脯酸、依那普利等药物，这些药物可使 ACE 水平下降；不能用 EDTA 抗凝剂。冷冻可导致活性升高。

（四）儿茶酚胺（血）(PCA)

临床应用

主要用于交感肾上腺系统肿瘤的诊断和检测。

正常参考值

去甲肾上腺素：30~400pg/ml（0.177~2.36pmol/ml）

肾上腺素：30~100pg/ml（0.164~0.546pmol/ml）

游离多巴胺：血浆中很少被测到

高血压病人：

去甲肾上腺素：30~700pg/ml（0.177~4.14pmol/ml）

肾上腺素：<30~120pg/ml（<0.164~0.655pmol/ml）

临床意义

（1）升高：主要见于高血压、嗜铬细胞瘤病人。另外急性前壁心肌梗死早期左室重构与血儿茶酚胺升高也有一定关系。

（2）降低：常见于肾功能不全和甲状腺功能减退症等。

（五）儿茶酚胺（尿）（UCA）

临床应用

主要用于交感肾上腺系统肿瘤的诊断和检测。

正常参考值

去甲肾上腺素：15~80μg/24h

肾上腺素：0~20μg/24h

多巴胺：65~400μg/24h

临床意义

（1）升高：嗜铬细胞瘤病人可升高2~5倍，个别可达10~20倍，但其发作期间多在正常范围；甲亢时可能稍高于正常；还可见于充血性心衰、各种原因所致的低血糖症、心肌梗死、肾上腺髓质增生，严重的应激状态，如恐慌、剧烈疼痛、创伤手术、出血、缺氧、窒息等。

（2）降低：常见于原发性肾上腺皮质功能减退症（艾迪生病）和甲状腺功能减退症。

注意事项

（1）留24h尿液，加5~10ml浓盐酸防腐，记下尿总量，取30~50ml送检。采集过程中应冷藏。

（2）检测前，停服任何药物3天。α-甲基多巴、异丙基肾上腺素和奎尼丁等药物能引起干扰。

(六)尿-17酮类固醇(17-KS)

临床应用

主要用于测定雄激素的产生,尤其是由肾上腺分泌的部分。可用于筛查肾上腺和卵巢功能的紊乱。

正常参考值

Zimmermann 呈色反应

成年男性:28.5~61.8μmol/24h

成年女性:20.8~52.1μmol/24h

临床意义

(1)升高:见于肾上腺皮质功能亢进症、异位 ACTH 综合征、肾上腺皮质癌、睾丸间质细胞肿瘤、腺垂体功能亢进、女性多毛症等。

(2)减低:见于肾上腺皮质功能减退、腺垂体功能减退、性功能减退、睾丸切除后,以及结核、肝病、糖尿病、重症营养不良等。

注意事项

测定前,应停止服用带色素的药物,如金霉素、四环素类抗生素等。应用皮质醇、雌激素、口服避孕药等也可使 17-KS 减低。

(七)尿17-羟皮质类固醇(17-OHCS)

临床应用

可间接反映皮质醇的分泌情况,是肾上腺皮质功能异常的一个筛选指标。

> 正常参考值

Porter-Silber 反应

成年男性：21.28~34.48μmol/24h（7.7~12.5mg/24h）

成年女性：19.27~28.21μmol/24h（6.98~10.22mg/24h）

> 临床意义

（1）升高：见于各种原因所致肾上腺皮质功能亢进，如库欣综合征、肾上腺皮质瘤及双侧肾上腺增生，以及肥胖病、甲状腺功能亢进、应激状态等。

（2）降低：主要见于肾上腺皮质功能减退、腺垂体功能减退、肾上腺切除术后和甲状腺功能减退等；某些慢性病也会减低，如肝病、结核病等。

> 注意事项

收集尿液时，预先加入10ml浓盐酸防腐，收集24h全部尿液。

（八）24小时尿游离皮质醇

> 临床应用

主要用于肾上腺皮质功能紊乱的筛查。

> 正常参考值

36~137μg/24h，电化学发光免疫测定法（ECLIA）

> 临床意义

24h尿游离皮质醇不受皮质醇昼夜节律性分泌及血中

类固醇结合球蛋白含量的影响,能更准确地反映实际的肾上腺皮质功能状态。

(1)升高:常见于库欣综合征、甲状腺功能亢进、先天性肾上腺增生症、部分单纯肥胖者。另外也见于异位产生 ACTH 的肿瘤,如燕麦型肺癌、甲状腺癌、甲状旁腺癌、卵巢癌、乳腺癌以及纵隔肿瘤等。

(2)降低:常见于肾上腺皮质功能减退症、垂体前叶功能减退症、甲状腺功能减退、全身消耗性疾病、肝硬化、长期使用肾上腺皮质激素患者等。

(九)皮质醇(cortisol)

临床应用

主要用于肾上腺、垂体或下丘脑功能紊乱的筛查。

正常参考值

电化学发光免疫测定法(ECLIA)
血液标本:上午 6.2~19.4μg/dl 下午 2.3~11.9μg/dl
唾液标本:上午 <0.69μg/dl 下午 <0.43μg/dl

临床意义

1. 生理学变异

正常妊娠、接受雌激素治疗后皮质醇水平增高。某些药物如水杨酸钠、苯妥英钠等可使血浆皮质类固醇结合球蛋白(CBG)减少,导致血浆总皮质醇减少,但游离皮质醇不减少。

2. 病理学改变

(1)皮质醇增高:见于库欣综合征、垂体前叶功能亢进、肾上腺皮质增生、肾上腺皮质肿瘤、胰腺炎、甲状腺功能减退、肝病、男子女性化、高山病早期、燕麦细胞型肺癌等。浓度升高但有节律性见于发热、剧烈疼痛等。

（2）皮质醇降低：见于艾迪生（Addison）病，兼有原发性肾上腺皮质衰竭；垂体功能减退，合并继发性肾上腺皮质功能衰竭；肾上腺切除术后及严重感染的低血压症患者；甲状腺功能减退、全身消耗性疾病、肝硬化、长期使用肾上腺皮质激素患者。

注意事项

皮质醇的分泌具有昼夜节律性，一般水平最高在早晨（约6~8点），最低点在凌晨（约0~2点），夜间浓度可降至峰值浓度的一半左右。因此必须注明样本的采集时间。

（十）血管紧张素Ⅱ（AT-Ⅱ）

临床应用

主要用于高血压类型的诊断和鉴别诊断。

正常参考值

RIA法：

成人普钠饮食：卧位 9~39 ng/L 立位（站立 2h）、加呋塞米激发为 10~99 ng/L

临床意义

（1）升高：常见于原发性高血压、分泌肾素的肾球旁器增生症或肿瘤等。

（2）降低：常见于原发性醛固酮增多症、晚期肾衰竭、

(十一)心钠素(ANF)

临床应用

主要用于心脏功能的监测。

正常参考值

RIA法:成人 28.8±1.38pmol/L

儿童 19.2±8.9pmol/L

临床意义

(1)升高:常见于充血性心力衰竭、心肌梗死、原发性高血压、原发性醛固酮增多症、肝硬化、慢性肾功能不全、脑梗、脑出血等。

(2)降低:常见于甲状腺功能亢进症、尿毒症透析后等。

(十二)肾上腺素(E)

临床应用

主要用于肾上腺功能的监测。

正常参考值

RIA法:成人 170~520pmol/L

临床意义

(1)升高:常见于慢性肾功能不全、甲状腺功能减退、原发性高血压、嗜铬细胞瘤、交感神经母细胞瘤等。

(2)降低:常见于甲状腺功能亢进症、艾迪生病等。

十五、胰腺和胃肠激素检查

（一）胰岛素（INS）

临床应用

主要用于评价胰岛细胞功能；诊断胰岛 B 细胞瘤；低血糖症鉴别及监测血糖控制情况。

正常参考值

化学发光法：血清空腹 6~24μU/ml，服糖后 0.5~1h 达到峰值，约为空腹水平的 5~10 倍，2h 降至空腹水平（<30μU/ml）。胰岛素（μU/ml）/血糖（mg/dl）<0.3

临床意义

（1）升高：胰岛 B 细胞瘤、家族性高胰岛素原血症时，血糖水平降低而胰岛素浓度升高，胰岛素/血糖>0.4；肢端肥大症、巨人症、库欣综合征、胰高血糖素症、2 型糖尿病早期；胰岛素受体异常、胰岛素抵抗；肿瘤：如纤维肉瘤、间质瘤、腹腔黏液瘤、胆管癌、肾上腺皮质癌、肾胚胎瘤、淋巴瘤、肝癌、胃癌及肺癌等；其他：肝、肾功能障碍、妊娠、感染等。

（2）降低：主要见于糖尿病，其中 1 型糖尿病主要是胰岛素分泌降低，表现为空腹与进糖后胰岛素均明显降低，曲线低平，胰岛素/血糖降低；2 型糖尿病主要是胰岛素释放迟缓，表现为空腹胰岛素基本正常或稍高，进糖后释放延迟，胰岛素/血糖降低。嗜铬细胞瘤、醛固酮增多症、原发性甲状旁腺功能减低、多发性垂体功能减低、继发性糖尿病等时，胰岛素水平亦减低。

> **注意事项**

（1）胰岛素和胰岛素原存在交叉免疫反应，因此检测结果不代表胰岛素活性。

（2）应用胰岛素治疗及胰岛素抵抗者，可对检测结果造成影响。

（二）胰高血糖素（Glucagon）

> **临床应用**

主要用于糖尿病病因诊断及胰高血糖素瘤的诊断和疗效观察。

> **正常参考值**

放射免疫分析法：空腹时 17.2~31.6pmol/L；OGTT 时，血糖升高时胰高血糖素水平降低，糖负荷后 2h 降至最低，3h 恢复正常水平

> **临床意义**

（1）升高：胰腺疾病造成胰岛细胞分泌胰高血糖素增加，如胰高血糖素瘤（>1000ng/L）、慢性胰腺炎伴钙化等。糖尿病：胰岛素的缺乏和胰高血糖素的增多是糖尿病发病的双激素学说，这也是家族性胰高血糖素血症多伴发糖尿病的原因。控制不佳的 2 型糖尿病，可出现胰高血糖素升高。某些疾病状态时，机体出现应激性胰高血糖素分泌增加，如急性心肌梗死、创伤、休克等。低血糖症时，胰高血糖素可代偿性分泌增加。消化道类癌：类癌细胞可产生

胰高血糖素。

（2）降低：见于特发性胰高血糖素缺乏症、慢性胰腺炎、胰腺切除、部分高脂血症、低血糖症等。

> 注意事项

（1）某些情况下，胰高血糖素可出现生理性增高，见于禁食时间过长，由于血糖降低，刺激机体胰高血糖素代偿性分泌增加；应激状态时，胰高血糖素应激性分泌增加，如疼痛、紧张、剧烈运动后、精神刺激等；血脂增高时，胰高血糖素分泌增加以促进血脂转化为血糖。

（2）由于胰高血糖素浓度易受生理因素如进食、情绪等影响，可与OGTT平行检测，并综合分析检测结果。

（三）胰多肽（PP）

> 临床应用

有助于诊断糖尿病及胰腺肿瘤。

> 正常参考值

放射免疫法：男性：（146±38）ng/L
　　　　　　女性：（140±35）ng/L

> 临床意义

（1）升高：常见于糖尿病、有分泌功能的胰腺肿瘤、十二指肠溃疡、慢性肾脏疾病、心肌梗死、严重心力衰竭、心源性休克等。

（2）降低：常见于胰腺切除后、慢性胰腺炎等。

> **注意事项**

胰多肽基础水平与年龄有关，随年龄增长升高，这种现象被认为与迷走神经紧张性增加有关。男性高于女性，肥胖者PP基础值和餐后值低于正常。

（四）促胰液素

> **临床应用**

有助于诊断胰腺瘤及胃泌素瘤等疾病。

> **正常参考值**

放射免疫法：（4.4±0.38）μg/L

> **临床意义**

（1）升高：见于高基础胃酸者、胃泌素瘤、慢性胰腺炎、胰腺瘤等，饮酒也可使胰泌素释放增加。

（2）降低：见于部分十二指肠溃疡及促胰激素分泌不足时；乳糜泻时，黏膜炎症可使分泌细胞分泌胰泌素降低。

> **注意事项**

胃泌素的释放受迷走神经的兴奋影响，亦受食物刺激、胃幽门窦扩张、体液因素等因素兴奋，胃肠内容物的pH值对胃泌素的释放有很大影响。

（五）胃泌素（Gastrin）

> **临床应用**

作为胃泌素瘤的主要诊断指标之一。

> **正常参考值**

放射免疫分析法：血清 <15~155ng/L

> **临床意义**

（1）升高：常见于高胃酸性高胃泌素血症，如胃泌素瘤、胃窦黏膜过度形成、残留旷置胃窦、慢性肾功能不全等；低胃酸性或无酸性高胃泌素血症，如胃和十二指肠溃疡、A 型萎缩性胃炎、迷走神经切除术、甲状腺功能亢进等；胃次全切除术后残留胃窦、慢性肾衰竭等。

（2）降低：常见于胃食管反流、B 型萎缩性胃炎、甲状腺功能减低、胃窦癌等。

> **注意事项**

易受生理因素如进食、情绪等影响，因此应注意标本采集时间并综合分析检测结果。

（六）胃动素（Motilin）

> **临床应用**

有助于诊断胃泌素瘤、溃疡性结肠炎及某些恶性肿瘤等疾病。

> **正常参考值**

放射免疫法：血清：5~300ng/L

> **临床意义**

（1）明显升高：常见于各种恶性肿瘤、胰性霍乱、胃泌素瘤、克罗恩病、溃疡性结肠炎、小肠切除术后、肝硬化、肾病综合征等。

（2）轻度升高：常见于乳糜泻慢性胰腺炎、摄入脂肪等。

（3）反馈性升高：常见于低血钠时，胃肠运动迟缓。

（4）降低：常见于妊娠期。

（七）缩胆囊素（CCK）

临床应用

有助于诊断胃肠、胰腺等多种疾病。

正常参考值

放免法：空腹血清 4~800ng/L

临床意义

（1）升高：胰腺分泌功能下降；结肠过敏综合征、结肠功能紊乱、功能消化不良和胃切除后综合征；胰岛素瘤时，缩胆囊素可达正常值数倍；胃泌素瘤、精神分裂症、帕金森病；肝硬化患者等。

（2）降低：乳糜泻者，病变在小肠上部时，血清中缩胆囊素下降；病变在小肠下部时，该值无变化。

注意事项

（1）不同实验室的放免法得出的数值有很大的不同，建议各实验室建立自己的参考范围。

（2）需排除食物的影响。

十六、生殖系统激素检查

(一)雌二醇(E_2)

临床应用

用于评估女性卵巢功能,诊断性早熟和性发育不良重要指标。

正常参考值

化学发光酶免疫分析法:

男性:53.4~252.49pmol/L

女性:卵泡期:66.06~715.65pmol/L

排卵期:477.10~1684.53pmol/L

黄体期:183.50~770.70pmol/L

绝经期:11.74~135.79pmol/L

临床意义

(1)升高:见于卵巢癌、性腺母细胞瘤、垂体瘤、畸胎瘤、女性性早熟、男性乳房发育、无排卵型子宫功能出血及肝硬化等。正常妊娠(尤其是双胎或多胎者)、雌激素替代治疗、应用促排卵药物时也可出现。

(2)降低:见于卵巢功能减退、卵巢功能不全、卵巢切除、下丘脑肿瘤、腺垂体功能减低、闭经(原发性和继发性)、葡萄胎、皮质醇增多症。宫内死胎、妊娠高血压综合征、绝经、口服避孕药等。

注意事项

(1)E_2浓度随月经周期而发生规律性变化,青春期前儿童、男性及绝经后妇女的 E_2 浓度无此变化。

（2）分泌具有时间节律性，清晨高于下午，因此应注意标本采集时间，于早 8 时采集为佳，并且连续动态观察较单次检测更有意义。

（二）雌三醇（E_3）

临床应用

主要用于高危妊娠的监测。

正常参考值

化学发光法：

男性及未孕女性：<2 pg/ml

女性：妊娠 24~28 周：30~170 pg/ml

妊娠 28~32 周：40~220 pg/ml

妊娠 32~36 周：60~280 pg/ml

妊娠 36~40 周：80~350 pg/ml

临床意义

（1）升高：见于心脏病、肝硬化。

（2）降低：见于糖尿病、妊娠高血压综合征、胎盘功能不良、胎盘硫酸酯酶缺乏症、死胎等。

注意事项

（1）连续动态地观察 E_3 的变化可监测胎儿-胎盘单位的功能，孕 36 周后尿 E_3 含量连续多次 <37 nmol/24h 或骤减 30%~40% 以上，提示胎盘功能减退；E_3<22.2 nmol/24h 尿或骤减 50% 以上，表明胎盘功能显著减退。

（2）也可用孕妇随机尿 E_3 与肌酐比值，以估计胎盘功能，此值大于 15 为正常，10~15 为警戒值，10 以下为危险值。

（三）游离雌三醇（fE_3）

临床应用

主要用来判断胎盘功能、预测胎儿状态及监护胎儿。

正常参考值

化学发光酶免疫分析法：0.017~6.900 ng/ml

临床意义

（1）升高：见于过期妊娠、心脏病、先天性肾上腺增生所致的胎儿男性化、肝硬化。

（2）降低：见于胎儿宫内生长迟缓、死胎、某些先天性畸形、葡萄胎、肾上腺发育不全、高危妊娠、妊娠高血压综合征、胎盘功能不全等。

注意事项

胎儿先天缺陷（如神经管畸形）可出现血游离 E_3 减低。

（四）人胎盘生乳素（HPL）

临床应用

主要用于判断胎儿发育状况。

正常参考值

化学发光法：

妊娠 21~22 周：（1.8 ± 0.4）mg/L

妊娠 37~38 周：（10 ± 3.99）mg/L

妊娠 39~40 周：（7.03 ± 2.6）mg/L

妊娠 41~42 周：（6.6 ± 1.88）mg/L

妊娠 42 周以上：（6.6 ± 2.09）mg/L

临床意义

（1）升高：见于双胎妊娠、妊娠合并糖尿病、母子血型不合、过期妊娠儿综合征、巨大儿。

（2）降低：见于葡萄胎、先兆流产、妊娠高血压综合征、胎儿宫内发育迟缓、小胎盘和小样儿。

注意事项

分娩后人胎盘生乳素水平急骤降低，约 7 小时不能测出，其半衰期为 20 分钟左右。

（五）人绒毛膜促性腺激素（HCG）

临床应用

评价胎盘功能；早孕及异位妊娠诊断；滋养细胞肿瘤标志物之一；胎儿先天性缺陷或疾病筛查。

正常参考值

化学发光法：

血清 <10μg/L

尿 <30μg/L

β-HCG 的正常值 <3.1μg/L

临床意义

（1）升高：见于正常怀孕或葡萄胎；多胎妊娠；男性

或未妊娠妇女罹患生殖细胞肿瘤（卵巢或睾丸）、胃肠道或肝癌、肺癌等。

（2）降低：宫外孕；自然流产。

> **注意事项**

（1）HCG 的 α 亚基的组成和结构与 TSH、LH、FSH 一致，因此 HCG 检测与上述三种激素有交叉反应，而检测 β-hCG 可减少交叉反应，从而可准确地反映 HCG 在血、尿中的水平。

（2）血清 HCG 浓度的个体差异较大，因此无法确定妊娠过程中某一点的精确参考范围，因此监测个体间隔一定时间（如 48h）的 HCG 上升比例可更为可靠地对妊娠进行监测。

（3）绝经期女性血液中可检出 β-HCG 样物质。

（4）检测尿 HCG 可采集随机尿，但首次晨尿（中段尿）为佳。

（六）孕酮（P）

> **临床应用**

用于评价有无排卵、妊娠及黄体功能、预测先兆流产及异位妊娠。

> **正常参考值**

化学发光酶免疫分析法：

青春期前：≤147pmol/L

成年女性：卵泡期 0.6~1.9nmol/L

排卵期：1.1~11.2nmol/L

黄体期：20.2~103nmol/L

妊娠期：64~1280nmol/L

绝经期：0.1~1.0nmol/L

男性：<3.2nmol/L

临床意义

（1）升高：见于妊娠或葡萄胎；卵巢或肾上腺肿瘤；卵巢囊肿；先天肾上腺代谢异常。

（2）降低：无月经；死胎；卵巢癌；妊娠、子痫。

注意事项

（1）由于妊娠期间血中孕酮水平个体差异较大，且胎盘具有较强的代偿能力，因此P并非评价胎盘功能的理想指标。

（2）由于P的水平随月经周期发生规律性变化，应注意选择标本采集时间，应在月经后半期为佳。

（七）睾酮（T）

临床应用

评价睾丸雄激素分泌功能；男性性发育异常、睾丸肿瘤及不育症的诊断。

正常参考值

化学发光酶免疫分析法：

男性：6.07~27.10nmol/L

女性：0.35~2.60nmol/L

临床意义

（1）升高：真性性早熟；卵巢癌；多囊卵巢综合征；先天肾上腺代谢异常等。

(2)降低：慢性疾病；青春期发育迟缓；垂体功能减退症；泌乳激素肿瘤；睾丸功能不足等。

> **注意事项**

（1）在青年男性，睾酮的分泌具有昼夜节律性，约在上午8时达到高峰，随着年龄的增长，此节律消失。同时，T随着年龄的增长逐渐减低。

（2）由于某些因素可影响T与性激素结合球蛋白（SHBG）的结合，如甲状腺功能亢进、肝硬化患者可出现T与SHBG结合增加；甲状腺功能减低患者、肥胖与老年者T与SHBG结合减少，因此，检测游离睾酮比总睾酮更有价值。

（八）雄烯二酮（A_2）

> **临床应用**

可用于青春期生长男童的评估，男性不育症或性功能障碍、多毛症及女性月经不规律的判断。

> **正常参考值**

化学发光法：

男性：3.5~7.5nmol/L

女性：4.5~10.8nmol/L

> **临床意义**

（1）升高：常见于女性多毛症、痤疮、先天肾上腺皮质增生、肾上腺皮质肿瘤、多囊卵巢综合征等；

（2）降低：常见于女性外阴硬化性苔藓、男性假两性畸形、骨质疏松、肾上腺皮质功能减退症、卵巢功能减退症、镰状细胞性贫血、男性发育延迟、侏儒症等。

（九）脱氢表雄酮（DHEA）

临床应用

可用于青春期生长男童的评估，男性不育症或性功能障碍、多毛症及女性月经不规律的判断。

正常参考值

放射免疫法：

男性：200~3350ng/ml

女性：青春期 100~600ng/ml

绝经前 700~3900ng/ml

绝经后 110~610ng/ml

临床意义

（1）升高：真性性早熟；卵巢癌；多囊卵巢综合征；先天肾上腺代谢异常等。

（2）降低：慢性疾病；青春期发育迟缓；垂体功能减退症；泌乳激素肿瘤；睾丸功能不足等。

十七、肿瘤标记物检查

（一）甲胎蛋白（AFP）

临床应用

主要用于原发性肝癌的普查、早期诊断及术后监测，还可用于产前筛查。

正常参考值

电化学发光法：血清≤7ng/ml

临床意义

升高：常见原发性肝癌（一般>400ng/ml），转移性肝癌主要为消化系统肿瘤的转移如胃癌、胰腺癌（一般<350ng/ml）；其他肿瘤如胃癌、胰腺癌、结肠癌、胆管细胞癌等，但一般<300ng/ml；轻度慢性肝炎<100ng/ml，中度肝硬化一般<400ng/ml；妊娠妇女12~14周AFP开始升高，32~34周达高峰，一般为380~500ng/ml，之后下降；异常妊娠如胎儿有脊柱裂、无脑儿、脑积水、十二指肠和食管闭锁、肾变性、胎儿宫内窒息、先兆流产和双胎妊娠等。

注意事项

AFP阴性者，不能完全排除肝癌，AFP阳性也不一定均为肝癌，两种情况均需结合临床及其他检查综合分析而定。

（二）癌胚抗原（CEA）

临床应用

主要用于消化道恶性肿瘤的辅助诊断，也可用于恶性肿瘤术后的疗效观察及预后判断。

正常参考值

电化学发光法：血清<5ng/ml

临床意义

升高常见消化道恶性肿瘤尤其是肠癌，胆管癌、肺癌、胰腺癌等也可升高；某些良性疾病，如直肠息肉、肠梗阻、结肠炎、肝硬化、肝炎和肺部疾病等；部分吸烟者及老年人。

注意事项

无器官特异性和肿瘤特异性，很难用于早期诊断。是否为恶性肿瘤应以病理诊断为依据。

（三）糖类抗原72-4（CA72-4）

临床应用

有助于诊断和监测上皮性肿瘤特别是胃癌。

正常参考值

电化学发光法：血清 <6.9U/ml

临床意义

升高：最常见消化道癌症，尤其是胃癌；其他恶性肿瘤如卵巢黏液癌、胰腺癌等也有升高。

注意事项

无器官特异性和肿瘤特异性，很难用于早期诊断。

（四）鳞癌相关抗原（SCC）

临床应用

主要用于鳞状细胞癌治疗后的随访观察。

正常参考值

化学发光法：血清 <1.5ng/ml

> **临床意义**

升高：食管癌（明显升高，其中Ⅰ期升高者占30%，Ⅲ期升高者为89%）；鳞状上皮肿瘤如肺鳞癌、卵巢癌、子宫内膜癌、子宫颈部扁平上皮癌、肺扁平上皮癌、口腔肿瘤等；其他疾病如湿疹、天疱疮、体癣等也会升高。

> **注意事项**

SCC不适于疾病的筛选，建议在原发性和复发性鳞状细胞癌中使用SCC对病程和疗效进行监测。

（五）糖类抗原19-9（CA19-9）

> **临床应用**

主要用于胰腺癌的辅助诊断和疗效观察。

> **正常参考值**

电化学发光法：血清 <27U/ml

> **临床意义**

CA19-9升高最常见于胰腺癌；胆管癌和胆囊癌、壶腹癌和结肠癌、胃癌、肝癌、食管癌等也有升高；急性胰腺炎、肝炎、良性胰腺疾病也会升高。

> **注意事项**

（1）部分胰腺癌患者CA19-9并不会升高，因此其并不适合临床筛查，主要应用在疗效评估和检测复发上。

（2）非癌症患者中CA19-9也有升高，应结合多项其他检查。

（3）对于缺乏 Lewis（红细胞表面的血型蛋白）抗原的人，即使胰腺癌体积很大，CA19-9 也不会升高。

（六）糖类抗原 –242（CA242）

临床应用

主要用作消化道恶性肿瘤的标志物。

正常参考值

电化学发光法：血清 <20 U/ml

临床意义

CA242 升高：敏感性由高到低依次为肝癌、胃癌、大肠癌、胰腺癌。特别是胃肠道癌症患者血清中 CA242 水平很高，但食管癌的 CA242 敏感性仅为 9.09%。

注意事项

仅可作为辅助诊断肿瘤的依据，需结合临床多项检查以明确诊断。

（七）糖类抗原 –125（CA125）

临床应用

主要用于卵巢癌的辅助诊断及术后监测复发。

正常参考值

电化学发光法：血清 <35U/ml

临床意义

CA125 升高最常见于卵巢癌（可高达 5000U/ml）；其

他肿瘤如宫颈癌、子宫内膜癌、输卵管癌也有升高；良性卵巢瘤、子宫内膜异位症、腹膜炎、妊娠、非妊娠女性月经期也会升高。

> **注意事项**

（1）卵巢癌中仅 79% 会发生 CA125 升高，因此 CA125 正常并不代表无卵巢癌。

（2）某些良性疾病也可致 CA125 升高，因此 CA125 升高需结合临床多项检查综合分析，以免误诊与漏诊。

（八）糖类抗原–153（CA153）

> **临床应用**

主要用于乳腺癌疗效观察及术后复发监测。

> **正常参考值**

电化学发光法：血清 ≤25 U/ml

> **临床意义**

CA153 升高：最常见于乳腺癌及转移性乳腺癌（但早期敏感性仅 20%~30%）；其他肿瘤如肝、胆管、胰、肺及卵巢癌等也可升高；乳腺及肝脏良性疾病等。

> **注意事项**

（1）CA153 对蛋白酶和神经酰胺酶敏感，标本应避免微生物污染所致的假阴性。

（2）CA153 不适于作为筛查和诊断指标，与 CEA 联合应用，可提高监测乳腺癌复发和转移的灵敏度。

(九)组织多肽抗原(TPA)

临床应用

主要用于乳腺癌、肺癌等患者的疗效观察和病情监测。

正常参考值

化学发光法：血清 <120U/L

临床意义

TPA升高见于肺癌、乳腺癌、结直肠癌等多种恶性肿瘤；恶性肿瘤治疗后复发；急性肝炎、胰腺炎、肺炎及妊娠后期等也有升高。

注意事项

非特异性肿瘤标志物，仅可作为辅助诊断恶性肿瘤的依据。

(十)前列腺特异抗原(PSA)

临床应用

主要用于前列腺癌的早期诊断、临床分期、术后疗效观察及随访。

正常参考值

电化学发光法：血清 T-PSA<4ng/ml；F-PSA<0.93ng/ml
F-PSA/T-PSA>0.25

临床意义

(1) T-PSA升高多提示为前列腺癌，但在某些前列腺炎、前列腺良性增生或前列腺创伤等时亦可升高，其升高幅度一般在 4~10ng/ml 左右。

（2）同时检测 F-PSA、T-PSA，测其 F-PSA/T-PSA 比值，可以用于鉴别前列腺癌和良性前列腺增生：T-PSA 在 4.2~20ng/ml 范围时，F-PSA/T-PSA>0.25 则癌的可能性极小，F-PSA/T-PSA<0.10 则癌的可能性极大，在 0.19~0.23 之间时应进行前列腺活检。

注意事项

（1）具有组织特异性，但不具有肿瘤特异性。

（2）直肠指检可引起血清 PSA 增高，一般 3~6 周才能恢复正常。常在直肠指诊前取血检测 PSA。

（3）体外雄激素对 PSA 合成有影响，使用雄激素拮抗剂也对 PSA 有影响，此时不能反映肿瘤的情况。

（十一）前列腺酸性磷酸酶（PAP）

临床应用

可作为前列腺癌的辅助诊断指标。

正常参考值

化学发光法：血清 <2.0μg/L

临床意义

PAP 升高：主要见于前列腺癌；前列腺炎，前列腺增生等也可升高。

注意事项

仅作为辅助诊断指标，临床多采用 PSA 筛查前列腺癌，

PAP 用的较少。

（十二）神经元特异性烯醇化酶（NSE）

> **临床应用**

主要作为小细胞肺癌、神经母细胞肿瘤、神经内分泌肿瘤的标志物。

> **正常参考值**

电化学发光法：血清 <16.3ng/ml

> **临床意义**

NSE 升高主要见于肺小细胞癌、神经母细胞瘤；神经内分泌细胞肿瘤如嗜铬细胞瘤、胰岛细胞瘤、黑色素瘤等也可增高。

> **注意事项**

（1）红细胞中存在 NSE，标本溶血可使结果假性增高。

（2）小细胞肺癌应与 CEA 联合检测可以提高敏感性。

（3）无器官特异性和肿瘤特异性，很难用于早期诊断。是否为恶性肿瘤应结合临床及其他检查综合分析而定。

（十三）细胞角蛋白 19 片段（CYFRA21-1）

> **临床应用**

主要用于非小细胞肺癌的疗效及病程监测。

> **正常参考值**

电化学发光法：血清 <3.3ng/ml

临床意义

（1）主要见于非小细胞肺癌，原发性肺癌患者血清 CYFRA21-1 的水平常 >30ng/ml，转移癌常 <30ng/ml；

（2）CYFRA21-1 对膀胱癌也有一定的敏感性；

（2）某些良性疾病如肺、肠胃、妇科、泌尿道疾病和肾功能不全时，血清 CYFRA21-1 可轻度增高。

注意事项

无器官特异性和肿瘤特异性，很难用于早期诊断。是否为恶性肿瘤应结合临床及其他检查综合分析而定。

（十四）胃泌素释放肽前体（ProGRP）

临床应用

主要作为小细胞肺癌的标志物。

正常参考值

化学发光法：血清 <50pg/ml

临床意义

（1）最常见于小细胞肺癌，阳性率约 68.6%；与 NSE 和 CYFRA21-1 联合检测有助于对小细胞肺癌和非小细胞肺癌的分类诊断。

（2）类癌、具有神经内分泌特征的肺未分化大细胞癌、甲状腺髓样癌等内分泌源性癌；

（3）非小细胞肺癌患者 ProGRP>100pg/ml，排除肾功能影响后，应进一步检查肿瘤组织是否含有小细胞成分或存在神经内分泌分化。

> 注意事项

（1）ProGRP作为肿瘤标志物时必须检测患者的肾功能以排除肾小球滤率过降低所导致的ProGRP增高，血清肌酐>353.6mmol/L，可出现ProGRP的升高。

（2）ProGRP检测不是判断小细胞肺癌的绝对指标，必须结合其他的检查手段综合评判。

（3）血清中的ProGRP易降解，所以应当缩短标本在室温中的放置时间，不能超过3小时。如不能立即检测，应冷藏保存（不超过24h）。

（十五）铁蛋白（Fet）

> 临床应用

主要用于诊断缺铁性贫血、肝病等，也是恶性肿瘤的标志物之一。

> 正常参考值

化学发光法：成年男性：血清15~200μg/L
　　　　　　成年女性：血清12~150μg/L

> 临床意义

（1）原发性肝癌SF（血清铁蛋白）明显升高，其浓度与肝细胞损伤程度、肝硬化存在与否、肝脏铁的储存量及肿瘤大小等有关；

（2）AFP阳性的原发性肝癌，SF常升高，故两者同时检测可提高检出率。

（3）AFP或SF单项检测胆管细胞癌时，检出率分别为

60%和50%，同时测定检出率可提高到85%左右。

（4）霍奇金病、急性粒细胞白血病、慢性粒细胞白血病急变者，SF明显升高，且与病情严重程度相关。

（5）肺癌患者SF升高很多，且值之高低与预后相关。肺癌有胸腔积液，胸水中SF升高，可与结核性胸膜炎胸水鉴别。

（6）此外，乳腺癌、宫颈癌、胰腺癌、结肠癌等SF也有升高。

注意事项

仅可作为恶性肿瘤辅助诊断的依据。

（十六）胃蛋白酶原Ⅰ/Ⅱ（PGⅠ/Ⅱ）

临床应用

主要用于胃癌术后的复发监测等。

正常参考值

化学发光微粒子免疫分析法：血清PGⅠ<70ng/ml且PGⅠ/Ⅱ<3.0

临床意义

（1）幽门螺杆菌根除治疗效果的评价：感染初期，PGⅠ和PGⅡ均升高，PGⅠ/Ⅱ比值降低，除菌后PGⅠ和PGⅡ显著降低，PGⅠ/Ⅱ比值变化率（治疗前/治疗后）在治疗完成后即升高且持续至第12个月。

（2）消化性溃疡复发的判断：胃溃疡初发者PGⅠ升高明显，胃溃疡复发者PGⅡ升高明显，十二指肠溃疡复发者，PGⅠ/Ⅱ显著升高。

（3）胃癌切除术后复发的判定：胃癌切除术后患者血清的 PG 水平显著低于术前，胃癌复发者 PGⅠ/Ⅱ显著升高。

> 注意事项

（1）仅反映胃黏膜的整体状态，其阳性并非提示胃癌，阴性也不能完全排除胃癌。

（2）切除胃会引起 PG 升高。

（3）年龄增加引起的胃生理性萎缩也会使 PG 升高。

十八、血流变学检查

> 临床应用

用于反映血液及其有形成分的流动性、变形性和聚集性的变化规律。

> 注意事项

（1）采血当日清晨应空腹。

（2）样本采集后应立即送检，抗凝血置室温 4h 内完成测定，样本无法长时间保存。

（一）全血黏度检测

> 临床应用

是反映血液流变学基本特性的指标之一，可用于血栓前状态和血栓性疾病的辅助诊断。

> 正常参考值

（锥板法）

血液流变学正常参考值

项目名称	参考值	
	男性 (mPa·s)	女性 (mPa·s)
全血黏度 1s	17.6~21.4	13.8~17.9
全血黏度 $5s^{-1}$	8.3~10.0	6.8~8.5
全血黏度 $30s^{-1}$	5.2~5.9	4.3~5.5
全血黏度 $200s^{-1}$	3.5~4.7	3.4~4.3
血浆黏度	1.26~1.66	1.26~1.70
血沉	0~15	0~20
全血高切相对指数	2.1~3.7	2.0~3.4
全血低切相对指数	10.6~16.9	8.1~14.2
血沉方程 k 值	0~73	0~80
红细胞聚集指数	3.8~6.0	3.2~5.3
全血低切还原黏度	33.9~50.9	28.4~48.3
全血高切还原黏度	5.2~9.1	5.2~9.5
红细胞刚性指数	2.3~6.7	2.3~6.7
红细胞变形指数 TK	0.53~1.01	0.53~1.11
红细胞压积	0.40~0.49	0.35~0.45

临床意义

全血黏度主要由细胞比容、血浆黏度、红细胞聚集性和变形性等内在因素决定。根据切变率不同分为高切变率、中切变率、低切变率，高切变率下的全血黏度反映红细胞变形性，低切变率下的全血黏度反映红细胞聚集性。

（1）生理性增高：多为一过性，常见于生理性因素导致血液浓缩。

（2）病理性增高

①血浆蛋白异常所致血液黏度增高：见于巨球蛋白血症、多发性骨髓瘤、某些结缔组织性疾病等，由于血浆中异常蛋白质的含量升高而致全血黏度上升。

② HCT 增高所致血液黏度增高：见于真性红细胞增多症、肺心病、白血病、灼伤、严重脱水等情况下的血液浓缩。

③红细胞结构异常所致血液黏度增高，如镰状细胞贫血、遗传性球形红细胞增多症、遗传性椭圆形红细胞增多症、异常血红蛋白血症等。

④多个因素改变引起的全血黏度增高，由于 HCT 增高，ADP 释放增加及血小板抑制物 PG_{12} 清除加快等而导致血液黏度增高，见于缺血性心脏病、脑血栓、脑梗死、高血压、外周动脉疾病、糖尿病和恶性肿瘤等。

（3）减低：见于各种贫血和失血。

（4）红细胞聚集指数

红细胞聚集性是指当血液的切变力降低到一定程度，红细胞互相叠连形成所谓"缗钱状"聚集物的能力。反映红细胞聚集性及程度的一个客观指标，增高表示聚集性增强，全血黏度增高。增高见于异常蛋白血症、炎症、恶性肿瘤、糖尿病、心梗、手术、烧伤及外伤等。

（5）红细胞变形指数

红细胞变形性是指红细胞在血液流动中的变形能力，也就是红细胞在外力作用下改变其形状的特性。临床上红细胞变形性减低主要见于一些溶血性贫血、心肌梗死、脑血栓、冠心病、高血压和外周血管病、糖尿病、肺心病等。

（6）红细胞刚性指数

正常情况下，血液中红细胞的数量及质量保持相对稳定。无论何种原因造成的红细胞生成和破坏的失常，都会引起红细胞在数量和质量上的改变，从而导致疾病的发生。红细胞刚性指数越大，表明红细胞变形性越小，是高切变率下血液黏度高的原因之一。

（7）血沉方程 k 值

通过 k 值的计算，把血沉转换成一个不依赖于红细胞压积的指标，这样血沉方程 k 值比血沉更能客观地反映红细胞聚集性变化。

注意事项

受试者检验前 3 日应尽量避免高脂饮食，采血当日清晨应空腹，可适量饮水。

（二）血浆黏度检测

临床应用

血浆黏度检测是反映血液流变学基本特性的指标之一，可用于血栓前状态和血栓性疾病的辅助诊断。

正常参考值

见"全血黏度"

临床意义

（1）生理性增多：多为一过性，常见于生理性因素导致血液浓缩。

（2）病理性增多

所有引起血浆蛋白质异常增高的疾病均可导致血浆黏度升高，如巨球蛋白血症、多发性骨髓瘤、纤维蛋白原增多症、某些结缔组织性疾病；此外，冠心病、急性缺血性中风、血管闭塞性脉管炎、慢性肺气肿、肝脏疾病、糖尿病及精神分裂症等也可见血浆黏度升高。

（3）减少：见于各种贫血和失血。

注意事项

受试者检验前3日应尽量避免高脂饮食，采血当日清晨应空腹，可适量饮水。

十九、出血和凝血检查

临床应用

用于出血与血栓性疾病的诊断、治疗监测和风险评估等。

注意事项

采集血标本前要让受试者处于空腹和平静状态，情绪激动、剧烈运动或神经紧张会引起血小板数增多、凝血和纤溶活性增强。

保存条件

样本采集后应立即送检，样本无法长时间保存，具体保存时间和条件因检测项目而异。标本必须在室温下运送，因低温会损伤血小板、活化因子Ⅶ和因子Ⅺ，使PT、APTT结果缩短。标本存放不同的温度或时间对凝血因子的活性会有不同的影响。

　　某些药物本身就具有影响凝血机制的功能或具有协同抗凝的作用,如水合氯醛、氯贝丁酯、依他尼酸、甲芬那酸、吲哚美辛、阿司匹林、保泰松、氯霉素、长效磺胺等,可使口服抗凝药物在血中的浓度明显增高。大剂量的应用青霉素药物可导致 PT、APTT 明显延长,INR 也相应延长。大剂量的应用头孢类抗生素可明显抑制肠道杆菌,影响维生素 K 的吸收,导致因子 Ⅱ、Ⅶ、Ⅸ、Ⅺ 的合成障碍,使凝血指标的结果明显延长。即便如此,有关药物对凝血指标影响的认识仍尚显不足,尤其是对一些新型药物的影响,尚有待于继续观察和探讨。

(一)血浆凝血酶原时间检测(PT)

临床应用

　　可综合反映凝血因子 Ⅱ、Ⅴ、Ⅶ、Ⅹ、Ⅰ 含量及活性,用于外源凝血因子缺陷的筛查、监测和调节 VitK 拮抗剂的治疗、手术前出血倾向的评价、DIC 的筛查试验等。

正常参考值

　　PT(凝血酶原时间):成人 11.0~15.0 秒
　　(测定值超过对照值 3 秒以上为异常)
　　PTR(凝血酶原时间比值):0.85~1.15
　　PTA(凝血酶原活动度):70%~130%
　　INR(国际标准化比值):0.85~1.50

临床意义

　　(1) PT 延长:见于下列情况:Ⅱ、Ⅴ、Ⅶ、Ⅹ 因子先天性缺乏和低（无）纤维蛋白原血症；DIC 的低凝期及继发性纤溶亢进期；原发性纤溶症；维生素 K 缺乏症；肝脏疾病（肝硬化、肝炎、黄疸）；循环血液中有抗凝物质；纤维蛋白降解产物（FDP）增多；口服香豆素类抗凝药；肠道重吸收紊乱；新生儿出血性疾病等。

（2）PT 缩短：见于血栓前状态或血栓性疾病、DIC 早期、口服避孕药等。

PT 被广泛用于监测口服抗凝治疗（如华法令），因为其灵敏度可反映维生素 K 依赖性凝血因子 Ⅱ、Ⅶ 和 Ⅹ 的浓度变化，所以此检测结果对确定治疗药物浓度具有临床价值。INR=［病人 PT/ 正常参考 PT］ISI，INR 可用来评价病人维生素 K 拮抗剂的治疗情况。

注意事项

（1）与成人相比，新生儿正常参考范围可延长约 2~3 秒，早产儿延长约 3~5 秒。

（2）样本采集后放置室温（15℃~25℃）并立即送检，一般应在 2 小时内完成检测，最长不能超过 4 小时。

（3）溶血、乳糜样本可影响检测结果。

（4）PT 测定对外源凝血因子轻度缺陷并不敏感，故测定值在参考范围内时，并不能完全排除轻型患者。在检查前应停止应用影响止血试验的药物至少 1 周。

（5）某些头孢类抗生素可产生类似香豆素类药物对 VitK 代谢影响的效应，导致因子 Ⅱ、Ⅴ、Ⅶ 和 Ⅹ 活性减低，故导致 PT 延长。

（二）血浆活化部分凝血活酶时间检测（APTT）

临床应用

用于检测内源凝血因子是否有缺陷、vWD的筛查、手术前出血倾向的评价及肝素治疗的监测。

正常参考值

成人32.0~43.0秒，较正常对照值延长10秒以上为异常

临床意义

（1）APTT延长

①生理性：与成人相比，儿童凝血系统尚未发育完善，VitK依赖性凝血因子和接触因子不足成年人的70%，故其APTT可延长。

②病理性：主要用于发现轻型血友病。可检出FⅧ活性低于15%血友病甲，对FⅧ超过30%和血友病携带者灵敏度欠佳，其延长也见于血友病乙、FXI和FXII缺乏症，血中抗凝物如凝血因子抑制物、狼疮抗凝物、华法林或肝素水平增高、FⅡ、FI及FV、FX缺乏、以及其他疾病如肝病、DIC等。

（2）APTT缩短

见于DIC早期、血栓前状态、血栓性疾病（如心肌梗死、不稳定型心绞痛、脑血管病变、糖尿病血管病变、肺梗死）、肾病综合征、妊高症及高脂血症等。

注意事项

（1）血液采集：同PT检测相关注意事项。

（2）APTT 在参考范围内，并不能完全排除内源性凝血因子缺陷，除重型、中型血友病 A 患者可明显延长外，部分轻型和亚临床型患者可不延长或延长不明显。

（3）当监测肝素治疗时，任何血小板因子 4（PF4）(的强力抑制剂）的释放，可导致结果偏差。

（4）使用枸橼酸钠抗凝血样应在收集后 1 小时内离心，CTAD 抗凝血样应在收集后 4 小时内离心。

（三）血浆凝血酶时间检测（TT）

临床应用

用于异常纤维蛋白原血症/低纤维蛋白原血症诊断、DIC 诊断、普通肝素治疗及溶栓治疗监测、异常抗凝物增多的鉴别等。

正常参考值

成人 16.0~18.0 秒，较正常对照值延长 3 秒以上为异常

临床意义

（1）TT 延长

①异常纤维蛋白原血症：如低（无）纤维蛋白原血症，当血浆纤维蛋白原 <0.6g/L 时，TT 明显延长。但是 TT 延长并不能鉴别异常纤维蛋白原血症或低纤维蛋白原血症。亦可见于严重肝病患者。

②纤溶亢进：原发性或继发性纤溶亢进（如 DIC）时，TT 显著延长。

③普通肝素治疗监测。

④溶栓治疗的监测：溶栓治疗时，TT 延长在参考范围

的 1.5~2.5 倍时，可达到较好的治疗效果。

⑤水蛭素治疗时，TT 可延长。

⑥肝素样抗凝物增多或类肝素抗凝物质存在，如 SLE、肾病、肝移植、恶性肿瘤、流行性出血热、过敏性休克等，以及 FDP 增多症等。

（2）TT 缩短：一般无临床意义。

注意事项

（1）TT 与血浆纤维蛋白原浓度、结构、FDP 浓度、凝血酶抑制物等抗凝血酶物质的存在密切相关，故 TT 为常用的纤维蛋白原、抗凝物质及纤溶活性的筛选试验。

（2）当因子XIII（纤维蛋白稳定因子）缺乏时，TT 仍保持正常；当检测结果出现无法解释的 PT、APTT 延长时，请在进行其他试验之前，先测定 TT，再做其他确诊测试。

（四）血浆纤维蛋白原检测（FIB）

临床应用

用于遗传性与获得性无纤维蛋白原血症、低纤维蛋白原血症、异常纤维蛋白原血症诊断、DIC 筛查、动脉血管性疾病风险评估及溶栓治疗监测。

正常参考值

成人 2.00~4.00g/L

临床意义

（1）FIB 生理性增高：见于妊娠、使用雌激素时。

（2）FIB病理性增高

①纤维蛋白原合成增多：见于急性时相反应，如感染性炎症（如胆囊炎、肺炎、肾炎、风湿性关节炎等）、恶性肿瘤、烧伤、外伤等，可出现高纤维蛋白原血症；慢性活动性炎症反应，如风湿病、胶原病等可伴随长期的高纤维蛋白原血症。

②糖尿病、肥胖症、手术及放疗后等，并为心肌梗死、中风等的独立危险因子。

（3）FIB减低

见于肝脏功能受损的疾病，如严重肝病、肝硬化、DIC；应用药物如雌激素、鱼油、纤溶酶原激活剂、类固醇、高浓度肝素、纤维蛋白聚合抑制剂；遗传性异常纤维蛋白血症、大量失血、先天性纤维蛋白原缺乏症等。

注意事项

（1）新生儿参考范围约为1.25~3.00g/L。

（2）如标本中存在肝素、FDP或罕见的异常结构FIB，则Clauss法（为WHO推荐测定FIB的参考方法）测定值可出现假性减低，需用其他方法复查。

（五）血浆纤维蛋白（原）降解产物检测（FDP）

临床应用

用于纤溶亢进、血栓性疾病诊断及溶栓治疗监测。

正常参考值

成人（免疫比浊法）<5.0μg/ml

临床意义

FDP 增高见于原发性与继发性纤溶亢进：如 DIC、体外循环、创伤、手术、恶性肿瘤、严重肝脏疾病、白血病、纤溶酶原活化剂释放入血增多或血液中纤溶抑制物减少所致的纤溶酶活性显著增加。血栓性疾病，如肺栓塞、深静脉血栓形成等时，FDP 显著增高。在 DIC 晚期，当 3P 试验为阴性时，FDP 含量增高对 DIC 诊断有重要意义。溶栓治疗时，FDP 可显著增高。

注意事项

（1）乳糜、血浆高类风湿因子水平样本可对检测结果产生干扰。

（2）FDP 和 D 二聚体联合测定更有利于提高 DIC 试验诊断的灵敏度和特异性。

（六）血浆 D 二聚体检测（D-Dimer）

临床应用

为诊断体内活动性血栓形成的重要分子标志物之一，用于深静脉血栓栓塞（DVT）和肺栓塞（PE）的辅助诊断。

正常参考值

成人（免疫比浊法）<0.5μg/ml（FEU）

临床意义

D-Dimer 病理性增高见于高凝状态、血栓性疾病和 DIC：血浆 D-Dimer 明显升高，是诊断 DIC 的重要依据。活动性深静脉血栓形成与肺栓塞时，D-Dimer 显著升高。

纤溶亢进：D-Dimer 在继发性纤溶亢进时升高，而在原发性纤溶亢进时正常，这是鉴别两者的重要依据。溶栓治疗监测：DVT 溶栓治疗有效后，血浆 D-Dimer 在溶栓后的两天内增高，其增高幅度可达溶栓前的 2~3 倍；急性脑梗死溶栓治疗有效后，血浆 D-Dimer 在溶栓后 4~6 小时升高至溶栓前的 2~3 倍。

注意事项

（1）样本采集后应尽快送检，以避免出现假阴性结果。由于生理状态健康成人血液中有 2%~3% 的纤维蛋白原可转化为纤维蛋白，故在健康人血浆中可检出低水平 D-Dimer。

（2）乳糜、血浆高类风湿因子水平样本可对检测结果产生干扰。

（七）血浆因子 Ⅱ、Ⅴ、Ⅶ、Ⅹ 活性检测（FⅡ：A、FⅤ：A、FⅦ：A、FⅩ：A）

临床应用

用于部分亚临床型或轻型凝血因子缺陷病的诊断以及血友病的分型、血友病患者使用浓缩凝血因子制剂监测、口服抗凝剂监测等。

正常参考值

成人 FⅡ：A 70%~120%
　　　FⅤ：A 70%~120%
　　　FⅦ：A 55%~170%
　　　FⅩ：A 70%~120%

临床意义

（1）活性增高：见于血栓前状态和（或）血栓性疾病，如急性心肌梗死、脑血管病变、尿毒症、妊高征、糖尿病伴血管病变、DIC 及 DVT 等。

（2）活性减低：见于先天性因子Ⅱ、Ⅴ、Ⅶ和Ⅹ缺乏症或获得性减低，如肝脏病、维生素 K 缺乏症、DIC、口服抗凝药物、血中存在抗凝物质等。

注意事项

（1）新生儿因子活性较低（约为成人活性的 30%~50%）。

（2）药物影响：高浓度的肝素、FDP、凝血酶抑制剂（例如水蛭素、阿加曲班等）等可引起因子活性的假性减低。某些头孢类抗生素可产生类似香豆素类药物对 Vit K 代谢影响的效应，导致因子Ⅱ、Ⅴ、Ⅶ和Ⅹ活性减低。

（八）血浆因子Ⅷ、Ⅸ、Ⅺ、Ⅻ活性检测（FⅧ：A、FⅨ：A、FⅪ：A、FⅫ：A）

临床应用

用于血栓前状态和血栓性疾病的诊断以及血友病的分型等。

正常参考值

成人 FⅧ：A 60%~150%

　　　FⅨ：A 60%~150%

　　　FⅪ：A 60%~150%

FXⅡ：A 60%~150%

临床意义

（1）活性增高：见于血栓前状态和（或）血栓性疾病，如急性心肌梗死、脑血管病变、静脉血栓形成、肺栓塞、尿毒症、妊高征、晚期妊娠、口服避孕药、肾病综合征、糖尿病伴血管病变、恶性肿瘤等。

（2）活性减低：①FⅧ：A减低见于血友病A、血管性血友病、血中存在因子Ⅷ抗体、DIC。②FIX：A减低见于血友病B、肝脏病、维生素K缺乏症、DIC、口服抗凝药物。③FXI：A减低见于因子XI缺乏症、肝脏疾病、DIC等。④FXⅡ：A减低见于先天性因子XII缺乏症、肝脏疾病、DIC和某些血栓性疾病等。

注意事项

（1）新生儿因子活性较低（约为成人活性的30%~50%）；

（2）血液标本采集不当（如采血不顺利、组织液混入血等）、保存不当（如低温保存时引起的冷激活等）均可使凝血因子活性呈假性增高；

（3）标本中含有抗凝物质（如肝素、狼疮抗凝物质等）、凝血酶抑制剂（如水蛭素、阿加曲班等）可导致检测结果偏低。

（九）血浆抗凝血酶Ⅲ活性检测（AT-Ⅲ：A）

临床应用

用于遗传性静脉血栓形成或获得性AT-Ⅲ缺陷、DIC

的诊断与治疗监测。

【正常参考值】

成人（发色底物法）80%~120%

【临床意义】

（1）增高：见于妊娠、使用雌激素时。

（2）减低：

①遗传性 AT-Ⅲ 缺陷、肝脏疾病、肾病综合征、DIC、外科手术后、血栓前期和血栓性疾病、心肌梗死、药物影响如肝素治疗初期等。

②DIC 时，由于凝血酶、因子 Xa、Ⅸa 等大量形成，并与 AT-Ⅲ 结合，因此 AT-Ⅲ 水平明显减低。因此，DIC 时约 80%~90% 的 DIC 患者血浆 AT-Ⅲ：A 水平减低。

【注意事项】

（1）新生儿 AT-Ⅲ：A 较低，尤其是刚出生几日的新生儿 AT-Ⅲ：A 约为成人 30%；

（2）药物影响：肝素、凝血酶抑制物（如水蛭素、阿加曲班等）、雌激素可导致 AT-Ⅲ：A 偏高，口服抗凝药可导致 AT-Ⅲ：A 升高。

（十）血浆蛋白 C 活性检测（PC：A）

【临床应用】

用于复发性血栓栓塞或深静脉血栓形成的检查。

【正常参考值】

成人（发色底物法）70%~140%

> **临床意义**

（1）PC：A 增高：见于冠心病、肾病综合征、糖尿病、妊娠后期等血栓性疾病。

（2）PC：A 减低：

①先天性 PC 缺陷：Ⅰ型 PC：Ag 含量与活性均降低，其活性/含量比值≥0.75；Ⅱ型 PC：A 正常而活性降低，活性/含量比较 <0.75。

②获得性 PC 缺陷：见于 DIC、成人型呼吸窘迫综合征、肝功能不全、手术后及口服双香豆素抗凝剂等。

> **注意事项**

（1）药物影响：口服香豆素类抗凝药物治疗初期，可出现 PC：A 明显减低；

（2）应排除 VitK 缺乏导致的 PC：A 减低。

（十一）血浆蛋白 S 活性检测（PS：A）

> **临床应用**

用于复发性血栓栓塞或深静脉血栓形成的检查。

> **正常参考值**

成人（凝固法）65%~140%

> **临床意义**

PS：A 减低见于①先天性 PS 缺陷者，常伴发严重深静脉血栓；②获得性 PS 缺乏症，见于肝脏疾病，如急性肝炎、慢性活动性肝炎、肝硬化时；DIC 时减低不明显；③药物影响：如口服香豆素类抗凝药物等。④其他：外伤或脓毒血症所致的急性呼吸窘迫综合征、Vit K 缺乏症等。

> 注意事项

（1）女性 PS：A 低于男性，同时，女性 PS 活性可随激素水平而变化。

（2）药物影响：口服雌激素或避孕药时，PS：A 可明显降低；高肝素水平、凝血酶抑制剂（如水蛭素、阿加曲班等）可导致蛋白 S 检测结果偏高。

（3）应排除 VitK 缺乏导致的 PS：A 减低。

（4）狼疮抗凝物和/或抗磷脂抗体阳性可对蛋白 S 检测造成干扰，故若出现不能解释的蛋白 S 异常，结合临床表现，必须仔细进行狼疮抗凝物和抗磷脂抗体测试，必要时可检测游离蛋白 S 抗原水平。

（十二）血浆纤溶酶原检测（PLG）

> 临床应用

可灵敏的反应体内纤溶酶的活性，用于 DIC 诊断和动态评价治疗效果。

> 正常参考值

PLG 抗原含量 180~250mg/L，ELISA 法

PLG 活性 0.81~1.05，发色底物法

> 临床意义

（1）减少：可见于先天性纤溶酶原缺乏症，但更常见于纤溶酶原激活物活性增强的情况，此种情况常见于肝硬化、外科手术（胸腔手术、肾切除术、前列腺手术、脾切

除术)后及白血病、肿瘤、前置胎盘、胎盘早期剥离、羊水栓塞、特别是DIC所致的消耗性凝血障碍等。

(2)增高:表明纤溶活性减弱,见于血栓前状态或血栓性疾病及高凝状态。

注意事项

(1)理想的抗凝剂应首选枸橼酸钠。

(2)纤溶酶原活性测定尤为可靠,但需注意各种厂家提供的发色底物试剂相差甚远,必须选择特定的方法进行,不可套用。

(3)链激酶溶栓治疗时,纤溶酶原测定十分重要。

(4)在免疫扩散中要注意保持一定的湿度,避免凝胶扩散板的干裂,但过湿又可引起水蒸气稀释。

(十三)血浆狼疮抗凝物检测(LA)

临床应用

用于辅助诊断无其他明确原因的血栓形成、习惯性流产或APTT延长的病因诊断。

正常参考值

成人 狼疮抗凝物比值(SLC-R)=0.8~1.2

$$SLC\text{-}R = \frac{狼疮抗凝物质筛选试验检测值(SLC\text{-}S)}{确诊试验检测值(SLC\text{-}C)}$$

临床意义

阳性见于系统性红斑狼疮、磷脂综合征及其他自身免疫性疾病、易栓性疾病、不明原因的习惯性流产、死胎、胎儿发育迟滞、动静脉栓塞、恶性肿瘤、糖尿病及白血病等。

> **注意事项**

（1）从标本采集到完成测定的时间不宜超过2h；

（2）患者在检查前应停止应用影响止血试验的药物至少1周；

（3）药物影响：服用某些药物者（如氯丙嗪、奎尼丁、异烟肼及甲基多巴、肝素或肝素替代品等）可导致LA假阳性；抗凝治疗的患者会出现LA假阳性，而华法令抗凝治疗则不会出现此种情况，若有可能，应在开始抗凝治疗之前进行狼疮抗凝物检测。

（十四）血浆血管性假性血友病因子抗原检测（vWF：Ag）

> **临床应用**

用于血管性假性血友病（vWD）的诊断和分型诊断、血管损伤与血栓性疾病的检查。

> **正常参考值**

成人（免疫比浊法）70%~150%

> **临床意义**

（1）vWF：Ag生理性增高：见于剧烈运动后、肾上腺素受体被兴奋、妊娠中后期等。

（2）vWF：Ag病理性增高：主要见于血栓性疾病（如心肌梗死、心绞痛、脑血管病变等）、尿毒症、肺部疾病、肝脏疾病、糖尿病、妊娠高血压综合征、电休克、胰岛素所致低血糖、注射生长激素后、肾脏疾病（如急性肾炎、肾病综合征、慢性肾炎等）以及大手术后等。

（3）vWF：Ag减低：见于vWD患者，vWF：Ag严重缺乏，且敏感性和特异性较高，是vWD诊断和分型的重要参考指标。

> 注意事项

（1）样本乳糜可导致vWF：Ag测定结果偏低，类风湿因子可导致vWF：Ag检测结果偏高。

（2）vWF：Ag水平随着年龄、妊娠过程、口服避孕药物的使用、物理运动、应激而增高；O型血群体vWF：Ag水平比A型、B型和AB型略低。

（十五）血浆肝素检测

> 临床应用

用于血栓性疾病防治时的肝素用量监测，血液透析、体外循环中肝素用量的监测。

> 正常参考值

成人（发色底物法）0.001~0.009IU/ml

> 临床意义

肝素增高：病理情况下，肝素样抗凝物可增多，血栓性疾病的肝素治疗也可导致血浆肝素增高。

①血浆中肝素浓度是监测普通肝素用量的最好办法，肝素浓度维持在0.2~0.5IU/ml为宜。

②自发性循环中肝素样抗凝物增多较为少见。已发现某些肿瘤细胞可以分泌肝素样物质，如肾上腺皮质肿瘤、

多发性骨髓瘤等；在器官移植、药物副反应、过敏反应、放射病、肾病综合征、出血热等造成肝脏严重损伤时，肝素在肝脏的降解作用下降、导致肝素样抗凝物质增多，患者可有较明显的出血症状。

注意事项

（1）受试者在检测前应尽量停止应用影响该试验的药物至少1周。

（2）肝素治疗剂量监测时，虽然通过APTT、TT可以检测肝素的存在或监测治疗肝素的用量，但直接测定血浆中肝素或肝素样抗凝物质的准确含量则更具有临床意义。

（3）血小板因子4（PF4）是肝素的强抑制剂，任何导致PF4释放的操作都会导致待测血浆中肝素水平测量值偏低。

（十六）血浆抗Xa因子活性检测（anti-Xa：A）

临床应用

用于多种抗Xa药物（如肝素、磺达肝素、利伐沙班、阿哌沙班等）的治疗监测，有助于某些情况下的临床状态评估。

正常参考值

正常血浆中并无抗Xa存在

临床意义

与APTT相比，抗Xa活性干扰因素较少，与治疗范围一致性更优，是X因子抑制剂和肝素治疗的最佳监测指标之一。同时，对于肝素、磺达肝素、利伐沙班、阿哌沙班等药物的治疗，此项目为标准化、高性价比、直接的监测指标。

注意事项

（1）分析检测抗 Xa 活性时，必须考虑病人的治疗情况（抗凝剂类型、剂量、给药方式及取样时间等），从而便于剂量调整，更快进入治疗范围且减低出血风险，为患者提供更多安全保障。

（2）无论使用何种肝素（UFH 或 LMWH）及剂量，推荐在治疗前和治疗过程中经常检测血小板计数，从而判断是否患有肝素诱导的血小板减少症。

（十七）血浆凝血酶–抗凝血酶复合物检测（TAT）

临床应用

为反映凝血系统激活和凝血酶生成的敏感标志物，用于 DIC 的早期诊断、急性心梗与溶栓治疗检查、抗凝治疗的监测。

正常参考值

成人（ELISA 法）1.45 ± 0.4μg/L

临床意义

（1）增高：血浆 TAT 可以间接反映凝血酶的形成及活性，是体内凝血活化的分子标志物，对血液高凝状态的检查有重要意义。TAT 增高见于血栓形成前期和血栓性疾病（如不稳定型心绞痛、脑梗死、易栓症、急性白血病、肝硬化、暴发性肝炎、恶性肿瘤、真性红细胞增多症等），常可在 DIC 的临床表现出现之前出现升高。深部静脉血栓形成、急性心肌梗死时，TAT 仅轻度增加，溶栓治疗后则进一步升高。

（2）减低：急性心肌梗死溶栓治疗有效时，TAT 可在升高后锐减。

注意事项

（1）样本乳糜可影响 TAT 检测结果。

（2）DIC 时，TAT 的敏感性与特异性均较高，常可在 DIC 的临床表现出现之前即呈现升高。

（十八）血小板黏附试验（PAdT）

临床应用

用于血小板数量、质量与血栓性疾病的检查。

正常参考值

成人（玻璃柱法）：45.0%~80.0%

临床意义

（1）增高：见于血液高凝状态和血栓性疾病，如心肌梗死、心绞痛、糖尿病、深静脉血栓形成、肾小球病变、动脉粥样硬化、脑血管病变、肺栓塞、妊娠高血压综合征、口服避孕药、脾切除术后等。

（2）减低：见于血管性血友病、血小板无力症、巨大血小板综合征、异常蛋白血症、尿毒症、骨髓增生异常综合征、低（无）纤维蛋白原血症、肝硬化、服用抗血小板药物等。

> 注意事项

（1）样本采集后应立即送检；

（2）样本乳糜可影响 PAdT 检测结果；

（3）血小板黏附试验方法很多，不同方法其参考范围不同。

（十九）血小板聚集试验（PAgT）

> 临床应用

反映血小板的聚集功能，可用于 ITP 与继发性血小板减少性紫癜的诊断与鉴别诊断、疗效观察以及药物相关性血小板减少性紫癜的辅助诊断。

> 正常参考值

血小板聚集试验正常参考值

聚集剂	浓度（L）	2min（%）	4min（%）	最大聚集率（%）
ADP	0.5mmol/L	31.6 ± 11.5	34.6 ± 15.3	37.4 ± 14.3
ADP	1.0mmol/L	52.7 ± 14.5	60.7 ± 17.8	62.7 ± 16.1
肾上腺素	0.4mg/L	37.0 ± 12.9	61.0 ± 18.9	67.8 ± 17.8
胶原	3mg/L	43.5 ± 19.4	70.9 ± 19.6	71.7 ± 19.3
瑞斯托霉素	1.5g/L	73.8 ± 17.0	87.5 ± 11.4	87.5 ± 11.4

> 临床意义

（1）增高：提示血小板聚集功能增强，见于血液高凝状态和血栓性疾病，如急性心肌梗死、心绞痛、糖尿病、脑血管病变、妊娠高血压综合征、深部静脉血栓形成、口服避孕药、抗原－抗体复合物反应、人工心脏和瓣膜移植术等。

（2）减低：提示血小板聚集功能减低，见于血小板无力症、贮存池病、巨大血小板综合征、低（无）纤维蛋白原血症、尿毒症、急性白血病、服用抗血小板药物等。

注意事项

（1）样本采集后应立即送检；

（2）样本乳糜可影响PAgT检测结果；

（3）服用阿司匹林时，花生四烯酸诱导的血小板聚集减低更为灵敏，适用于剂量与药效检测。

（二十）血栓弹力图（TEG）

临床应用

用于观察血液凝固和纤维蛋白形成过程的动力学变化，也可作为抗凝疗法的一种监测手段。

正常参考值

血栓弹力图检测方法和正常参考值

指标/方法	γ	κ	m	ma	mε
全血自然法	10~16	5~10	35~45	45~55	80~130
全血复钙法	4~8	2~4	25~35	45~55	80~155
血浆复钙法	4~8	1~3	20~30	50~65	105~180

说明：①反应时间（γ）表示被检样品中尚无纤维蛋白形成；②凝固时间（κ）表示被检样品中开始形成纤维蛋白，具有一定的坚固性；③图中两侧曲线的最宽距离（ma）表示血栓形成的最大幅度；④血栓弹力图（ε），表示血栓的弹性的大小。⑤最大凝固时间（m），表示凝固时间至最大振幅的时间。

临床意义

（1）血栓栓塞性疾病γ值、κ值明显缩短，ma值mε值增大，见于肾病综合征、尿毒症、冠心病、心绞痛、心肌梗死、脑血栓形成，动脉/静脉血栓形成。

（2）血小板异常性疾病γ值κ值明显延长，ma、mε值降低，见于原发性和继发性血小板减少症，血小板功能异常性疾病。

（3）凝血因子缺乏性疾病：血友病类出血性疾病γ值κ值显著延长，ma、mε值降低。特别对XIII因子缺乏症的诊断具有特殊的意义。

（4）纤溶亢进性疾病：原发及继发性纤溶在血液凝固后突然发生纤维蛋白溶解现象，TEG不但能表现出纤维蛋白的溶解现象，还可表示纤溶的强度和速度，TEG还可作为抗凝疗法的一种监测手段。

注意事项

（1）样本采集后应立即送检。

（2）通过RBC、Hb和HCT测定可确定有无贫血和贫血的程度，从而更加准确、客观判读测定结果。

二十、溶血和贫血检查

临床应用：用于溶血性贫血的诊断和药物治疗效果的监测。

（一）血浆游离血红蛋白（FHb）

临床应用

可反映溶血性贫血病人血中红细胞破坏的情况。

正常参考值

邻甲联苯胺法：<40mg/L

临床意义

（1）升高：溶血性贫血（60~650mg/L）、阵发性睡眠性血红蛋白尿症（200~2500mg/L）、阵发性寒冷性血红蛋白尿症、阵发性行军性血红蛋白尿症、黑尿热、冷凝集素病、烧伤、溶血性输血反应（>150mg/L）、体外循环手术后、温性抗体型自身免疫性溶血性贫血、镰状细胞性贫血、地中海贫血等。

（2）遗传性球形红细胞性贫血的游离血红蛋白浓度正常。

（二）不稳定血红蛋白加热试验

临床应用

是对血液进行加热检查血红蛋白热稳定性的试验，可用于诊断不稳定血红蛋白病。

正常参考值

加热法：<5%；异丙醇法：阴性

红细胞变性球蛋白小体法：<1%

临床意义

升高（或阳性），常见于不稳定血红蛋白病。

（三）抗碱血红蛋白

临床应用

本试验主要用于溶血性贫血的病因诊断。

正常参考值

男性 0.17%~2.27%

女性 0.13%~1.56%

新生儿 55%~85%；2~4个月后逐渐下降；1岁左右接近成人水平

临床意义

（1）增高，见于β-地中海贫血、急性白血病、红白血病、再生障碍性贫血、淋巴瘤、真性红细胞增多症、阵发性睡眠性血红蛋白尿症、遗传性球形细胞增多症、铁粒幼细胞贫血、白血病、骨髓转移癌等。β-地中海贫血患者抗碱血红蛋白可高达90%，是重要的诊断依据。

（2）生理性增高，见于孕妇和新生儿。

（四）人血红蛋白H（HbH）包涵体生成试验

临床应用

本试验主要用于溶血性贫血的诊断。

正常参考值

阴性

临床意义

阳性,见于人血红蛋白 H 病(HbH 病患者阳性的红细胞可达 50% 以上)、不稳定血红蛋白病、轻型地中海贫血时(偶见 HbH 包涵体)。

(五)血红蛋白 F(HbF)

临床应用

本试验是测定地中海贫血的重要依据。

正常参考值

酸洗脱法:男性成人阳性率为 0.004~0.48(0.4%~48%),阳性指数为 0.07~0.21;女性成人阳性率为 0.012~0.105(1.2%~10.5%),阳性指数为 0.20~1.88。

临床意义

成人仅有少量血红蛋白 F,新生儿则以血红蛋白 F 为主。增加,见于再生障碍性贫血、地中海贫血。

(六)血红蛋白 A2(HbA2)

正常参考值

0.02~0.03(2%~3%)

临床意义

(1)增高:见于轻型 β 珠蛋白生成障碍性贫血、HbS 病、

β链异常的不稳定血红蛋白病及巨幼细胞性贫血。

（2）降低：主要见于缺铁性贫血、铁粒幼红细胞性贫血、红白血病、α-地中海贫血等。

（七）血红蛋白电泳（HBEP）

临床应用

本试验用于确诊是否有异常血红蛋白的存在。

正常参考值

血红蛋白 A 95%

血红蛋白 A2 1.6% ~3.5%

血红蛋白 F 0.2% ~2.0%

临床意义

（1）HbA2升高：可见于维生素B_{12}或叶酸缺乏所致的巨细胞贫血、部分轻型珠蛋白生成障碍性贫血。

（2）HbA2降低：见于缺铁性贫血。

（3）HbF升高：可见于纯合子β珠蛋白生成障碍性贫血、杂合子β珠蛋白生成障碍性贫血和正常新生儿。

（4）其他：①主要成分为HbS，而无HbB，可见于镰形细胞血红蛋白病。②HbS、HbF和HbA2轻度增加，而HbA极少或消失，结合调查可诊断为HbS-β-海洋性贫血，多见于地中海地区。③除HbS外，含有10%~30%HbA和轻度增高的HbF及HbA2，也可考虑HbS-β-海洋性贫血。④HbS占20%~30%，HbA占65%~75%，并含有正常的HbF和HbA2，可诊断为HbS-α-海洋性贫血。⑤HbA消失，HbC占总血红蛋白的28%~44%，可诊断为血红蛋白病，多见于黑人，血片中可见较多的靶形细胞。⑥有 HbS，还出现 HbD，血片中有靶形细胞，可诊断为血红蛋白 D 病，我国北方较多见。⑦电泳结果出现 HbE，可诊断为血红蛋白 E 病，主要见于东南亚、印度等，我国以广东南部多见。

（八）高铁血红蛋白还原试验（MHb-RT）

临床应用

高铁血红蛋白还原试验常用于诊断葡萄糖 -6- 磷酸脱氢酶缺乏症。

正常参考值

光学比色法：高铁血红蛋白还原率 >75%

目测法：阴性

临床意义

高铁血红蛋白还原率降低或阳性，常见于遗传性葡萄糖 -6- 磷酸脱氢酶缺乏症（蚕豆病，此病杂合子型的高铁血红蛋白还原率为 31%~74%，纯合子型还原率 <30%）、伯氨喹型药物溶血性贫血。

（九）血清结合珠蛋白（HP）

临床应用

主要反映是否发生溶血。

正常参考值

0.2~1.9g/L

> **临床意义**

（1）增高：见于组织损伤、肝外阻塞性黄疸、恶性肿瘤、系统性红斑狼疮、使用类固醇时、妊娠及口服避孕药等。

（2）减低：见于各种溶血性贫血（包括血管内或血管外溶血）、肝细胞损害、传染性单核细胞增多症、先天性无结合珠蛋白血症及巨幼细胞贫血等。

（十）尿含铁血黄素（HS）试验（Rous 试验）

> **临床应用**

尿含铁血黄素（ROUS）试验是诊断血管内溶血的定性试验。在阵发性睡眠性血红蛋白尿症时，此试验结果为阳性，因此本试验也可作为诊断该病的一项参考指标。

> **正常参考值**

成人：阴性

新生儿：可为弱阳性

> **临床意义**

（1）本试验主要用于诊断慢性血管内溶血性疾病以及阵发性睡眠性血红蛋白尿症、自身免疫性溶血性贫血、系统性红斑狼疮、严重肌肉疾病等。

（2）急性溶血初期，因肾上皮细胞还来不及对血红蛋白接取、降解，因此还没能迅速形成含铁血黄素尿，所以本试验可阴性，但尿隐血试验阳性。为提高尿含铁血黄素试验的阳性检出率，建议用晨尿标本。

（十一）红细胞渗透脆性试验（FT）

> **临床应用**

本试验用于测定红细胞膜有无异常，通过红细胞对系列低渗生理盐水的抵抗能力即红细胞脆性来反映。

> **正常参考值**

开始溶血：71.8~78.6mmol/L NaCl 溶液
完全溶血：54.7~58.1mmol/L NaCl 溶液

> **临床意义**

（1）脆性增加：见于遗传性球形红细胞增多症、椭圆形红细胞增多症、自身免疫性溶血性贫血伴继发球形细胞增多、慢性淋巴细胞白血病等。

（2）脆性降低：见于珠蛋白生成障碍性贫血、缺铁性贫血、血红白病（HbC、HbD、HbE 等）、低色素性贫血、真性红细胞增多症、肝脏疾病、脾功能亢进、阻塞性黄疸、叶酸及维生素 B_6 缺乏症等。

（十二）红细胞自身溶血试验（AHT）

> **临床应用**

本试验是筛查和鉴别由于红细胞膜缺陷而产生溶血性贫血的较为敏感的试验。

> **正常参考值**

正常人红细胞经孵育48h后溶血率<3.5%，加葡萄糖的溶血率<1%，或加 ATP 纠正物的溶血率<1%

> **临床意义**

（1）主要用于鉴别诊断先天性和后天性球形红细胞增多症，前者自身溶血率增加，加入葡萄糖或ATP后明显纠正。

（2）红细胞葡萄糖-6-磷酸脱氢酶缺乏症（先天性非球形细胞溶血性贫血Ⅰ型）患者溶血率增加，可被葡萄糖纠正。

（3）丙酮酸激酶缺乏症（先天性非球形细胞溶血性贫血Ⅱ型）、自身免疫性溶血性贫血、阵发性睡眠性血红蛋白尿症、药物性溶血等自身溶血率明显增加，可被ATP纠正，但不能被葡萄糖纠正。

（十三）蔗糖溶血试验（SHT）

> **临床应用**

本试验是阵发性睡眠性血红蛋白尿症（PNH）的简易过筛试验。

> **正常参考值**

定性：阴性
定量：溶血率<5%

> **临床意义**

阳性：主要见于阵发性睡眠性血红蛋白尿症（PNH），且较酸溶血试验敏感，但特异性不强。自身免疫性溶血性贫血、巨幼细胞贫血、再生障碍性贫血、遗传性球形红细胞增多症、白血病、骨髓硬化时也可呈轻度阳性。

（十四）酸化血清溶血试验（Hamtest）

临床应用

本试验是阵发性睡眠性血红蛋白尿症（PNH）的主要确诊试验。

正常参考值

阴性

临床意义

阳性：主要见于阵发性睡眠性血红蛋白尿症（PNH），明显的遗传性球形红细胞增多症、严重的自身免疫性溶血性贫血患者也可呈阳性。

（十五）红细胞葡萄糖-6-磷酸脱氢酶（G-6-PD）检验

临床应用

本试验用于检查红细胞 G-6-PD 缺乏有关的溶血性贫血。

正常参考值

比色法：2.8~7.3U/gHb

临床意义

（1）G-6-PD 活性明显减低见于 G-6-PD 缺陷患者；杂合子或某些 G-6-PD 变异，G-6-PD 活性轻中度降低。此试验可作为 G-6-PD 缺陷患者较特异的筛选试验。

（2）药物反应（如伯氨喹、磺胺吡啶、乙酰苯胺等）、蚕豆病及严重感染时，G-6-PD 活性可有不同程度降低。

（十六）红细胞葡萄糖-6-磷酸脱氢酶（G-6-PD）缺陷性贫血玻片检查法

正常参考值

红细胞 <2%

临床意义

G-6-PD 显著缺乏者红细胞超过 80%，中度缺乏者为 20%~79%。

（十七）红细胞葡萄糖-6-磷酸脱氢酶（G-6-PD）荧光斑点试验

正常参考值

斑点明显荧光

临床意义

G-6-PD 缺乏时，无荧光或荧光减弱，杂合子检出率达 60%。

（十八）红细胞谷胱甘肽含量及稳定性试验

正常参考值

还原型谷胱甘肽含量大于 0.45g/L 红细胞，还原型谷胱甘肽稳定性下降不超过 20%。

> **临床意义**

还原型谷胱甘肽生成减少，稳定性下降，主要见于葡萄糖-6-磷酸脱氢酶减少，如伯氨喹型溶血性贫血、蚕豆病等。

（十九）红细胞镰变试验

> **临床应用**

本试验用于检查镰状细胞性贫血。

> **正常参考值**

阴性（无镰变红细胞）

> **临床意义**

阳性：常见于镰状红细胞贫血（纯合子患者镰变红细胞可达100%，杂合子型可达50%左右）。

（二十）红细胞丙酮酸激酶（PK）活性

> **临床应用**

红细胞丙酮酸激酶为红细胞提供能量。缺乏此酶，红细胞因能量消耗而被破坏。红细胞丙酮酸激酶活性试验可作为丙酮酸激酶缺乏的诊断性试验。

> **正常参考值**

比色法：10.1~20U/g Hb
荧光斑点法：阴性

临床意义

减低：主要见于遗传性丙酮酸激酶缺陷症患者。粒细胞白血病、骨髓增生异常综合征（MDS）、再生障碍性贫血等某些继发性丙酮酸激酶缺陷患者红细胞丙酮酸激酶活性也可不同程度的降低。

（二十一）抗人球蛋白（Coombs）试验

临床应用

抗人球蛋白试验是检查不完全抗体的常用方法，是诊断自身免疫性溶血性贫血的最重要的试验。一般分为直接试验和间接试验两种。直接试验的目的是检查红细胞表面的不完全抗体，间接试验的目的是检查血清中是否存在游离的不完全抗体。

正常参考值

直接和间接试验均阴性

临床意义

（1）直接试验阳性：见于自身免疫性溶血性贫血、冷凝集素综合征、阵发性冷性血红蛋白尿症、新生儿同种免疫性溶血性贫血、药物性免疫性溶血、结节性动脉周围炎、系统性红斑狼疮等。

（2）间接试验阳性：见于 Rh 和 ABO 血型不合的妊娠免疫性溶血。

（二十二）冷溶血试验（D-LT）

正常参考值

阴性

临床意义

（1）阳性主要见于阵发性冷性血红蛋白尿症（PCH），其 D-LT 抗体效价可大于 1∶40。

（2）某些病毒感染，如传染性单核细胞增多症、流行性腮腺炎偶尔可呈阳性反应，但抗体效价较低。

（二十三）热溶血试验

正常参考值

阴性

临床意义

阳性常见于阵发性睡眠性血红蛋白尿症（PNH）、球形红细胞增多症等。

（二十四）胰蛋白酶试验

正常参考值

阴性

临床意义

阳性常见于自身免疫性溶血性贫血。

(二十五)异丙醇沉淀试验

正常参考值

阴性(40分钟内不出现浑浊或沉淀)

临床意义

阳性常见于不稳定血红蛋白病、一些珠蛋白生成障碍性贫血、人血红蛋白H、人血红蛋白E、葡萄糖-6-磷酸脱氢酶(G-6-PD)缺陷、血液中含有较多HbF时。

(二十六)变性珠蛋白小体测定

临床应用

变性珠蛋白小体检测(Heinz小体)是一种变性血红蛋白颗粒,一般附着在细胞膜上,多见于敏感个体服用药物或接触化学物质后,药物可导致Hb变性。其他可见于不稳定Hb患者,变性珠蛋白小体测定对葡萄糖-6-磷酸脱氢酶(G-6-PD)缺乏症及不稳定Hb病的诊断有价值。

正常参考值

<0.8%

临床意义

增多:见于红细胞缺乏葡萄糖-6-磷酸脱氢酶(G-6-PD)的溶血性贫血;某些药物中毒(如伯氨喹)引起的血红蛋白变性、蚕豆病、不稳定血红蛋白病等;脾切除者和先天性无脾症的小儿。

（二十七）冷凝集素试验（CAT）

正常参考值

效价低于 1∶32（4℃）

临床意义

增高：主要见于冷凝集素综合征患者，效价可高达 1∶1000。淋巴瘤、多发性骨髓瘤、支原体肺炎、流行性感冒、传染性单核细胞增多症、溶血性贫血、疟疾等，血清冷凝集素也可增高。

（二十八）煌焦油蓝还原试验

正常参考值

正常人脱色时间为 35~55 分钟

临床意义

延长：G-6-PD 缺乏者超过 140 分钟甚至超过 24 小时，杂合子型（女性携带者）介于正常人和患者之间。

（二十九）波－蒽茨小体计数

正常参考值

<0.8%

临床意义

波－蒽茨小体体积增大，数量增多（大于 80%），常见于 G-6-PD 缺乏症。

（三十）氧化物－抗坏血酸盐试验

临床应用

氧化物－抗坏血酸盐试验用于检出红细胞 G-6-PD 缺乏女性杂合子，是 G-6-PD 缺陷性贫血的一种高敏感度、高特异性的方法。

正常参考值

阴性

临床意义

阳性：常见于 G-6-PD 缺陷性贫血。

（三十一）^{51}Cr 标记红细胞寿命测定

正常参考值

正常红细胞半寿期为 25~32 天

临床意义

51Cr 标记红细胞寿命测定为诊断溶血的可靠指标。溶血性贫血时，此值降低。

二十一、血型检查和输血

（一）血型鉴定

临床上常用的血型包括 ABO 血型和 Rh（D）血型。ABO 血型分为 A 型、B 型、O 型、AB 型。Rh（D）血型分为阳性、阴性。

临床意义

（1）临床输血：当出现循环血容量不足、大量失血或贫血时需要进行输血治疗。在输血前，必须选择血型相容的血液并进行交叉配血试验，才能输血。不相容的输血可以引起溶血性输血反应，因而ABO血型和Rh（D）血型是临床最重要的血型系统。

（2）器官移植：在某些器官移植时，需选择血型相符的供体移植，器官才能成活。

（3）不孕症和新生儿溶血症病因的分析。

（4）亲子鉴定 ABO血型法医上可用于否定亲子关系。

（5）Rh（D）阴性的受血者输入Rh（D）阳性血液后，可产生免疫性的抗Rh（D）抗体，如再次输入Rh（D）阳性血液时，可发生溶血性输血反应。

（6）Rh（D）阴性母亲孕育胎儿为Rh（D）阳性时，由于第一胎产生的抗Rh（D）抗体很少，极少发生新生儿溶血病。但第二次怀孕Rh（D）阳性胎儿时，所产生的抗Rh（D）抗体增多，可致新生儿溶血病发生。

（二）血型的遗传

从父母的血型，可以推测出子女可能或不可能的血型。

父母血型	子女可能的血型	子女不可能的血型
O×O	O	A、B、AB
O×A	O、A	B、AB
O×B	O、B	A、AB
O×AB	A、B	O、AB
A×A	O、A	B、AB

续 表

父母血型	子女可能的血型	子女不可能的血型
A×B	A、B、AB、O	无
A×AB	A、AB、B	O
B×B	O、B	A、AB
B×AB	A、B、AB	O

注意事项

现在很少用ABO血型进行亲子关系鉴定，当用ABO血型判定遗传关系时，应注意特殊情况，例如极罕见的顺式AB型，需要对家族血型进行分析才能得出正确结论。

（三）交叉配血试验

临床应用

交叉配血主要是检查受血者血清中有无破坏供血者红细胞的抗体，使受血者和供血者的血液间没有可测的不相配合的抗原、抗体成分。交叉配血的要求是在任何步骤均不出现溶血或同种凝集的结果时，方可将供者的血液成分输给受血者。

（四）成分输血

临床应用

成分输血是把各种从血液中分离出的血液成分产品根据患者病情的需要进行相应的输注。由于血液成分产品中有效成分相对高的活性和含量，采用成分输血较全血输血治疗效果明显提升。

常用的成分血：

1. 红细胞

（1）浓缩红细胞、红细胞悬液作用：增强运氧能力。适用：①各种急性失血的输血；②各种慢性贫血；③高钾血症、肝、肾、心功能障碍者输血；④小儿、老年人输血。

（2）少白细胞红细胞适用：①由于输血产生白细胞抗体，引起发热等输血不良反应的患者；②防止产生白细胞抗体的输血（如器官移植的患者）。

（3）洗涤红细胞作用适用：①对血浆蛋白有过敏反应的贫血患者；②自身免疫性溶血性贫血患者；③阵发性睡眠性血红蛋白尿症；④高钾血症及肝肾功能障碍需要输血者。

冰冻红细胞适用：①同洗涤红细胞；②稀有血型患者输血；③新生儿溶血病换血；④自身输血。

2. 血小板

手工分离浓缩血小板、机器单采浓缩血小板作用：止血。适用：①血小板减少所致的出血；②血小板功能障碍所致的出血，一次足量输注。

3. 血浆

新鲜冰冻血浆含有全部凝血因子。作用：扩充血容量，补充凝血因子。适用：①补充凝血因子；②大面积创伤、烧伤。

普通冰冻血浆作用：①主要用于补充稳定的凝血因子缺乏，如Ⅱ、Ⅶ、Ⅸ、Ⅹ因子缺乏；②手术、外伤、烧伤、肠梗阻等大出血或血浆大量丢失。

冷沉淀适用：①甲型血友病；②血管性血友病（vWD）③纤维蛋白原缺乏症。

二十二、血气分析和酸碱度检查

（一）动脉血酸碱度（pH 值）

临床应用

判断各型酸碱平衡紊乱的主要指标。

正常参考值

7.35~7.45

临床意义

（1）升高：常见于呼吸性或代谢性碱中毒。轻度碱中毒时 pH 为 7.45~7.50；中度碱中毒时 pH 为 7.51~7.60；重度碱中毒时 pH 大于 7.60。

（2）降低：常见于呼吸性或代谢性酸中毒。轻度酸中毒时 pH 为 7.30~7.35；中度酸中毒时 pH 为 7.25~7.29；重度酸中毒时 pH 小于 7.25。血钾每升高 0.5 单位 pH 则下降 0.1。

注意事项

动脉取血，取血后隔绝空气，30min 内测定。

（二）二氧化碳总量（TCO_2）

临床应用

判断各型酸碱平衡紊乱的主要指标。

> **正常参考值**

成人：24~32mmol/L

儿童：20~28mmol/L

> **临床意义**

代表血中 CO_2 和 H_2CO_3 之和，在体内受呼吸和代谢二方面影响。

（1）升高：常见于代谢性碱中毒，二氧化碳潴留，HCO_3 增多。

（2）降低：常见于代谢性酸中毒，二氧化碳减少，HCO_3 减少。

> **注意事项**

动脉取血，取血后隔绝空气，30min 内测定。

（三）二氧化碳结合力（CO_2CP）

> **临床应用**

反映体内的碱储备量。

> **正常参考值**

成人：22~31mmol/L

儿童：18~27mmol/L

> **临床意义**

（1）升高：提示体内碱储备过剩。常见于代谢性碱中毒（如幽门梗阻等）和呼吸性酸中毒（如呼吸道阻塞等）。

（2）降低：提示体内碱储备不足。常见于代谢性酸中毒（如感染性休克等）和呼吸性碱中毒（如呼吸中枢兴奋等）。

注意事项

静脉取血，分离血浆测定。

（四）血氧含量（O_2CT）

临床应用

判断缺氧程度和呼吸功能的重要指标。

正常参考值

动脉血：7.6~10.3mmol/L

静脉血：4.9~8.0mmol/L

临床意义

代表血液中物理溶解的 O_2 和血红蛋白结合的 O_2 之和。

（1）升高：常见于红细胞增多症和溶血性疾病。

（2）降低：常见于缺氧状态（如高原环境、肺气肿等）、贫血和组织中毒等。

注意事项

取血后隔绝空气，30min 内测定。

（五）动脉血氧分压（PaO_2）

临床应用

判断缺氧程度的重要指标。

正常参考值

80~100mmHg

临床意义

（1）升高：常见于吸入高氧气体。

（2）降低：常见于一氧化碳中毒、麻醉、肺部肿瘤、通气功能障碍（如哮喘、慢阻肺等）以及吸烟者。PaO_2小于80mmHg为轻度缺氧，小于60mmHg为中度缺氧，小于40mmHg为重度缺氧，小于20mmHg将影响脑细胞供氧危及生命。

注意事项

取血后隔绝空气，30min内测定。

（六）50%血氧饱和度时的氧分压

临床应用

判断缺氧程度的重要指标。

正常参考值

3.3~3.7kPa

临床意义

氧饱和度50%时的氧分压代表当SaO_2在50%时的PaO_2。

（1）升高：氧离曲线右移，氧释放容易，有利于组织供氧。

（2）降低：氧离曲线左移，氧释放困难，不利于组织供氧。

> **注意事项**

取血后隔绝空气,30min 内测定。

(七)血氧饱和度(SAT)

> **临床应用**

判断缺氧程度的重要指标。

> **正常参考值**

动脉血:90%~100%

静脉血:64%~88%

> **临床意义**

(1)升高:常见于红细胞增多症、血液浓缩和氧中毒。

(2)降低:常见于缺氧状态(如高原环境、肺气肿等)、贫血和组织中毒等。

> **注意事项**

取血后隔绝空气,30min 内测定。

(八)动脉血二氧化碳分压($PaCO_2$)

> **临床应用**

判断呼吸性酸碱平衡紊乱的主要指标,反映肺泡通气效果。

> **正常参考值**

35~45mmHg

临床意义

（1）升高：提示肺泡通气不足，常见于原发性呼吸性酸中毒或代谢性碱中毒的呼吸代偿。

（2）降低：提示肺泡通气过度，常见于原发性呼吸性碱中毒或代谢性酸中毒的呼吸代偿。

注意事项

取血后隔绝空气，30min内测定。

（九）肺泡-动脉氧分压差（PA-aCO$_2$）

临床应用

判断换气功能的依据，也是反映心肺复苏预后的重要指标。

正常参考值

0~2.66kPa

临床意义

（1）升高：提示肺功能严重减退，常见于肺淤血和肺水肿等。

注意事项

取血后隔绝空气，30min内测定。

（十）血浆标准碳酸氢盐（SB）和血浆实际碳酸氢盐（AB）

临床应用

判断酸碱平衡紊乱的重要指标。

正常参考值

22~28mmol/L

临床意义

（1）SB=AB：均低时提示代谢性酸中毒，反之则有代谢性碱中毒。

（2）SB>AB：提示有二氧化碳蓄积，为呼吸性酸中毒。

（3）SB<AB：提示有二氧化碳减少，为呼吸性碱中毒。

注意事项

取血后隔绝空气，30min内测定。

（十一）阴离子间隙（AG）

临床应用

判断代谢性酸碱平衡紊乱的重要指标。

正常参考值

7~16mmol/L

临床意义

升高：常见于糖尿病酮症酸中毒、乳酸酸中毒及肾功能不全等。

注意事项

取血后隔绝空气，30min内测定。

（十二）缓冲碱（BB）

临床应用

判断代谢性酸碱平衡紊乱的重要指标。

正常参考值

45~55 mmol/L

临床意义

BB系指血液中具有一切缓冲作用的碱（负离子）的总和，包括红细胞内和血浆内的缓冲物质，其主要组成为HCO_3^-、血红蛋白、蛋白质及磷酸等。

（1）升高：常见于代谢性碱中毒。

（2）降低：常见于代谢性酸中毒。

注意事项

取血后隔绝空气，30 min内测定。

（十三）剩余碱（BE或BD）

临床应用

判断代谢性酸碱平衡紊乱的重要指标。

正常参考值

−3~+3 mmol/L

临床意义

BE表示血浆的碱储备，增加时，BE为正值；减少时，BE为负值。

（1）升高：常见于代谢性碱中毒。

（2）降低：常见于代谢性酸中毒。

注意事项

取血后隔绝空气，30min 内测定。

（十四）血液一氧化碳（CO）定性检查

临床应用

判断是否存在一氧化碳中毒。

正常参考值

阴性

临床意义

阳性，即可诊断为一氧化碳中毒。

注意事项

对可疑患者应尽快检测，尽早就医。

二十三、心肌蛋白和心肌酶检查

（一）肌红蛋白（Mb）

临床应用

用于诊断心肌和骨骼肌损伤，确定损伤程度。

正常参考值

0~110μg/L

临床意义

升高：用于急性心肌梗死（AMI）的早期诊断，AMI 出现胸痛后 2~4h 内血清 Mb 开始上升，5~12h 达高峰，18~30h 恢复正常；还可用于骨骼肌疾病，如横纹肌溶解、肌病、恶性高热等的评估；以及运动医学中过多训练的监测等。

注意事项

空腹采血；检查对象生活饮食处于正常状态，避免饮酒、剧烈运动，暂停应用各种影响肝功能的药物。

（二）心肌肌球蛋白（Ms）

临床应用

有助于 AMI 的诊断和监测。

正常参考值

<0.1μg/L

临床意义

升高：主要见于 AMI、心肌肥厚、心力衰竭等。

注意事项

空腹采血；检查对象生活饮食处于正常状态，避免饮酒、剧烈运动，暂停应用各种影响肝功能的药物。

（三）心肌肌钙蛋白（Tn）

临床应用

有助于 AMI 的诊断和监测，评价溶栓治疗效果和不稳定型心绞痛的预后。

正常参考值

cTnI<1.5μg/L；cTnT<0.04μg/L

临床意义

升高：用于特异性诊断和监测AMI，评价溶栓治疗效果。胸痛发生4~6h后，血中cTnI水平超过正常上限，12~24h达到高峰，可持续14d；cTnT上升的幅度比cTnI高，维持时间略长。还可用于评价不稳定型心绞痛的预后，诊断小范围的心肌梗死；以及其他器官疾病时监测有无心肌损伤。

注意事项

空腹采血；检查对象生活饮食处于正常状态，避免饮酒、剧烈运动，暂停应用各种影响肝功能的药物。

（四）脂肪酸结合蛋白（FABP）

临床应用

AMI的早期诊断指标之一。

正常参考值

<5μg/L

临床意义

升高：主要见于AMI，胸痛发生30min~3h后，血中FABP水平开始升高，12~24h恢复正常，其灵敏度高于Mb，是重要的早期诊断指标；骨骼肌损伤、肾衰竭病人血浆 FABP 也可增高。

> **注意事项**

空腹采血；检查对象生活饮食处于正常状态，避免饮酒、剧烈运动，暂停应用各种影响肝功能的药物。

（五）C-反应蛋白（CRP）

> **临床应用**

C-反应蛋白（CRP）是一种由肝脏合成的糖蛋白，对辅助诊断细菌感染、鉴别细菌与病毒感染等有重要的临床意义。

> **正常参考值**

速率散射比浊法：血清 0.07~8.2mg/L

> **临床意义**

（1）急慢性感染和组织损伤的筛查：①急性、慢性细菌感染性疾病：CRP 明显升高；② CRP 浓度与病情轻重有关：10~50mg/L 多为轻度炎症，50~100mg/L 表明炎症较重，>100mg/L 时炎症严重且常为细菌感染。③ CRP 正常时不能排除轻微、慢性病，如系统性红斑狼疮等。

（2）细菌与病毒感染的鉴别：①细菌感染时显著升高；②一般情况下，革兰阴性菌感染升高最显著，常 >100mg/L；革兰阳性菌感染通常中等程度升高；病毒感染时一般 <50mg/L；③病毒与细菌感染通过 CRP 升高程度得以鉴别，若 >100mg/L 强烈支持细菌感染。

监测治疗和判断预后：①连续测定 CRP 可监测治疗效

果,并指导用药。如CRP升高的急性炎症可选用抗生素治疗,若CRP降至参考范围时可停用抗生素;②CRP持续升高表明炎症未消退,治疗失败。

(3)机体的急性时相反应时,如急性心梗、大手术后CRP可增高。

注意事项

CRP并非细菌感染的特异性指标,应注意与急性时相反应相鉴别。

(六)超敏C反应蛋白(hs-CRP)

临床应用

评估心脑血管事件风险的重要指标。

正常参考值

0~3mg/L

临床意义

(1)升高:可见于感染性疾病、心肌梗死、中风、外周动脉疾病、急性冠脉综合征、心血管疾病高危人群等。

(2)HS-CRP是心肌梗死、中风、外周动脉疾病、无明显心血管疾病、急性冠脉综合征患者及稳定型冠状动脉疾病患者的强有力的、独立的、预测性的危险因子;hs-CRP还可作为心血管炎症疾病标志物危险性分级,hs-CRP<1mg/L为低危险性,hs-CRP介于1~3mg/L为中危险性,hs-CRP>3mg/L为高危险性。

注意事项

空腹采血；检查对象生活饮食处于正常状态，避免饮酒、剧烈运动，暂停应用各种影响肝功能的药物。

（七）精氨酸酶（ARG）

临床应用

对于肝脏疾病及心脏病诊断有一定价值。

正常参考值

<5U/L

临床意义

升高：主要见于 AMI，胸痛发生 4~6h 后，血中 ARG 水平开始升高，30~72h 达到峰值，3~5d 后逐渐恢复正常，心肌炎患者 ARG 也会升高；肝硬化、肝肿瘤及肝炎病人血清 ARG 也可增高。

注意事项

空腹采血；检查对象生活饮食处于正常状态，避免饮酒、剧烈运动，暂停应用各种影响肝功能的药物。

（八）乳酸脱氢酶及同工酶（LDH 及 LDH1）

临床应用

用于诊断和鉴别诊断心、肝、骨骼肌的疾病。

正常参考值

LDH 100~250U/L；LDH1 15~65U/L

临床意义

（1）生理性升高：新生儿LDH含量高，约为成人的两倍，随年龄的增长逐渐降低，至14岁时趋于成人。

（2）病理性升高：主要见于AMI，胸痛发生8~18h后，血中LDH水平开始升高，24~72h达到峰值，4~16d后逐渐恢复正常；LDH有五种结构不同的同工酶，其中LDH1主要在心肌，其升高对诊断心肌梗死特异性更高；此外肝脏疾病及恶性肿瘤时乳酸脱氢酶也可增高。

注意事项

空腹采血；检查对象生活饮食处于正常状态，避免饮酒、剧烈运动，暂停应用各种影响肝功能的药物。

（九）α-羟丁酸脱氢酶（HBD）

临床应用

反映乳酸脱氢酶同工酶LDH 1和LDH 2的活性，对诊断心肌疾病和肝病有一定意义。

正常参考值

76~218 U/L

临床意义

（1）升高：心肌梗死时明显升高且持续升高2周；白血病、恶性贫血、溶血性贫血时亦可升高。

（2）降低：免疫抑制剂、抗癌剂，遗传性变异的LDH-H亚型欠缺症。

> **注意事项**

空腹采血；检查对象生活饮食处于正常状态，避免饮酒、剧烈运动，暂停应用各种影响肝功能的药物。

（十）肌酸激酶及同工酶（CK 及 CK-MB）

> **临床应用**

有助于心肌梗死和肌肉疾病的诊断和治疗。

> **正常参考值**

CK 26~200 U/L；CK-MB<25 U/L

> **临床意义**

（1）升高：AMI、病毒性心肌炎、心脏手术、心脏外伤、有创伤心脏干预治疗（如心导管、冠状动脉成形术等）；肌肉疾病：进行性肌营养不良、多发性肌炎、严重肌肉创伤、横纹肌溶解症、重症肌无力等；脑血管意外、休克、全身性惊厥、脑膜炎、破伤风等；甲状腺功能减低出现黏液性水肿时及剧烈运动后。

（2）降低：见于甲状腺功能亢进。

> **注意事项**

标本应及时送检。若需保存，应离心去除红细胞，短期（小于24h）保存在2℃~8℃，长期（大于24h）应保存在-20℃以下。浑浊标本应 3000 rpm、离心 15 min。应避免溶血。

（十一）糖原磷酸化酶同工酶 BB（GPBB）

临床应用

是缺血性心肌损伤的早期敏感指标。

正常参考值

<7μg/L

临床意义

升高：主要见于 AMI、不稳定型心绞痛及冠状动脉搭桥术患者等。

注意事项

空腹采血；检查对象生活饮食处于正常状态，避免饮酒、剧烈运动，暂停应用各种影响肝功能的药物。

（十二）BNP 或 NT-proBNP

临床应用

是心力衰竭的重要生化标志物。

正常参考值

BNP<100ng/L；NT-proBNP<400ng/L

临床意义

（1）升高：用来筛查急性心力衰竭和慢性心力衰竭，识别收缩及舒张性心力衰竭，判断心室功能、监测心力衰竭的药物治疗的效果，并用于判定心力衰竭的预后和转归。

（2）注意：BNP 的生物半衰期为 23min，NT-proBNP

的半衰期为 60~120 min；在心力衰竭时血浆 NT-proBNP 的浓度比 BNP 高 2~10 倍；BNP 在体外室温下只能保存 4h，而 NT-proBNP 则能保存 10d。因此，体外检测 NT-proBNP 比 BNP 更加稳定和灵敏。

注意事项

BNP 和 NT-proBNP 很少受体位改变和日常活动影响发生变化，可随时采血。但药物会影响检测，因此心衰患者应该在药物治疗前采血测定 BNP 的基础值。

二十四、血清酶检查

（一）淀粉酶（AMY）

临床应用

有助于急性胰腺炎的诊断与鉴别诊断。

正常参考值

28~100 U/L

临床意义

（1）升高：见于急性胰腺炎、流行性腮腺炎、胰腺癌、胆囊炎、急性阑尾炎等。急性胰腺炎发病 4~8h 血清 AMY 开始升高，12~24h 达到高峰，2~4d 下降至正常水平，胰腺炎时 AMY 活性升高显著，往往超过 300 U/L；尿 AMY 发病后 12~24h 开始升高，达峰值和恢复都较血清晚，对急性胰腺炎后期监测很有意义。腮腺炎、胆囊炎等胰腺外疾病时 AMY 活性也会轻度升高，但常低于 300 U/L。

（2）降低：见于肝脏合成功能下降（肝炎、肝硬化）等。

注意事项

空腹采血；使用口服避孕药、可待因、吗啡、麻醉药、磺胺以及唾液污染标本会使标本测定结果偏低。

（二）脂肪酶（LIP）

临床应用

有助于急性胰腺炎的诊断与鉴别诊断。

正常参考值

0~67U/L

临床意义

升高：见于急性胰腺炎、胰腺癌、结石性胰管阻塞、肝硬化、肠梗阻、十二指肠溃疡和急慢性肾脏疾病等。急性胰腺炎发病4~8h血清LIP开始升高，24h达到高峰，8~14d下降至正常水平，比血清淀粉酶升高幅度大持续时间长、检测灵敏度和特异性都高，对急性胰腺炎快速诊断和后期监测很有意义。

注意事项

空腹采血；抽血前一天不吃过于油腻、高蛋白食物，避免大量饮酒。

（三）超氧化物歧化酶（SOD）

临床应用

反映人体内自由基代谢状态的重要指标之一。

> 正常参考值

129~216U/ml

> 临床意义

（1）生理性降低：老年人新陈代谢功能下降，清除酶活力降低。

（2）病理性降低：见于白血病、肾病综合征、糖尿病肾病、冠心病、脑梗死、脑出血、急慢性肝炎、肝硬化及各种肿瘤等。

> 注意事项

空腹采血；抽血前一天不吃过于油腻食物，脂血和溶血均会干扰测定。

（四）血管紧张素转化酶（ACE）

> 临床应用

主要用于肺部疾病的诊断，对其他系统疾病诊疗也有一定作用。

> 正常参考值

17~55U/L

> 临床意义

（1）升高：见于肺结节病、肺结核、肝硬化、肝炎、甲状腺功能亢进及糖尿病等。

（2）降低：见于肺纤维化、肺水肿、慢性阻塞性肺疾患、自发性气胸、肺癌及高血压等。

注意事项

空腹采血；抽血前一天不吃过于油腻、高蛋白食物。

（五）酸性磷酸酶（ACP）

临床应用

主要用于前列腺疾病的诊断，对其他系统疾病诊疗也有一定作用。

正常参考值

0~6U/L

临床意义

升高：见于前列腺炎、前列腺肥大、前列腺癌、骨肉瘤、多发性骨髓瘤、特发性血小板减少性紫癜、溶血性贫血、甲状腺功能亢进、肾炎等。

注意事项

空腹采血；抽血前一天不吃过于油腻、高蛋白食物。

（六）乙醇脱氢酶（ADH）

临床应用

主要用于肝脏疾病的诊断。

正常参考值

0~5U/L

临床意义

升高：见于病毒性肝炎、中毒性肝炎、急性肝损伤等。

注意事项

空腹采血；抽血前一天不吃过于油腻、高蛋白食物。

二十五、糖代谢检查

（一）葡萄糖（Glu 或 BG）

临床应用

有助于糖代谢疾病、肝昏迷、休克等的诊断和治疗。

正常参考值

血清/血浆（37℃）：3.61~6.11mmol/L（65~110mg/dl）

临床意义

1. 升高

（1）生理性高血糖：在高糖饮食后1~2h，剧烈运动、情绪紧张等引起交感神经兴奋和应激情况下，包括全身麻醉引起的全身应激反应，可致血糖短期升高。

（2）病理性高血糖：①各型糖尿病；②颅内压升高、颅脑外伤或出血，中枢神经系统感染及缺氧窒息等刺激血糖中枢；③高热、呕吐、腹泻等引起脱水；④其他内分泌疾病：如甲状腺功能亢进、垂体前叶嗜酸性细胞腺瘤（巨人症或肢端肥大症）、肾上腺皮质功能亢进、嗜铬细胞瘤或垂体前叶嗜碱性细胞功能亢进等；⑤有些肝硬化病人血糖升高，可能与生长激素、胰高血糖素浓度升高有关。

2. 降低

（1）空腹低血糖：①内分泌疾病引起的胰岛素相对或绝对过剩；②严重肝细胞受损所致肝糖原储存耗竭，如急性肝坏死、急性肝炎、肝癌、有机磷中毒、肝淤血等；③营养物质缺乏：尿毒症，严重营养不良；④急性酒精中毒抑制糖原异生；⑤先天性糖原代谢酶缺乏。

（2）餐后低血糖或反应性低血糖：①功能性饮食性低血糖；②胃切除术后饮食性反应性低血糖；③Ⅱ型糖尿病或糖耐量受损出现晚期低血糖。

（3）药物引起的低血糖：如胰岛素注射过量、优降糖使用不当等。

注意事项

（1）全血葡萄糖浓度一般比血浆或血清葡萄糖低8%~15%，静脉血糖值<毛细血管血糖值<动脉血糖值，结果之间不能相互套用；

（2）血糖测定受饮食、取血部位和测定方法影响，测定时必须清晨抽取空腹12小时后的静脉血；

（3）全血在室温下放置，血糖浓度每小时下降5%~7%，如立即分离血浆或血清，则可稳定24h。

（二）口服葡萄糖耐量试验（OGTT）

临床应用

用于了解胰岛β细胞功能和机体对糖的调节能力。

> **正常参考值**

WHO推荐正常糖耐量为：①空腹血浆葡萄糖<6.11mmol/L；②服糖后30~60min 血糖达高峰；③峰值<11.1mmol/L，120min 时<7.8mmol/L；④尿糖均为阴性

> **临床意义**

主要用于诊断可疑糖尿病或血糖升高原因的鉴别：

（1）无糖尿病症状但有随机或空腹血糖异常；

（2）无糖尿病症状，有一过性或持续性糖尿；

（3）有糖尿病症状但空腹血糖或随机血糖不够诊断标准；

（4）无糖尿病症状，但有明显的家族史；

（5）妊娠期妇女筛查糖尿病；

（6）甲状腺功能亢进、肝脏病，或感染时出现高血糖；

（7）原因不明的肾病或视网膜病变。

> **注意事项**

检查对象生活饮食处于正常状态，试验前3天应有足够的碳水化合物饮食（每天不低于150g），同时停用所有可能影响试验结果的药物，避免剧烈运动，避免精神紧张，空腹（8~14小时，其间可饮水，但不能吸烟）。

（三）乳酸（LA）

> **临床应用**

为一个比较灵敏的反映组织缺氧的指标，有助于高乳酸血症、低氧血症、中枢神经系统疾病等的诊断。

> 正常参考值

血清、血浆：0.7~2.1mmol/L

> 临床意义

升高：重症糖尿病、慢性肝病、肝硬化、肝功能衰竭。机体严重缺氧，如休克、心力衰竭、CO中毒、激烈运动等。

> 注意事项

应用止血带或握拳会增加乳酸水平，应尽量避免。血乳酸测定的准确性与采血方法正确与否关系极为密切，应加以注意。

（四）糖化血红蛋白（HbA1c）

> 临床应用

用于监测糖尿病治疗过程中血液葡萄糖受控水平，也可估计新诊断糖尿病患者已有高血糖的时间。

> 正常参考值

理想控制：<6.5%

控制良好：6.5% ~7.0%

控制一般：7.0% ~8.0%

控制不佳：>8.0%

> 临床意义

糖尿病患者HbA1c大于正常参考值2~3倍。当糖尿病被控制后，HbA1c下降要比血糖和尿糖晚3~4周，故用于糖尿病控制情况的检测。HbA1c用于鉴别糖尿病性高血糖和应激性高血糖，糖尿病性高血糖 HbA1c 升高，而后者则正常。

> 注意事项

（1）因为 HbA1c 水平是由平均葡萄糖浓度和红细胞寿命两种因素决定，所以血红蛋白病可以影响测定结果，因为在这些疾病时，血红蛋白 A 可有很大的变化。红细胞寿命延长时，其结果也可假性升高；有溶血或失血时可使结果降低。

（2）糖尿病控制好者可 2~3 个月测一次，控制欠佳者 1~2 个月测一次，妊娠糖尿病，特别是胰岛素依赖型糖尿病，每月测一次，以便调整用药。

（3）HbA1c 测定可作为研究糖尿病血管合并症与血糖控制关系的指标。据观察 HbA1c 长期高水平者多易发生糖尿病血管并发症。

（五）糖化血清蛋白（GSP）

> 临床应用

有助于监测血糖受控水平，糖尿病与应激性高血糖的鉴别。

> 正常参考值

NBT 法：<285μmol/L（以 14C 标化的糖化白蛋白为标准参照物）

酮胺氧化酶法：122~236μmol/L

> 临床意义

GSP 反映 2~3 周前的血糖控制水平，作为糖尿病近期内控制的一个灵敏指标，能在短期内得到治疗效果的回馈。

（六）糖化血清白蛋白（GA）

临床应用

有助于监测血糖受控水平，糖尿病与应激性高血糖的鉴别。

正常参考值

<16%

临床意义

由于白蛋白的半寿期约为17~20天，比血红蛋白短，周转率快，故GA水平可反映2~3周前血糖的控制状况，有利于制定短期的治疗方案，更快确认治疗效果，及时调整用药量，可以诊断暴发性糖尿病，更有益于反应妊娠期糖尿病、血糖不稳定的糖尿病患者血糖控制情况。

如果结合HbA1c，可以制定更有效的治疗方案。

（1）GA可用来反映2~3周前血糖的控制状况，作为观察糖尿病近期治疗效果的指标，制定短期的治疗方案；结合HbA1c结果，可以制定更有效的治疗方案。

（2）用于糖尿病与应激性糖尿病的鉴别诊断。

注意事项

空腹血浆葡萄糖（FPG）浓度受病情、饮食、情绪等多种因素影响，FPG正常的糖尿病病人其GA可升高，同时测定GA可减少漏诊。

二十六、肝胆功能检查

(一) 丙氨酸氨基转移酶 (ALT)、天门冬氨酸氨基转移酶 (AST)

临床应用

有助于某些肝脏疾病（如病毒性肝炎，肝硬化等）和心脏疾病的诊断和治疗。反映急性肝细胞损伤时，以 ALT 较为敏感，反映肝细胞损伤程度时则 AST 较为敏感。

正常参考值

ALT：10~40 U/L；AST：10~45 U/L；AST/ALT：1~1.15（37℃）

临床意义

1. ALT 升高

（1）见于肝胆疾病：如病毒性肝炎、肝硬化活动期、肝癌、脂肪肝、细菌性肝脓肿、肝外阻塞性黄疸、胆石症、胆管炎等。

（2）心血管疾病（心肌梗死、心肌炎、心力衰竭时肝淤血、脑出血等）。

（3）骨骼肌疾病（多发性肌炎、肌营养不良）。

（4）内分泌疾病（重症糖尿病、甲状腺功能亢进）。

（5）服用能致 ALT 活动性升高的药物、酒精中毒。

2. AST 升高

（1）急性心肌梗死：6~12h 内显著升高，48h 内达到峰值，3~5d恢复正常；

（2）肝胆疾病：急慢性肝炎、肝硬变活动期等。

（3）其他疾病：胸膜炎、心肌炎、肾炎、皮肌炎、服用肝损害的药物等。

注意事项

全身很多组织都含有转氨酶，而且这些组织损伤都可以使血清转氨酶上升，从而导致血清转氨酶上升诊断肝病的特异性降低，遇单项ALT升高时，应密切结合临床分析。

（二）碱性磷酸酶（ALP）

临床应用

有助于肝脏，骨骼，甲状旁腺，以及肠道疾病的诊断、鉴别诊断和治疗监测。

正常参考值

男性：20~15U/L
女性：20~105U/L

临床意义

1. ALP升高

（1）肝胆疾病：ALP与ALT同时检测有助于黄疸的鉴别：阻塞性黄疸，ALP显著升高，ALT仅轻度升高；肝内局限性胆管阻塞（如肝癌），ALP明显升高，而胆红素不高；肝细胞性黄疸，ALP正常或稍高，ALT明显升高；溶血性黄疸，ALP正常。

（2）骨骼疾病：纤维性骨炎、成骨不全症、佝偻病、骨软化、骨转移癌、骨折修复期。ALP可作为佝偻病的疗效指标；

（3）肝癌：因为有的肿瘤细胞可产生ALP，肿瘤周围炎症也可刺激肝细胞过多产生ALP，加之可有肝内胆管阻塞，半数以上肝癌患者ALP明显升高。如在无黄疸患者血中发现ALP升高应警惕有无肝癌的可能。肝炎及肝硬化患者ALP仅轻度升高，一般不超过参考值的上限；

（4）其他：甲状腺功能亢进、急（慢）性胰腺炎、慢性肾衰、肠梗阻及某些药物均可引起血中ALP升高。

2. ALP降低

甲状腺功能低下、恶性贫血和遗传性碱性磷酸酶减少症。

注意事项

（1）ALP变化与年龄密切相关，可能与生理性的激素变化有关；孕妇血清ALP在妊娠3个月即开始升高，升高的ALP来自胎盘，并且和胚泡壁细胞滋养层的发育程度直接相关；高脂饮食后，血清ALP活性升高。因此，临床上分析ALP检测结果时，应考虑这些生理性变异所产生的影响。

（2）除肝素外，其他常用抗凝剂可与Mg^{2+}作用，引起ALP活性下降。红细胞膜上有ALP，明显溶血标本会干扰测定结果。ALP在室温和冰箱放置后，活性逐渐升高，冷冻血清冻融后，其活性开始时偏低，以后慢慢升高，所以应在采血当日测定。

(三)谷氨酰胺转移酶(GGT)

临床应用

有助于肝胆疾病的诊断和治疗。

正常参考值

血清/血浆(37℃):11~50U/L

临床意义

(1)肝胆疾病:原发性与转移性肝癌、胆道阻塞性疾病、肝实质性病变、酒精性肝损伤等;

(2)其他疾病:急性胰腺炎、胰腺肿瘤、乏特壶腹癌等;特别是用于诊断恶性肿瘤患者有无肝转移和肝癌手术后有无复发时,阳性率可达90%;

(3)嗜酒或长期使用某些药物,如苯巴比妥、苯妥英钠、安替比林和口服避孕药会使GGT升高。

注意事项

男性血中GGT含量明显高于女性,可能与前列腺有丰富的GGT有关。酗酒会引起GGT明显升高,升高程度与酗酒量有关。因为GGT是一种诱导酶,不少药物能使血中GGT活性升高,临床在测定时应注意。

(四)腺苷脱氨酶(ADA)

临床应用

有助于肝胆疾病的诊断和治疗。

正常参考值

血清/血浆（37℃）：4~24U/L

临床意义

（1）肝胆疾病：见于急性肝炎、酒精性肝纤维化、慢性活动性肝炎、肝硬化、病毒性肝炎等，结合 ALT 或 GGT，对肝脏疾病诊断有独特价值；

（2）结核病渗出液中也可见 ADA 活性增高。

（五）亮氨酸氨基肽酶（LAP）

临床应用

有助于肝胆疾病的诊断和治疗。

正常参考值

148~250mg/dl 或 1.9~3.2mmol/L

临床意义

（1）肝胆疾病：见于梗阻性黄疸、酒精和药物性肝损害、病毒性肝炎、急性肝炎、肝坏疽、肝硬化、胆管梗阻、胆道结石等；

（2）肿瘤：原发性肝癌、胆道癌、胰腺癌、子宫内膜癌、卵巢癌、乳腺癌、淋巴肉瘤、恶性淋巴瘤等可见活性增高；

（3）妊娠 2 个月以上。

（六）胆碱酯酶（CHE）

临床应用

有助于有机磷中毒和肝脏疾病的诊断与鉴别诊断。

正常参考值

血清/血浆（37℃）：
男性：4620~11500U/L
女性：3930~10800U/L

临床意义

（1）升高：维生素 B 缺乏、甲状腺功能亢进、高血压、肾病综合征、肥胖型糖尿病患者等；

（2）降低：有机磷中毒、肝脏疾病（黄疸性肝炎、肝硬化活动期等）、急慢性感染、全身消耗性疾病、重症肌无力、皮肌炎、口服雌激素等。

（3）血清 CHE 对接触有机磷农药的人和使用者具有监测价值，对有机磷农药中毒有诊断意义。

注意事项

由于临床所测定的为血液中的胆碱酯酶（CHE），主要为假胆碱酯酶（PCHE），而在有机磷农药中毒、贫血等情况下，血液中 CHE 减少程度是否与病情呈正相关，还有待于研究。因此，在有条件的实验室最好针对不同疾病开展血清和全血检测 CHE。

（七）总胆红素（TBIL）、直接胆红素（DBIL）

临床应用

有助于了解肝功能、鉴别黄疸的类型和判断病情轻重与预后。

正常参考值

血清/血浆（37℃）：TBIL 5.1~17.1μmol/L

DBIL 0~6.8μmol/L

临床意义

凡是胆红素生成过多或肝细胞对胆红素摄取、结合与排泄障碍，均可使血液中胆红素浓度升高，出现高胆红素血症或黄疸。检测血清总胆红素和结合胆红素与未结合胆红素浓度，对了解肝功能、鉴别黄疸的类型和判断病情轻重与预后有重要意义。

（1）升高：各种原因引起的黄疸，肝细胞损坏程度和预后判断，溶血性贫血、新生儿溶血症等溶血情况的观察。

（2）降低：再生障碍性贫血以及各种继发性贫血。

注意事项

采血后及时送检，保证血清新鲜，避免光照使胆红素氧化为胆绿素。

（八）总胆汁酸（TBA）

临床应用

是一项比较敏感和有效的肝功能试验之一。

正常参考值

血清/血浆（37℃）：<10μmol/L

临床意义

（1）肝脏发生病变，很容易引起血清中总胆汁酸升高。

健康人的周围血液中血清胆汁酸含量极微,当肝细胞损害或肝内、外阻塞时,胆汁酸代谢就会出现异常,总胆汁酸就会升高。如急性肝炎、慢性肝炎、重型肝炎等肝病都能引起总胆汁酸不同程度的偏高。血清胆汁酸水平可作为检测慢性肝炎中肝损伤的一个敏感指标。研究证实血清总胆汁酸浓度数值可以用来区分活动性与非活动性肝炎。血清胆汁酸测定还有助于对慢性肝炎的治疗监控。胆汁酸随黄疸的增加而增加,与病情的轻重有一定关系。

(2)妊娠期胆汁淤积综合征、肝肠循环被破坏也能引起TBA上升。

注意事项

正常人肝脏合成的胆汁酸有胆酸(CA)、鹅脱氧胆酸(CDCA)和代谢中产生的脱氧胆酸(DCA)还有少量石胆酸(LCA)和微量熊脱氧胆酸(UDCA),合称总胆汁酸(TBA)。

(九)甘胆酸(CG)

临床应用

有助于评价肝细胞功能及其肝胆系物质循环功能。

正常参考值

血清/血浆(37℃):<2.7μg/ml

临床意义

(1)肝脏疾病:见于肝硬化、肝癌、急性肝炎和慢性活动性肝炎;

(2)是胆汁淤积和早期酒精肝损伤的重要指标;

(3)对孕妇妊娠期肝内胆汁淤积症的诊断具有重要临床意义。

> **注意事项**

检查对象生活饮食处于正常状态,避免高脂饮食、剧烈运动、避免应用各种影响肝功能的药物;如不进行负荷试验,必须空腹采血。

(十)透明质酸(HA)

> **临床应用**

有助于肝硬化的诊断。

> **正常参考值**

<84ng/ml

> **临床意义**

增加:见于肝硬化、伴肝硬化的肝癌患者、结缔组织病、尿毒症等。

(十一)Ⅲ型前胶原(PCⅢ)

> **临床应用**

反映肝内Ⅲ型胶原合成,血清含量与肝纤维化程度一致,并与血清γ-球蛋白水平明显相关。

> **正常参考值**

<120ng/ml

临床意义

PCⅢ与肝纤维化形成的活动程度密切相关，但无特异性，其他器官纤维化时，PCⅢ也升高。持续PCⅢ升高的慢性活动性肝炎，提示病情可能会恶化并向肝硬变形成发展，而PCⅢ降至正常可预示病情缓解，说明PCⅢ不仅在肝纤维化早期诊断上有价值，在慢性肝病的预后判断上也有意义。

（十二）Ⅳ型胶原（Ⅳ-C）

临床应用

可较灵敏反映出肝纤维化过程，是肝纤维化的早期标志之一。

正常参考值

<84ng/ml

临床意义

（1）在肝纤维化时出现最早，适合于肝纤维化的早期诊断。

（2）能反映肝纤维化程度，随着慢迁肝→慢活肝→肝硬化→肝癌病程演病，Ⅳ-C胶原在血清含量逐步升高。

（3）重症肝炎和酒精性肝炎也显高值。

（4）是药物疗效和预后观察重要依据，血清Ⅳ-C水平与肝组织学的改变完全一致。

（5）与基底膜相关疾病可出现Ⅳ-C水平的异常，如甲状腺功能亢进，中晚期糖尿病、硬皮病等。

（十三）层黏连蛋白（LN）

临床应用

可以反映肝纤维化的进展与严重程度。

正常参考值

<133 ng/ml

临床意义

（1）反映肝纤维化：正常肝脏间质含少量LN，在肝纤维化和肝硬化时，肌成纤维细胞增多，大量合成和分泌胶原、LN等间质成分，形成完整的基底膜（肝窦毛细血管化）。肝窦毛细血管化是肝硬化的特征性病理改变，LN与纤维化程度和门脉高压呈正相关，纤维化后期升高尤为显著。

（2）与肿瘤浸润、转移有关：癌症转移首先要突破基底膜，因此LN与肿瘤浸润转移有关。大部分肿瘤患者血清LN水平升高，尤以乳腺癌、肺癌、结肠癌、胃癌显著。

（3）与基底膜相关疾病有关：如先兆子痫孕妇血清较正常妊娠者显著升高，提示可能与肾小球及胎盘螺旋动脉损伤有关。血清LN与糖尿病、肾小球硬化等疾病有关。

（十四）前白蛋白（PA）

临床应用

敏感的反映肝脏合成与分泌蛋白质的功能。

正常参考值

血清/血浆（37℃）：250~400 mg/L

> **临床意义**

（1）增加：见于霍奇金病。

（2）减少：重症肝炎、急性肝炎、慢性酒精中毒性肝炎、肝硬化、肝癌等。也可见于长期营养不良、慢性感染、恶性肿瘤晚期患者。

（3）前白蛋白是急性时相反应蛋白，在急性感染时，当 CRP 和 AAG 升高时，PA 可迅速降低，如果保持低水平或进一步下降，提示预后不良。

> **注意事项**

血清前白蛋白的参考值范围可能因不同测定方法有差异。

（十五）单胺氧化酶（MAO）

> **临床应用**

有助于肝纤维化的诊断。

> **正常参考值**

血清/血浆（37℃）：≤12U/L

> **临床意义**

增加：见于肝硬化和肢端肥大症

（十六）A-L-岩藻糖苷酶（AFU）

> **临床应用**

为胆管癌的检测提供参考依据。

> **正常参考值**

5~40U/L

> **临床意义**

原发性肝癌患者血清 AFU 显著升高

二十七、血脂检测

（一）总胆固醇（TC）

> **临床应用**

用于动脉粥样硬化危险的早期判断，原发性与继发性高脂血症的诊断与分型，降脂药物治疗的监测。

> **正常参考值**

2.9~5.2mmol/L

> **临床意义**

（1）升高：见于甲状腺功能减退、冠状动脉粥样硬化症、高脂血症；糖尿病特别是并发糖尿病昏迷患者；肾病综合征、类脂性肾病、慢性肾炎肾病期等；总胆管阻塞、长期高脂饮食、精神紧张或妊娠期。

（2）降低：见于严重的肝脏疾病：如急性肝坏死或肝硬化；严重的贫血：如再生障碍性贫血、溶血性贫血、缺铁性贫血等；甲亢或营养不良。

> **注意事项**

检查对象生活饮食处于正常状态，抽血前 2d 不要进食含大量脂肪的食品；近期内体重稳定；注意有无影响血脂的药物；检查对象在24h内不做剧烈运动；早晨空腹取血。

（二）甘油三酯（TG）

临床应用

有助于糖尿病、脂质代谢和内分泌紊乱等疾病的诊断和治疗。

正常参考值

<1.71mmol/L

临床意义

（1）升高：见于动脉粥样硬化性心脏病；原发性高脂血症、动脉硬化症、肥胖症、阻塞性黄疸、糖尿病、脂肪肝、肾病综合征、妊娠、高脂饮食、和酗酒。SLE、先天性脂蛋白脂肪酶缺乏者、胰腺炎危象以及妇女更年期采用雌激素替代疗法者。

（2）降低：见于甲状腺功能减退、肾上腺功能减低、严重肝衰竭、恶性肿瘤等。

（三）高密度脂蛋白胆固醇（HDL-C）

临床应用

HDL-C水平与冠心病发展的危险度呈负相关。

正常参考值

1.00~1.55mmol/L

> **临床意义**

（1）升高：见于胆固醇脂转移酶缺乏、肝脂酶活性降低、慢性肝炎、原发性胆汁性肝硬化、运动失调、妊娠早期、饮酒过量、应用药物如肾上腺皮质激素、胰岛素、雌激素等。

（2）降低：见于原发性疾病，如遗传性低 HDL-C 血症、家族性高胆固醇血症、LCAT 缺乏症、肾病综合征、高脂血症、吸烟、肥胖、糖尿病、肝病、甲状腺功能亢进、慢性贫血等。

（四）低密度脂蛋白胆固醇（LDL-C）

> **临床应用**

心、脑血管疾病发病的独立危险因素之一。

> **正常参考值**

0~3.37mmol/L

> **临床意义**

（1）升高：提示动脉粥样硬化性疾病（特别是冠心病）的危险度加大；妊娠期可生理性增高；LDL-C 水平增高与冠心病发病呈正相关；LDL-C 增高最多见于Ⅱ型高脂蛋白血症。甲状腺功能低下、肾病综合征、梗阻性黄疸、慢性肾功衰竭、库欣综合征等。高脂肪食物、肥胖和应用某些药物如：雄激素、β- 受体阻断剂、环孢霉素、糖皮质激素等可使 LDL-C 升高。

（2）降低：家族性低或无 β 脂蛋白血症、甲亢、消化吸收不良、肝硬化、恶性肿瘤。

（五）载脂蛋白 A1（Apo A1）

临床应用

载脂蛋白 A1 是一个抗动脉粥样硬化的指标。

正常参考值

1.0~1.6g/L

临床意义

（1）升高：Apo A1 是 HDL 的重要结构蛋白，可直接反映 HDL-C 的水平。有相似的临床意义（与冠心病的危险度呈负相关）；Apo A1 较 HDL-C 更精确，更能反映脂蛋白的状态。可见于酒精性肝炎、高脂蛋白血症，也可见于人工透析的病人。妊娠早期显著增高，中期进入平坦期，可维持至足月。

（2）降低：见于家族性 Apo A1 缺乏症、家族性 α-脂蛋白缺乏症、家族性 LCAT 缺乏症和家族性低 HDL 血症等。AMI、糖尿病、慢性肝病、肾病综合征、酒精性肝炎、脑血管病等。

（六）载脂蛋白 B（Apo B）

临床应用

Apo B 的浓度与动脉硬化相关联，也是评价冠心病的有效指标。

正常参考值

0.6~1.10g/L

临床意义

（1）升高：Apo B 是 LDL 的重要结构蛋白，与 LDL-C 有相似的临床意义（与冠心病的危险度呈正相关）；高脂血症、心血管病、未控制好的糖尿病、甲状腺功能减退、肾病综合征可见 Apo B 增高；LDL 受体缺陷所致家族性高胆固醇血症可见 Apo B、LDL 和 CHO 同时明显增高；妊娠早期呈缓慢上升，中期进入平坦期，可维持至足月。

（2）降低：见于低 β 脂蛋白血症、无 β 脂蛋白血症、恶性肿瘤、甲亢、营养不良等、肝实质性病变。

（七）载脂蛋白 A2（Apo A2）、载脂蛋白 C2（Apo C2）、载脂蛋白 C3（Apo C3）、载脂蛋白 E（Apo E）

临床应用

反映血脂水平的重要指标。

正常参考值

Apo A2 250~520mg/L

Apo C2 30~50mg/L

Apo C3 90~164mg/L

Apo E 27~49mg/L

临床意义

（1）Apo A2：是 HDL 中第二种含量多的载脂蛋白，可在一定程度上反映 HDL-C 的水平。

（2）Apo C：是 VLDL 的主要载脂蛋白，有 1、2、3 共

三种不同的载脂蛋白C，其升高常见于高脂血症；其降低主要见于急慢性肝炎等；

（3）Apo E：其升高见于各种血脂异常。

（八）脂蛋白a [Lp（a）]

临床应用

脂蛋白a是诊断急性心血管疾病的独立因子。

正常参考值

<300mg/L

临床意义

（1）升高：为心脑血管疾病的独立危险因素；在未控制好的糖尿病、肾病综合征、尿毒症透析、甲状腺功能减退、肾移植病人Lp（a）增高；急性时相反应（如急性心梗、缺血性心脑疾病、外科手术、急性风湿性关节炎）Lp（a）增高；妇女更年期后可见Lp（a）轻度增高。

（2）降低：见于严重肝病甲状腺功能亢进和接受雌激素、烟酸、新霉素治疗的患者。

（九）磷脂（PL）

临床应用

PL是反映体内磷脂合成状态的指标。

正常参考值

1.9~3.2mmol/L

临床意义

（1）升高：常见于磷脂合成亢进、高脂血症、阻塞性黄疸和肾病综合征等。

（2）降低：常见于磷脂合成低下、急性感染、甲状腺功能亢进和肌营养障碍等。

（十）游离脂肪酸（NEFA）

临床应用

NEFA是反映体内非酯化脂肪酸水平的指标。

正常参考值

0.1~0.9mmol/L

临床意义

（1）升高：常见于肥胖、糖尿病、甲状腺功能亢进、心梗以及严重肝病等。

（2）降低：常见于甲状腺功能低下、艾迪生病和脑垂体功能减退等。

（十一）脂蛋白电泳

临床应用

有助于高脂血症的临床分型。

正常参考值

男性：CM阴性、VLDL8%~16%、LDL57%~73%、HDL19%~27%

女性：CM 阴性、VLDL4%~12%、LDL54%~66%、HDL 27%~37%。

临床意义

（1）CM 阳性，见于Ⅰ，Ⅴ型高脂血症；

（2）VLDL 增高，见于Ⅱb，Ⅳ，Ⅴ型高脂血症；VLDL 减低，见于肝硬化和急性肝炎等；

（3）LDL 增高，见于Ⅱ型高脂血症；LDL 减低，见于低密度脂蛋白血症；

（4）VLDL 和 LDL 增高，常见于Ⅲ型高脂蛋白血症；

（5）HDL 增高，见于高密度脂蛋白血症；HDL 降低，见于肝炎，动脉粥样硬化症等。

二十八、肾功能检查

（一）尿素（Urea）

临床应用

有助于急、慢性肾功能衰竭的诊断，肾前性与肾后性氮质血症的鉴别。

正常参考值

成人：1.8~7.1mmol/L

儿童：1.8~6.5mmol/L

临床意义

（1）升高：肾前性因素：各种疾病引起的血液循环障碍（肾血供减少）及体内蛋白代谢异常。肾性因素：急性肾小球肾炎、慢性肾小球肾炎、肾病晚期、慢性肾功能不全、肾盂肾炎等。肾后性因素：尿道阻塞，如前列腺肥大、尿路结石、膀胱肿瘤致使尿路梗阻等。

（2）降低：较少见，常表示严重的肝病，如肝炎合并广泛的肝坏死。

>注意事项

非蛋白氮（NPN）指血液中蛋白质以外的含氮化合物，大部分从肾脏排出，曾经作为反映肾小球滤过率的一个指标。由于尿素氮（BUN）占血液中 NPN 的 45%，所以可以通过测定血中 BUN 含量反映肾小球滤过率。但由于 BUN 测定方法存在多种缺陷，近年来逐渐以尿素酶法测定尿素替代 BUN 测定。

（二）肌酐（Cr）

>临床应用

有助于肾脏疾病的诊断和治疗，肾透析的监测和计算其他尿液分析方法的偏差。

>正常参考值

男性：53~106 μmol/L

女性：44~97 μmol/L

>临床意义

（1）升高：肾病初期肌酐值常不高，直至肾实质损害时，血肌酐值才升高。其值上升 3~5 倍提示尿毒症的可能，上升 10 倍，常见于尿毒症。如果肌酐和尿素氮同时升高，提示肾严重损害，如果尿素氮升高而肌酐不高常为肾外因素所致。

（2）降低：老年人、肌萎缩、贫血、白血病、尿崩症等。

注意事项

血清肌酐每天生理变动幅度通常在10%以内，但与个体肌肉量有关，肌肉发达者与消瘦者的肌酐生理浓度可有明显差异。妊娠妇女，因血浆稀释作用而比平常人偏低。剧烈运动肌酐有一过性增高。进食肉类可使肌酐增加。

（三）尿酸（UA）

临床应用

有助于肾脏以及代谢性疾病（肾衰，痛风，白血病，银屑病，饥饿和消耗性疾病）以及接受细胞毒性药物治疗病人的诊断和治疗。

正常参考值

男性：180~440μmol/L
女性：120~320μmol/L

临床意义

在临床上，血清尿酸主要用作痛风的诊断指标。痛风是嘌呤代谢失调所致，血清尿酸明显升高。

（1）升高：主要见于原发性痛风；肾脏疾病：如急性肾炎及肾结核，肾盂肾炎，肾盂积水等；白血病及其他恶性肿瘤、子痫；长期用利尿剂、抗结核药、铅中毒等。

（2）降低：恶性贫血、范可尼综合征、Wilson病、急性肝坏死等。

> **注意事项**

（1）尿酸容易受较多肾外因素影响，血清中含量变化不一定与肾功能损害相一致。

（2）在严重肾功能衰竭时，肾小管可部分排泌尿酸，导致尿酸在慢性尿毒症时升高并不显著。

（3）噻嗪类利尿剂和羧苯磺胺等药物能影响尿酸的排泄。

（四）内生肌酐清除率（Ccr）

> **临床应用**

用于评价肾小球的滤过功能，肾脏疾病时肾小球功能的损害程度。

> **正常参考值**

成年男性：85~125ml/min

成年女性：75~115ml/min

新生儿：25~70ml/min

健康人中年以后每10年平均下降4ml/min

> **临床意义**

（1）是判断肾小球损害的敏感指标：当肾小球滤过率（GFR）低于正常值50%，其血肌酐、尿素氮测定仍可在正常范围，而Ccr测定值可低于50ml/min，故Ccr是较早反映 GFR 的敏感指标。

（2）评估肾功能的损害程度：代偿期 51~80ml/min，失代偿期 50~20ml/min，肾功能衰竭期 19~10ml/min，尿毒症期 <10ml/min。

注意事项

尿液标本的收集和计量常会影响 Ccr 准确性，应向受试者说明试验注意事项和具体要求。

（五）评估肾小球滤过率（eGFR）

临床应用

用于评价肾小球的滤过功能，肾脏疾病时肾小球功能的损害程度。

正常参考值

正常成人为 80~120ml/（min·1.73^2）

临床意义

各种肾功能损伤时下降。

注意事项

eGFR 可用于检出和评估慢性肾病。NICE 新版指南推荐应用慢性肾脏病流行病学协作组公布的肌酐公式（CKD-EPI）估算 GFR，并且肌酐分析可以溯源到标准参考物质。

应用 GFR 和 ACR 进行 CKD 分类和 GFR 监控频率
（数字代表 GFR 监控频率）

GFR 和 ACR 分层与不良预后风险/监控频率（次/每年）		ACR 分层（mg/mmol）		
		<3 ACR 正常或轻度升高	3~30 ACR 中度升高	>30 ACR 重度升高
		A1	A2	A3
GFR 分层	≥90 GFR 正常或升高	G1	缺乏肾损伤标志物，非CKD/（≤1）	1	≥1
	60~89 GFR 轻度下降（对于年轻人属正常范围）	G2		1	≥1
	45~59 GFR 轻中度下降	G3a	1	1	2
	30~44 GFR 中重度下降	G3b	≤2	2	≥2
	15~29 GFR 重度下降	G4	2	2	3

（六）半胱氨酸蛋白酶抑制蛋白 C（CysC）

临床应用

评估肾小球滤过功能的敏感度好、特异度高的早期指标。

正常参考值

血清/血浆（37℃）：0.50~1.03mg/L

临床意义

（1）升高：糖尿病肾病、高血压、肾病综合征、使用地塞米松等激素药物后。

（2）降低：使用环孢霉素后。

> **注意事项**

采用不同的方法，胱抑素 C 的测定值和参考范围不同，所以不同的测定方法建立的 GFR 估算公式不同，如不同方法采用同一方程可造成 eGFR 水平上的差异。

（七）视黄醇结合蛋白（RBP）

> **临床应用**

反映肾近曲小管的损害程度，还可作为肝功能早期损害和监护治疗的指标。

> **正常参考值**

男性：36~56mg/L（36.0~56.0μg/ml）

女性：26.7~57.9mg/L（26.7~57.9μg/ml）

> **临床意义**

（1）降低：维生素 A 缺乏症、低蛋白血症、吸收不良综合征、肝疾病（除外营养过剩性脂肪肝）、阻塞性黄疸、甲状腺功能亢进症、感染症、外伤等。

（2）升高：肾功能不全、营养过剩性脂肪肝。

（八）α_1- 微球蛋白（α_1-MG）

> **临床应用**

α_1- 微球蛋白是一种糖蛋白，主要在肝脏及淋巴组织中合成，测定 α_1- 微球蛋白对诊断肾脏疾病以及评价肾功能有一定的意义。

> **正常参考值**

免疫比浊法：血清 10~30mg/L

尿 <15mg/24h 或 <10mg/g Ucr

> **临床意义**

（1）α_1-MG 升高：①血清 α_1-MG 升高主要由于肾小球滤过率下降所致，如肾小球肾炎、糖尿病性肾病、狼疮性肾病、间质性肾炎、急/慢性肾功能衰竭等。②尿 α_1-MG 升高：目前认为 α_1-MG 是肾近曲小管功能损害的标志蛋白，故 α_1-MG 升高在鉴别诊断早期肾功能受损方面更具价值。

（2）α_1-MG 减低：血清 α_1-MG 降低见于肝实质病变如重症肝炎、肝坏死等。

> **注意事项**

随年龄增高，α_1-MG 有上升趋势。运动后尿中排出量可增加，尿检时应在安静状态。

（九）β_2- 微球蛋白（β_2-MG）

> **临床应用**

β_2 微球蛋白是人体白细胞抗原分子的一个 β 轻链，体内几乎所有有核细胞均能合成，测定血液、尿液、脑脊液中的 β_2 微球蛋白对诊断多种疾病有着重要的意义。

> **正常参考值**

免疫比浊法：血清 1~2mg/L

尿 <0.2mg/g Ucr

临床意义

（1）血清 β_2-MG 升高：①肾小球滤过功能受损；②肾移植后发生排异反应。

（2）尿 β_2-MG 升高：肾小管重吸收功能受损，如肾小管–间质性肾病、先天性肾小管疾病等；肾小球和肾小管同时受损，如慢性肝炎，糖尿病等。

（3）血、尿 β_2-MG 均升高：①免疫性疾病，如系统性红斑狼疮、风湿性关节炎等；②恶性肿瘤；③一些感染性疾病，如病毒性肝炎等。

注意事项

酸性尿可致 β_2-MG 浓度下降，故标本采集后及时送检。年龄对其有影响，高龄者高于低龄者。

二十九、血液电解质检查

（一）钾（K）

临床应用

指导临床判断电解质代谢紊乱和酸碱失衡。

正常参考值

血浆、血清：成人 3.5~5.5mmol/L

新生儿：3.7~5.9mmol/L

尿液：25~125mmol/24h

> **临床意义**

（1）升高：肾上腺皮质激素功能减退、急性或慢性肾功能不全、休克、组织挤压伤、严重溶血、口服或注射含钾的液体、高渗脱水、各种原因引起的酸中毒等。

（2）降低：严重腹泻、呕吐、肾上腺皮质功能亢进、服用利尿剂和胰岛素、钡盐和棉籽油中毒、碱中毒、长期禁食等。长期注射青霉素钠盐导致肾小管失钾。

> **注意事项**

标本采集和处理不当极易影响血钾测定结果，例如：①采血时止血带扎紧时间太长或患者握拳过紧，可使细胞钾释放进入血浆；②在凝血过程中，血小板可以释放钾，所以应尽快分离血清。若患者血小板数增多，血清钾可以更高，此时可选用肝素抗凝的血浆标本测定。

（二）钠（Na）

> **临床应用**

指导临床判断电解质代谢紊乱和酸碱失衡。

> **正常参考值**

血浆、血清：136~145mmol/L

> **临床意义**

（1）升高：肾上腺皮质功能亢进，脑外伤、脑血管意外、垂体肿瘤等，高渗性脱水，中枢性尿崩症时ADH分泌减少。

（2）降低：胃肠道失钠：腹泻、呕吐、幽门梗阻和胃肠道、胆道、胰腺手术后造瘘、引流等。尿路失钠：严重肾盂肾炎、肾小管严重损害、肾上腺皮质功能不全、糖尿病、应用利尿剂治疗等。皮肤失钠：大量出汗后只补充水分、大面积烧伤或创伤。低蛋白血症：肾病综合征、肝硬化腹水、右心衰时有效血容量下降，引起抗利尿激素（ADH）分泌过多，血钠被稀释，大量引流胸腹水。

（三）氯（Cl）

临床应用

电解质的分析测定主要指导临床判断电解质代谢紊乱和酸碱失衡。

正常参考值

血浆/血清：96~110mmol/L

临床意义

（1）升高：氯化物排泄减少、氯化物摄入过多、高渗性脱水、呼吸性碱中毒、高氯性代谢性酸中毒。

（2）降低：氯化物异常丢失或摄入减少，如：腹泻、呕吐、胃液、胰液或胆汁大量丢失、长期限制食盐用量、阿狄森病、ADH分泌过多、糖尿病酸中毒、各种肾病引起的肾小管重吸收氯化物障碍等。

（四）总钙（Ca）

临床应用

有助于对甲状旁腺、肾脏和维生素 D 失衡等疾病的诊断和治疗。

> 正常参考值

血清总钙：2.12~2.75 mmol/L 或 8.5~11.0 mg/dl

> 临床意义

（1）降低：见于原发或继发性甲状旁腺功能低下、慢性肾功能不全及严重肝病（低钙、高磷）、佝偻病及婴儿低钙惊厥、手足搐搦及骨软化症（低钙、低磷）、长期低钙饮食或吸收不良、新生儿低钙血症、大量输入枸橼酸盐抗凝血。

（2）升高：见于甲状旁腺功能亢进、恶性肿瘤、多发性骨髓瘤、大量应用维生素D、结节病引起的肠道过量吸收钙、肾功能受损钙排出减少、肺气肿。

> 注意事项

钙是体内含量最多的金属元素，99%的钙存在于骨骼中，细胞外液中含量极少。血钙几乎全部存在于血浆中，可分为扩散钙和非扩散钙两大类。非扩散钙指与蛋白质（主要是白蛋白）结合的钙，扩散钙中与枸橼酸、重碳酸根结合的称为扩散型非游离钙，其余的才是有生理作用的离子钙。与蛋白质及枸橼酸、重碳酸根结合的钙为结合性钙，结合性钙和离子钙之间可以相互转变，呈动态平衡。

（五）离子钙（Ca）

> 临床应用

有助于对甲状旁腺、肾脏和维生素D失衡等疾病的诊断和治疗。

正常参考值

血清离子钙：1.13~1.32mmol/L 或 4.53~5.29mg/dl

临床意义

（1）降低：原发性和继发性甲状旁腺功能减退、慢性肾衰竭、肾移植或进行血液透析患者、维生素 D 缺乏症、呼吸性或代谢性碱中毒、新生儿低钙血症等。

（2）升高：见于甲状旁腺功能亢进、代谢性酸中毒、肿瘤、维生素 D 过多症等。

（六）无机磷（IP）

临床应用

有助于对甲状腺功能、恶性肿瘤、肾脏疾病、吸收不良综合征、佝偻病和糖尿病等的诊断和治疗。

正常参考值

血清无机磷：0.97~1.61mmol/L 或 3~5mg/dl

临床意义

（1）升高：甲状旁腺功能减退、维生素 D 过多症、肾功能不全、尿毒症或肾炎晚期、多发性骨髓瘤、骨折愈合期。

（2）降低：甲状旁腺功能亢进、佝偻病或软骨病伴有继发性甲状旁腺增生、注入过多的葡萄糖或胰岛素、胰腺瘤伴有胰岛素过多症、肾小管酸中毒、乳糜泻。

> **注意事项**

健康人体内磷主要以磷酸盐的形式存在，约80%存在于骨和牙齿。磷是细胞内的主要阴离子。血液中的磷以有机磷和无机磷两种形式存在。实验室一般测定的都是无机磷。

（1）血磷浓度不如血钙稳定，存在一定的生理波动。

（2）血磷和血钙之间有一定的浓度关系，健康人血钙和血磷浓度的乘积为一个常数，当疾病引起钙、磷浓度发生变化时，若血钙升高，则血磷降低，反之亦然。

（七）镁（Mg）

> **临床应用**

有助于对严重疾病的评判。

> **正常参考值**

血清：成人 0.78~1.27mmol/L

儿童：0.60~0.78mmol/L

> **临床意义**

（1）升高：急性或慢性肾功能不全、糖尿病、甲状腺功能减退、甲状旁腺功能减退、多发性骨髓瘤、严重脱水等。

（2）降低：长期丢失消化液者、慢性肾功能不全多尿期、使用利尿剂、甲状腺功能亢进、甲状旁腺功能亢进、长期使用糖皮质激素。

> **注意事项**

尽管血清总镁浓度的测量可指示镁代谢的情况，但有一定的局限性。首先,近25%的镁离子和蛋白质结合,总镁不能反映镁离子的生理活性;其次,镁主要存在于细胞内,血清总镁的浓度不能完全反应细胞内镁的状态,甚至当组织和细胞内的镁消耗20%时,血清镁浓度仍可为正常,应加以注意。

(八)铁(FE)及总铁结合力(TIBC)

临床应用

有助于缺铁性贫血等疾病的诊断与鉴别诊断。

正常参考值

血清/血浆(37℃):FE:11~30μmol/L,TIBC:45~86μmol/L

临床意义

1. FE异常

(1)升高:利用障碍(铁粒幼细胞性贫血、再生障碍性贫血、铅中毒);释放增多(溶血性贫血、急性肝炎、慢性活动性肝炎);铁蛋白增多(白血病、含铁血黄素沉着症、反复输血);铁摄入过多(铁剂治疗过量时)。

(2)降低:铁缺乏(缺铁性贫血);慢性失血(月经过多、消化性溃疡、恶性肿瘤、慢性炎症等);摄入不足(长期缺铁饮食,妊娠及婴儿生长发育期)。

2. TIBC异常

(1)TIBC升高:缺铁性贫血、慢性失血、长期缺铁饮食、妊娠及婴儿生长发育期等。

（2）TIBC 降低：非缺铁性贫血（感染性贫血、癌性贫血等）、尿毒症、肝硬化等。

> **注意事项**

由于血清中还有少量的 FE 与其他蛋白质结合，故所测得的 TIBC 结果不能完全准确反映转铁蛋白的含量。

（九）其他微量元素

> **临床应用**

可用于机体微量元素水平的评估。

> **正常参考值**

一般认为头发中微量元素含量较血清中稳定，且头发具有采样方便、易于保存和运输等优点，已作为一种理想的活体组织检查材料和环境生物指示样品，广泛应用于医学、营养学和环境科学等方面。

正常值参考范围（μg/g）

元素	16 岁以上成人	7~15 岁少年	1~6 岁儿童	1 岁（含胎毛）
锌	170~300 平均 190	110~200 平均 150	90~110 平均 100	140~200 平均 160
钙	600~3000 平均 1100	550~1500 平均 700	450~1000 平均 600	600~2000 平均 800
镁	50~300 平均 110	40~150 平均 70	30~100 平均 55	50~200 平均 75
铁	20~60 平均 25	25~60 平均 30	25~30 平均 30	30~80 平均 40
铜	9~30 平均 12	9~30 平均 12	9~30 平均 12	9~30 平均 12
铅	<12	<10	<10	<10

临床意义

1. 锌（Zn）

（1）偏高：急性锌中毒、溶血、甲状腺功能亢进等。

（2）偏低：青少年可出现生长迟缓、贫血；成人可见于急性心肌梗死、乙醇中毒性肝硬化、慢性感染、胃肠吸收障碍、肾病综合征、急性传染病、急性白血病、长期多汗、反复失血等。

2. 铜（Cu）

（1）偏高：风湿热、白血病、贫血、结核、甲状腺机能亢进、肾脏病透析者、恶性肿瘤、心肌梗死、肝硬化、各种感染等。

（2）偏低：肝硬化、营养不良、吸收不良、肾病综合征所致的低蛋白血症、脑组织萎缩。

3. 汞（Hg）

偏高：汞中毒。

4. 硒（Se）

（1）偏高：硒中毒、白内障、肝硬化等。

（2）偏低：贫血、心肌损害、恶性肿瘤等。

注意事项

（1）检测人体微量元素有尿检、乳检、血检、发检等多种。比较常用的有血检和发检两种。

（2）血检和发检的区别在于：

①头发中的微量元素种类比血液多，含量（个别除外）

比血液高,从而测定头发的微量元素比血液更准确。

②血液只是反映人体瞬间或一二天的微量元素水平,头发反映人体一段时期或一二个月的微量元素水平,所以发检比血液检更准(头发是人体营养吸收代谢后的最终产物)。

③头发对人体微量元素的暴露有记录丝的作用,是代谢后的人体健康状况的反映。把头发 2~3cm 分段测定其微量元素含量,可以追溯该人既往的微量元素而暴露其历史,血液检测是做不到的。

三十、血液蛋白质检查

(一)总蛋白(TP)

临床应用

可用于肝肾疾病、多发性骨髓瘤及代谢性疾病等的辅助诊断;机体营养状况的评估。

正常参考值

血清:60~80g/L

临床意义

(1)升高:脱水和血液浓缩、多发性骨髓瘤、巨球蛋白血症。

(2)降低:肾病综合征、肝脏疾病、消耗性疾病、营养不良、严重烧伤、胸腹水形成、溃疡性结肠炎、水潴留导致患者血液稀释等。

> **注意事项**

（1）血清蛋白的生理变异：正常生理情况下，人体总蛋白日间变化在 4g/L 左右。在激烈运动后数小时内血清总蛋白可增高 4~8g/L；卧位比直立时总蛋白浓度约低 3~5g/L；

（2）血清总蛋白和白/球蛋白比值只能反映肝功能的宏观水平，而且受多种因素影响，测定结果异常时应进一步检查，如血清蛋白电泳分析、各种免疫球蛋白定量等；

（3）溶血标本总蛋白可增高。

（二）白蛋白（ALB）

> **临床应用**

主要用于肝、肾疾病的诊断与治疗。

> **正常参考值**

血清：35~55g/L

> **临床意义**

（1）升高：脱水和其他原因引起的血液浓缩。

（2）降低：白蛋白合成障碍：肝脏疾病、慢性消化道疾病、营养不良。白蛋白消失或丢失过多：消耗性疾病、恶性肿瘤、肾病综合征、急性大出血、严重烧伤、腹水形成等。其他：妊娠晚期、遗传性无白蛋白血症。

> **注意事项**

血清白蛋白作为营养指标的评价标准：>35g/L 正常，28~34g/L 轻度缺乏，21~27g/L 中度缺乏，<21g/L 严重缺乏。当血清白蛋白浓度低于 28g/L 时，会出现水肿。

（三）球蛋白（GLB）

临床应用

有助于对涉及肝和/或肾病变的疾病的诊断和治疗。

正常参考值

血清：20~35g/L

临床意义

（1）升高：主要以 γ- 球蛋白升高为主。感染性疾病：结核病、疟疾、黑热病、血吸虫病、麻风病等。自身免疫性疾病：系统性红斑狼疮、硬皮病、风湿热、类风湿关节炎、肝硬化。血液系统疾病：多发性骨髓瘤。

（2）降低：应用肾上腺皮质激素或免疫抑制剂后、先天性无 γ- 球蛋白血症、肾上腺皮质功能亢进。

注意事项

一般只测定血清 TP 和 ALB，从 TP 中减去 ALB 即为 GLB 的含量。

（四）白蛋白/球蛋白比值（A/G）

临床应用

协助判断体内蛋白代谢状况。

正常参考值

A/G 比值为（1~2.5）：1

> **临床意义**

（1）肝脏疾病。肝硬变和急性肝坏死时明显降低；传染性肝炎、慢性肝炎和肝损伤时轻度或中度降低。

（2）肾脏疾病。肾病综合征明显降低；急性和慢性肾炎轻度或中度降低。

（3）自身免疫病。如类风湿关节炎、系统性红斑狼疮、硬皮病、干燥综合征等可能会降低。

（4）M蛋白血症。多发性骨髓瘤有明显降低。

（五）血清蛋白电泳（SPE）

> **临床应用**

对于肝、肾疾病和多发性骨髓瘤的诊断有意义。

> **正常参考值**

清蛋白：0.57~0.68（57%~68%）

α_1 球蛋白：0.01~0.057（1.0%~5.7%）

α_2 球蛋白：0.049~0.112（4.9%~11.2%）

β 球蛋白：0.07~0.13（7%~13%）

γ 球蛋白：0.098~0.182（9.8%~18.2%）

> **临床意义**

1. 骨髓瘤

呈现特异的电泳图形，大多在 γ 球蛋白区（个别在 β 蛋白区）出现一个尖峰，称为 M 蛋白。

2. 肾脏疾病

（1）肾病综合征：有特异的电泳图形，α_2 球蛋白明显增加，$α_1$ 球蛋白轻度增高，白蛋白降低，γ 球蛋白可能下降；

（2）肾炎：急性肾炎时 $α_2$ 球蛋白可增高，有时合并 γ 球蛋白轻度增高；慢性肾炎时常可见到 γ 球蛋白中度增高。

3.肝脏疾病

（1）肝硬变：有典型的蛋白电泳图形，γ 球蛋白明显增加，γ 和 β 球蛋白连成一片不易分开，同时白蛋白降低；

（2）急性肝坏死：白蛋白明显下降，球蛋白显著升高；

（3）传染性肝炎患者血清白蛋白轻度下降，$α_2$ 球蛋白增高并伴有 γ 球蛋白增高。

4.炎症、感染

在急性感染的发病初期，可见 $α_1$ 或 $α_2$ 球蛋白增加；在慢性炎症或感染后期，可见 γ 球蛋白增加。

5.低 γ 球蛋白血症或无 γ 球蛋白血症

血清 γ 球蛋白极度下降或缺乏。

> **注意事项**

根据不同的电泳方法可分为 Alb、$α_1$、$α_2$、β、γ 五条区带，或 Alb、$α_1$、$α_2$、$β_1$、$β_2$、γ 六条区带。

三十一、血液维生素检查

（一）维生素 A（VitA）

> **临床应用**

有助于维生素 A 缺乏性疾病的诊断和治疗以及维生素 A 营养状况的评价。

正常参考值

维生素 A：0.5~2.1μmol/L

临床意义

（1）升高：见于维生素 A 增多症、甲状腺功能减退、肾功能不全等。

（2）降低：见于维生素 A 缺乏症。

注意事项

维生素 A 营养状况可分为 5 类：维生素 A 缺乏、较少、充足、过多及中毒，需根据检验指标结合患者临床症状以及饮食摄入等情况综合判定维生素 A 营养状况。

（二）维生素 B_{12}（VitB_{12}）

临床应用

用于巨幼细胞贫血的辅助诊断和治疗以及维生素 B_{12} 营养状况的评价。

正常参考值

维生素 B_{12}：70~590pmol/L

临床意义

（1）升高：见于急慢性白血病、肝脏疾病等。

（2）降低：恶性贫血：因内因子缺乏导致 VitB_{12} 吸收障碍；维生素 B_{12} 需要量增加：常见于孕妇和婴幼儿。其他疾病：服用影响维生素 B_{12} 吸收和利用的药物、小肠病变导致 VitB_{12} 吸收障碍、肝脏损害影响 VitB_{12} 的利用等。

注意事项

经常与动物接触的患者、使用免疫球蛋白或免疫球蛋白片段进行治疗的患者、体内存在嗜异性抗体的患者可能因存在的抗体对结果造成干扰。

（三）叶酸

临床应用

用于巨幼细胞贫血的辅助诊断和治疗以及叶酸营养状况的评价。

正常参考值

叶酸：11~54nmol/L

临床意义

（1）升高：常见于叶酸摄入过多。

（2）降低：叶酸或摄入不足：偏食、腹泻、乳糜泻、服用抑制叶酸吸收的药物、服甲氨蝶呤、氨苯蝶啶等叶酸拮抗剂。叶酸需要量增加：巨幼红细胞性贫血、恶性肿瘤、甲状腺功能亢进、骨髓增生性疾病、妊娠期及哺乳期、婴幼儿及青少年等。

注意事项

血清中存在的抗生素、服用叶酸盐拮抗物、避孕药物、抗惊厥药、苯妥英钠或样品暴露在日光下，均可使测定值假性降低。另外血液中95%叶酸存在于红细胞内，因此溶血对血清叶酸检测结果影响很大。

（四）维生素 C（VitC）

临床应用

用于维生素 C 缺乏病的辅助诊断和治疗以及维生素 C 营养状况的评价。

正常参考值

维生素 C：23~91μmol/L

临床意义

（1）升高：见于维生素 C 摄入过多。

（2）降低：常见于维生素 C 缺乏病；营养吸收障碍、贫血、慢性肝炎、妊娠期、甲状腺功能亢进、酒精中毒、心肌炎等。

注意事项

血清维生素 C 含量测定仅能反映维生素 C 的饮食摄入情况，不能反映人体维生素 C 的储备情况。血白细胞-血小板层的维生素 C 含量测定才能反映人体维生素 C 的储备情况。

（五）维生素 E（VitE）

临床应用

用于维生素 E 营养状况的评价。

正常参考值

维生素 E：11.6~46.4μmol/L

> 临床意义

（1）升高：常见于高脂血症、肾炎、妊娠期。

（2）降低：常见于营养吸收不良、脂肪泻、红细胞增多症、溶血性贫血、胆管阻塞等。

（六）25-羟维生素 D_3/1，25-羟维生素 D_3

> 临床应用

用于维生素 D 营养状况的评价。

> 正常参考值

25-羟维生素 D_3：25~150nmol/L

1，25-羟维生素 D_3：16~60pg/ml

1，25-羟维生素 D_3：<25nmol/L 为维生素 D 缺乏

25~50nmol/L 为维生素 D 缺少

50~75nmol/L 为维生素 D 轻度缺少

>75nmol/L 为维生素 D 正常

>375nmol/L 为维生素 D 过量

> 临床意义

血清维生素 D 降低：常见于佝偻病、骨质软化症、骨质疏松症、手足痉挛等。

> 注意事项

维生素 D 过量补充有害健康，维生素 D_2 中毒引起的高钙血症，可引起全身性血管钙化、肾钙质沉淀及其他软组织钙化，而致高血压及肾功能衰竭。儿童可致生长停滞，中毒剂量可因个体差异而不同。

三十二、自身抗体检查

（一）抗甲状腺球蛋白抗体（ATGA）

临床应用

用于自身免疫性甲状腺疾病诊断和鉴别诊断。

正常参考值

阴性

临床意义

（1）大多数自身免疫性甲状腺疾病的患者血清中有甲状腺球蛋白自身抗体（TGA）。该抗体针对的抗原主要为甲状腺球蛋白。ATGA水平与甲状腺淋巴样浸润程度有一定的相关性。阳性见于淋巴细胞性甲状腺炎，原发性黏液性水肿，自身免疫性甲状腺炎（Graves's）。

（2）也见于自身免疫性内分泌病：糖尿病、Addison's病、恶性贫血、甲状腺癌。

（3）低水平的自身免疫性抗体可能有妊娠风险；如果在妊娠前三个月的孕妇血清中检出甲状腺自身抗体，自发流产率会增加。

注意事项

对患者进行诊断时除考虑自身抗体的实验室结果外，还要考虑临床表现和其他实验结果。甲状腺自身抗体可存在于非甲状腺疾病患者中，如Suogern综合征、恶性贫血、Addison病、重症肌无力、糖尿病，以及现在健康的人群。ATGA阳性不能排除甲状腺肿瘤及甲亢。

(二）抗甲状腺微粒体抗体（TMA）

临床应用

用于自身免疫性甲状腺疾病诊断和鉴别诊断。

正常参考值

阴性

临床意义

（1）TMA 阳性见于自身免疫性甲状腺病，Hashimoto's 病，Graves 病及原发性黏液性水肿。还见于甲状腺功能亢进、原发性甲状腺功能低下。也见于其他免疫性疾病：Ⅰ型糖尿病，Addison's 病，恶性贫血，及产后甲状腺炎。

（2）抗甲状腺微粒体抗体具有辅助诊断及疗效判断意义，如有的抗甲状腺球蛋白抗体阴性，而抗甲状腺微粒体抗体是阳性。如果两种抗体同时测定，可提高抗甲状腺自身抗体的阳性检出率。

注意事项

TMA 阳性不能排除甲状腺肿瘤及甲亢。

（三）抗甲状腺过氧化物酶抗体（ATPO）

临床应用

用于自身免疫性甲状腺疾病诊断和鉴别诊断。

正常参考值

阴性

> 临床意义

自身免疫性甲状腺疾病以检测出抗甲状腺自身抗体为特征,这些抗体主要是对抗甲状腺球蛋白和甲状腺微粒体性抗原。近来研究结果表明,甲状腺过氧化物酶(TPO)是微粒体抗原性蛋白,因此甲状腺微粒体抗体也可用ATPO表示。ATPO阳性主要见于慢性淋巴细胞性甲状腺炎、甲状腺功能亢进、原发性甲状腺功能减低等。

> 注意事项

ATPO阳性不能排除甲状腺肿瘤及甲亢。

(四)胰岛细胞抗体(ICA)

> 临床应用

用于1型糖尿病的辅助诊断和鉴别诊断。

> 正常参考值

阴性

> 临床意义

(1)ICA常见于新发生的1型糖尿病患者。约90%的患者,在最初诊断时血清中有以IgG为主的抗胰岛细胞抗体,该抗体的发生率随病程延长而趋于减低;只有少数并发有自身免疫性多内分泌腺体综合征的患者具有持续的抗体。ICA阳性出现在糖尿病发病之前,因此ICA检测对1型糖尿病的早期诊断和治疗有重要意义。

(2)正常人也可出现阳性,特别是在1型糖尿病患者一级亲属中,检出率为2%~6%,在这个人群中,将来患1型糖尿病的危险性显著增加,对此类人群应进行随访。

> **注意事项**

联合测定灵长类小脑及胰腺冰冻切片,如果抗胰岛细胞抗体及小脑灰质细胞胞浆同时阳性,可判断血清中有GAD(谷氨酸脱羧酶)抗体存在。可协助诊断1型糖尿病。不同供体来源的胰腺组织样本测定ICA的分析敏感性和特异性存在很大的差异。

(五)抗胰岛素抗体(IAA)

> **临床应用**

用于1型糖尿病的辅助诊断和鉴别诊断。

> **正常参考值**

阴性

> **临床意义**

胰岛素抗体(IAA)所针对的靶抗原主要是胰岛素,在1型糖尿病的亚临床期和临床期常可出现IAA。IAA能与患者体内的胰岛素及外源胰岛素结合形成抗原抗体复合物,使胰岛素活性降低甚至不能发挥作用。因此检测IAA可用于监测患者的胰岛素耐量。

> **注意事项**

高胰岛素水平可能对试验有干扰,因此应进行空腹采血,如果可行应在下一次注射胰岛素前采集样本。

(六)抗心肌抗体

临床应用

用于心肌损伤性疾病的辅助诊断。

正常参考值

阴性

临床意义

心肌损伤时心肌成分暴露于血液循环中导致产生相应的抗心肌抗体。阳性常见于心肌炎、心脏术后综合征、细菌性心内膜炎、特发性扩张性心肌病、风湿热、重症肌无力、类风湿关节炎、甲亢、系统性红斑狼疮等。

(七)抗心磷脂抗体(ACA)

临床应用

用于抗磷脂综合征的诊断及血栓性疾病的辅助检查。

正常参考值

阴性

临床意义

抗心磷脂抗体的靶抗原主要是血浆中的磷脂结合蛋白,常见的是β_2-糖蛋白I,凝血酶原或这些蛋白与心磷脂的复合物,ACA与这些靶抗原结合,引起血管内皮受损、抑制抗凝血功能和增加血小板活化,促进血栓前状态的形成和发生血栓性疾病。ACA阳性多见于抗心磷脂抗体综合征、心肌梗死、脑卒中、类风湿关节炎、系统性红斑狼疮、硬皮病、肿瘤、疟疾等。

注意事项

抗 ACA 阳性并非抗磷脂抗体综合征特有，不能盲目下诊断。不同的检测方法、不同的试剂会有一定的差异，应结合临床综合分析。

（八）抗肝-肾微粒体抗体（LKMD）

临床应用

用于自身免疫性肝炎的辅助诊断。

正常参考值

阴性

临床意义

LKMD 的靶抗原为 LKM-1、LKM-2、LKM-3 和肝微粒体，LKM-1 抗体阳性主要见于自身免疫性肝炎、慢性丙型肝炎，LKM-2 阳性主要见于应用药物替尼酸治疗的患者，LKM-3 抗体阳性与丁型肝炎有关。

（九）抗乙酰胆碱受体抗体（AchRA）

临床应用

用于重症肌无力的辅助诊断及疗效观察。

正常参考值

阴性

> **临床意义**

AchRA是针对骨骼肌细胞上乙酰胆碱受体的自身抗体。AchRA阳性对诊断重症肌无力有重要意义，敏感性特异性均高，还可作为重症肌无力疗效监测的指标。其他还可见于癫痫、唐氏综合征、强直性肌营养不良、胆汁性肝硬化等。

> **注意事项**

肌萎缩侧索硬化症患者用蛇毒治疗后可出现假阳性。

（十）抗平滑肌抗体（AMA）

> **临床应用**

用于自身免疫性肝炎的辅助诊断。

> **正常参考值**

阴性

> **临床意义**

AMA阳性主要见于自身免疫性肝炎，阳性率达69%~81%，而SLE则为阴性，可用于两者的鉴别。此外还见于皮肤黏膜淋巴结综合征、干燥综合征、类风湿关节炎、巨细胞病毒性肝炎、支原体性肺炎、传染性单核细胞增多症及麻疹等。恶性肿瘤也常出现阳性，正常人阳性率不超过2%。

> **注意事项**

正常人特别是老年人可有低效价自身抗体。

（十一）抗骨骼肌抗体（ASA）

临床应用

用于重症肌无力并发胸腺瘤的诊断。

正常参考值

阴性

临床意义

抗骨骼肌抗体的自身抗原包括肌动蛋白、α辅肌动蛋白、肌球蛋白、连接素及肌浆网钙释放通道蛋白等。ASA阳性常见于年龄较大（大于60岁）或成年的重症肌无力患者，同时患有胸腺瘤的病人，其抗骨骼肌抗体阳性率可达80%~90%。除重症肌无力外还可见于类风湿关节炎、系统性红斑狼疮等。个别正常人可检测到低滴度的抗骨骼肌抗体，多为IgM型，且常与抗心肌抗体有交叉反应。

注意事项

抗骨骼肌抗体常与抗心肌抗体有交叉反应。使用青霉胺治疗的类风湿关节炎的患者25%可检测到低滴度的抗骨骼肌抗体。

（十二）抗胃壁细胞抗体（APCA）

临床应用

用于恶性贫血的辅助诊断。

正常参考值

阴性

> **临床意义**

抗胃壁细胞抗体的靶抗原为位于胃黏膜细胞内的 H^+, K^+-ATP 酶。此酶是氢转运酶或质子泵,负责胃酸的分泌。90% 的恶性贫血患者可测到胃壁细胞抗体。此外 APCA 阳性还可见于萎缩性胃炎、胃癌、淋巴细胞性甲状腺炎、慢性低色素性贫血、糖尿病等。

> **注意事项**

胃壁细胞抗体阳性还可见于其他疾病。

(十三)抗精子抗体(ASpA)

> **临床应用**

用于免疫性不孕症的辅助诊断。

> **正常参考值**

阴性

> **临床意义**

ASpA 阳性主要见于男性及女性不孕症。男性成人产生抗精子抗体,可引起精子运动障碍,导致怀孕能力降低或不怀孕,多有睾丸外伤、手术、活检病史及生殖道感染史。女性也可产生抗精子抗体,主要是由于降解精子抗原的酶系统缺乏,使精子抗原被阴道黏膜吸收,诱发全身或局部的免疫应答,致使女性机体产生抗精子抗体,可导致受孕能力下降或不孕。

> **注意事项**

正常可生育的男性和女性有时也可检出较低滴度的抗精子抗体。判断是否由于 ASpA 引起的不孕时应慎重，必须同时做男性精液常规检查、女性月经周期等检测并结合临床综合分析。

（十四）抗子宫内膜抗体（EMAb）

> **临床应用**

是习惯性流产、子宫内膜异位症的辅助诊断指标。

> **正常参考值**

阴性

> **临床意义**

EMAb 是一种以子宫内膜为靶抗原并引起一系列免疫反应的自身抗体。EMAb 阳性常见于子宫内膜异位症，患者血清、腹腔液、子宫内膜组织常可测出高低度抗子宫内膜抗体，故临床上常将抗子宫内膜抗体作为内异症的辅助诊断指标。子宫内膜异位症Ⅰ期、Ⅱ期的患者 EMAb 检出率可达 60%~86%。EMAb 阳性还可见于不育妇女及习惯性流产的妇女，其原因主要是由于抗子宫内膜抗体可与子宫内膜和异位的病灶抗原结合并沉积在表面，通过激活补体，破坏子宫内膜结构，不利于孕卵着床，从而导致不孕及反复性流产。

(十五)类风湿因子试验(RF)

临床应用

RF是诊断类风湿关节炎的重要指标。

正常参考值

阴性

临床意义

(1)增高常见于类风湿关节炎(RA)、混合型冷球蛋白血症。

(2)此外还可见于其他自身免疫病:干燥综合征、系统性红斑狼疮、进行性系统性硬化病、自身免疫溶血性贫血、恶性贫血等。

(3)慢性炎症过程可产生低滴度RF。其中包括亚急性细菌性心内膜炎、疟疾、梅毒、结核病、肝炎、麻风、利什曼病、类肉瘤病和传染性单核细胞增多症等。

(4)IgG类RF的含量与RA患者的滑膜炎、血管炎和关节外症状密切相关。IgA类RF与患者关节炎活动度和骨质破坏密切相关,是RA临床活动的一个指标。类风湿关节炎患者血清中IgM类RF>80%并伴有严重关节障碍时提示预后不良。

注意事项

RF随年龄可轻度增高。低效价RF,除类风湿关节炎外,也可见于其他疾病。

(十六)抗组蛋白抗体(AHA)

临床应用

主要用于系统性红斑狼疮和类风湿关节炎的辅助诊断。

正常参考值

阴性

临床意义

AHA 阳性主要见于系统性红斑狼疮(阳性率约为 50%,活动期可达 90%),药物性狼疮(可达 95%),Felty 综合征(可达 83%),RA 相关的血管炎(约为 75%),类风湿关节炎(阳性率约 23.1%)。

(十七)抗核糖核蛋白抗体(Anti-RNP)

临床应用

主要用于系统性红斑狼疮和结缔组织病的辅助诊断。

正常参考值

阴性

临床意义

阳性主要见于混合性结缔组织病(阳性率 >95%),系统性红斑狼疮(阳性率约 40%)。

(十八)内因子抗体(IFA)

临床应用

用于恶性贫血的辅助诊断。

正常参考值

阴性

临床意义

抗内因子抗体是针对内因子的一种自身抗体,属于IgG。该抗体可与内因子-维生素B_{12}复合体或内因子结合,使内因子失去活性导致维生素B_{12}吸收障碍。内因子抗体阳性主要见于恶性贫血Ⅰ型(阳性率为32.8%~70.1%),恶性贫血Ⅱ型(阳性率为11.5%~42.9%),此外甲状腺功能亢进症、糖尿病、慢性甲状腺炎、缺铁性贫血有时也可呈阳性。

(十九)抗线粒体抗体(AMA)

临床应用

用于原发性胆汁性肝硬化的辅助诊断。

正常参考值

阴性

临床意义

阳性常见于原发性胆汁性肝硬化、慢性肝炎活动期、药物诱导的假红斑狼疮综合征、自身免疫性溶血性贫血、一些原因不明的心肌病等。

(二十)抗核抗体(ANA)

临床应用

是自身免疫性疾病重要的筛查试验。常用于系统性红斑狼疮、类风湿关节炎、弥漫性结缔组织病等疾病的诊断和鉴别诊断。

正常参考值

阴性

临床意义

抗核抗体是指抗细胞核抗原成分的自身抗体的总称。其靶抗原分布于整个细胞，包括细胞核、细胞浆、细胞骨架、细胞分裂周期蛋白等。阳性常见于系统性红斑狼疮、药物性狼疮、混合性结缔组织病、进行性系统性硬化症、多发性肌炎和皮肌炎、干燥综合征、原发性胆汁性肝硬化及类风湿关节炎等。ANA 阳性还见于慢性活动性肝炎、溃疡性结肠炎、桥本甲状腺炎、恶性肿瘤等。

注意事项

健康人特别是老年人可出现低效价 ANA。口服避孕药的妇女也可检出低效价 ANA。

（二十一）抗双链 DNA 抗体（Anti-dsDNA）

临床应用

可用于系统性红斑狼疮疾病的诊断及治疗的监控。

正常参考值

阴性

临床意义

阳性常见于活动期系统性红斑狼疮，其滴度与疾病的活动性密切相关，其抗体效价随疾病的活动和缓解而升降。因此抗dsDNA抗体常被作为系统性红斑狼疮活动的指标。测定滴度可用于系统性红斑狼疮药物治疗的监控。如果健康人血清中检测到此抗体，其中85%的人在五年内可发展为SLE，应定期跟踪复检。

（二十二）可提取核抗原多肽抗体谱（ENA）

临床应用

用于自身免疫性疾病的诊断，阳性标志着某种自身免疫病的可能性。

正常参考值

阴性

临床意义

ENA是ANA中的一类蛋白的总称。因为这类核蛋白的共同特点是不含有组蛋白，且均能溶解于生理盐水和磷酸缓冲液，故被称为可溶性抗原。针对这些抗原产生的抗体被称为抗ENA抗体。

抗ENA抗体主要包括：抗U1-RNP抗体、抗Sm抗体、抗ssA抗体、抗ssB抗体、抗Scl-70抗体、抗Jo-1抗体、抗核糖体P蛋白抗体（ARPA）。U1-RNP抗体：是混合性结缔组织病的特征指标。Sm抗体：是系统性红斑狼疮的特异性抗体，与抗dsDNA抗体一起，是系统性红斑狼疮的诊断指标，但阳性率仅为5%~10%，与系统性红斑狼疮密切相关。ss-A抗体：常见于干燥综合征，系统性SLE、新生儿狼疮综合征。ss-B抗体：常见于干燥综合征，系统性

SLE。Scl-70抗体：见于弥漫性进行性系统性硬化症。（局限型硬化症中不出现）Jo-1抗体：见于多发性肌炎、皮肌炎、重叠综合征。常与合并肺间质纤维化相关。抗多发性肌炎-1抗体：常见于多发性肌炎。抗核糖体P蛋白抗体（ARPA）：是SLE的特异性标志。有些学者认为SLE的活动性与ARPA的滴度具有相关性。

注意事项

抗ENA抗体对部分自身免疫病有较高的特异性，但灵敏度并不高，阴性结果时常不能做出排除诊断。

（二十三）抗中性粒细胞胞浆抗体（ANCA）

临床应用

用于系统性血管炎与炎症性肠炎的诊断。是系统性血管炎的血清标志抗体。

正常参考值

阴性

临床意义

ANCA是一组针对中性粒细胞许多抗原所产生的自身抗体，其靶抗原实际为中性粒细胞胞浆中的颗粒蛋白酶，如蛋白酶3（PR3）、髓过氧化物酶（MPO）、人白细胞弹性蛋白酶、乳铁蛋白、组织蛋白酶等。ANCA与临床多种小血管炎性疾病的发生密切相关，阳性常见于变应性肉芽肿性血管炎、白塞病、韦格纳肉芽肿、显微镜下多动脉炎、特发性坏死性新月体肾小球肾炎、结节性多动脉炎、过敏性紫癜、溃疡性结肠炎等。

三十三、体液免疫和细胞免疫

(一) 免疫球蛋白

临床应用

免疫球蛋白是一组具有抗体活性的蛋白质，我们又称抗体，是检查机体体液免疫功能的一项重要指标。分为 IgG、IgA、IgM、IgD 和 IgE，其浓度依次递减。总体评估体液免疫功能。

临床意义

（1）Ig 含量减低：可表现为一种或多种 Ig 含量减少，分为原发性和继发性，前者属于遗传性，如丙种球蛋白缺乏症。继发性减少见于网状淋巴系统的恶性疾病、慢性淋巴细胞性白血病、肾病综合征、大面积烧伤烫伤患者、长期大剂量使用免疫抑制剂或放射线照射等。

（2）Ig 含量增高：主要见于各种慢性感染、肿瘤、自身免疫病等。自身免疫病中，系统性红斑狼疮以 IgG、IgA、IgM 升高多见，类风湿关节炎以 IgG、IgM 升高多见。

（3）单一的 Ig 水平增加：又称为"M"蛋白病，见于免疫增殖性疾病，例如：多发性骨髓瘤、巨球蛋白血症。

1. IgG

临床应用

IgG 是初级免疫应答中最持久、最重要的抗体。大多

（3）监测治疗、观察疗效。一般情况下随着疗效的提高，sIgE 含量逐渐下降。

注意事项

注意变应原的地域性、种属特异性。

（四）免疫球蛋白轻链测定

临床应用

正常情况下机体内无游离轻链，若出现则为异常。故检测轻链主要用于对多发性骨髓瘤、巨球蛋白血症的诊断。

正常参考值

速率散射比浊法：
血清 κ 5.98~13.29g/L；λ 2.80~6.65g/L
尿液 κ<18.5mg/L；λ<51mg/L

临床意义

（1）血清轻链增高：见于多发性骨髓瘤、巨球蛋白血症等。

（2）尿液轻链增高：即本周蛋白尿。见于多发性骨髓瘤、巨球蛋白血症、肾淀粉样变性、慢性肾盂肾炎、慢性淋巴细胞白血病、恶性肿瘤及恶性淋巴瘤等。

注意事项

在一些疾病中如肾小球肾炎可一过性出现假性本周蛋白尿，注意鉴别。另本周蛋白尿阳性不一定为恶性疾病，少数属于良性轻链病，需随访鉴别。

（五）克隆性免疫球蛋白的分类与鉴定

临床应用

用于鉴别单克隆、双克隆、寡克隆球蛋白病及多发性骨髓瘤、巨球蛋白血症的诊断、分型、病情监测等。

正常参考值

血清、尿液、脑脊液无克隆性 IgG、IgA、IgM 区带和 κ、λ 轻链区带

临床意义

（1）血清轻链增多：见于多发新骨髓瘤、慢性淋巴细胞性白血病、巨球蛋白血症，淀粉样变性、恶性肿瘤、自身免疫性疾病、感染、急慢性肝炎、肝硬化等，但多为 κ、λ 同时增多。在多发性骨髓瘤患者中，约 20% 患者只分泌游离轻链，50% 的既有单克隆免疫球蛋白，又有单克隆尿轻链，前者预后较差。免疫电泳只出现单一 L 链沉淀线即异常 M 蛋白提示多属于恶性疾病，两条同时出现则多属于 SLE、肝脏疾病等。故测定血或尿中的轻链对多发性骨髓瘤的诊断、分型及病情监测有重要意义。

（2）重链增多：见于重链病，即一类淋巴细胞和浆细胞的恶性肿瘤，在患者血清/尿液中出现大量某一类型免疫球蛋白的重链或片段，其中以 γ、α 及 μ 重链病常见。

（3）尿本周蛋白阳性：见于多发性骨髓瘤、巨球蛋白血症患者尿中出现单一型轻链异常增多。此外，慢性淋巴细胞性白血病、自身免疫病、淀粉样变性、肾病、恶性肿瘤及糖尿病等尿中可出现 κ、λ 同时增多。

> **注意事项**

在一些疾病中如肾小球肾炎可一过性出现假性本周蛋白尿，注意鉴别。另本周蛋白尿阳性不一定为恶性疾病，少数属于良性轻链病，需随访鉴别。

（六）总补体溶血活性（CH50）

> **临床应用**

主要是反映补体（C1~C9）经经典途径活化的活性。用于评估机体非特异性免疫功能，并对多种疾病发病机制研究、诊断、鉴别诊断及疗效观察具有一定的临床价值。

> **正常参考值**

脂质体法：75~160U/ml

> **临床意义**

（1）CH50增高：见于各种急性炎症（如风湿热急性期等）、感染、组织损伤、急性心肌梗死、溃疡性结肠炎、多发性关节炎、阻塞性黄疸、某些恶性肿瘤及移植排斥反应等。一些传染病，如风湿热、伤寒、结核、麻疹等也可见补体代偿性升高。

（2）CH50减低：可能有以下几种原因：①补体消耗增多：常见于血清病、急性肾小球肾炎、慢性肾炎、SLE活动期、恶性类风湿关节炎、自身免疫性溶血性贫血等。②补体大量丧失：多见于肾病综合征及大面积烧伤等情况。③补体合成不足：主要见于各种肝病患者，如肝硬化、性活动性肝炎及急性重症肝炎等。

> **注意事项**

（1）由于补体对热不稳定，在室温下很快失活，故要求必须是新鲜抽取的血清，在离体后 2 小时内测定，才能得到可靠的结果。

（2）妊娠期特别是妊娠后 3 个月，补体水平增高，此时可能与补体合成增加有关，应注意与病理情况鉴别。

（七）补体 C3

> **临床应用**

补体 C3 是血清中含量最高的补体成分，在补体经典激活途径和旁路激活途径中均发挥重要作用。测定其含量用于评价补体活化。

> **正常参考值**

免疫比浊法：0.8~1.55g/L

> **临床意义**

（1）C3 增高：见于某些急性炎症或传染性疾病早期（如风湿热急性期、心肌炎、心肌梗死、关节炎等）及恶性肿瘤等。

（2）C3 减低：①补体合成能力下降，如慢性活动性肝炎、肝硬化、肝坏死等；②补体消耗或者丢失过多，如活动性红斑狼疮、急性肾小球肾炎早期及晚期、基底膜增生型肾小球肾炎、链球菌感染后肾炎、冷球蛋白血症、严重类风湿关节炎、大面积烧伤等；③补体合成原料不足，如儿童营养不良性疾病；④先天性补体缺乏。

注意事项

为避免补体的体外活化,EDTA、枸橼酸钠抗凝血必须在1小时之内分离血浆。

(八) 补体 C4

临床应用

补体 C4 是补体系统中的主要组分,在补体消耗过程中其降低比 C3 更早,故检测补体活化时常测定 C4。

正常参考值

免疫比浊法:0.16~0.47 g/L

临床意义

(1) C4 增高:见于血清病(如风湿热急性期、结节性动脉周围炎、皮肌炎、急性心肌梗死、Reiter 综合征等)、各种类型的关节炎。

(2) C4 减低:常见于自身免疫性疾病,如自身免疫性慢活动性肝炎、SLE、多发性硬化、类风湿关节炎、肾病、亚急性硬化性全脑炎等。在 SLE,C4 的降低常早于其他补体成分,且较其他成分回升迟。狼疮性肾炎较非狼疮性肾炎 C4 值显著低下。

注意事项

C4 在血浆中比血清中稳定。

(九) 补体 C1q

临床应用

C1q 是构成补体 C1 的一个重要成分, 启动补体经典激活途径。也是评价补体活化的一项指标。

正常参考值

单项免疫扩散法: 0.197~0.04g/L

临床意义

(1) C1q 增加: 见于骨髓炎、类风湿关节炎、系统性红斑狼疮 (SLE)、血管炎、硬皮病、痛风、活动性过敏性紫癜。

(2) C1q 降低: 见于活动性混合性结缔组织病。

注意事项

注意采血后及时送检。

(十) 循环免疫复合物

临床应用

检查组织内或循环 IC (免疫复合物) 的存在有助于某些疾病的诊断、发病机制的研究、预后估计、病情活动观察和疗效判断等。

正常参考值

抗补体试验、胶固素结合试验: 血清 CIC 为阴性

PEG 沉淀试验: 4.3±2.0 (血清), 以 ≥8.3 为免疫复合

物阳性

SPA 夹心 ELISA 试验：<28.4mg/L（血清）

> 临床意义

增高或阳性：见于某些自身免疫性疾病（如全身性红斑狼疮、类风湿关节炎、结节性多动脉炎等）、膜增生性肾小球肾炎、急性链球菌感染后肾炎、传染病（如慢性乙型肝炎、麻风、登革热、疟疾等）以及肿瘤患者等。

> 注意事项

（1）抗补体试验：本法只能检出与补体结合的 CIC，抗补体的任何因素均能干扰本试验结果。

（2）PEG 沉淀试验：低密度脂蛋白可引起浊度增加，故应空腹取血；高丙种球蛋白血症或血脂含量过高，以及血清标本反复冻融，均易造成假阳性；此法快速、简便，但特异性较差，仅适于血清标本的筛查。

（十一）T 淋巴细胞亚群（CD3/CD4/CD8）

> 临床应用

用于评价机体免疫功能、白血病和淋巴瘤的免疫分型诊断及免疫抑制疗法的评价。

> 正常参考值

总 T 细胞（$CD3^+$）：百分比 50.5%~87.7%，绝对值 630~2090 个/μl

Th 亚群（$CD4^+CD3^+$）：百分比 21.7%~50.9%，绝对值 300~1140 个/μl

Ts 亚群（CD8$^+$CD3$^+$）：百分比 11.5%~38.3%，绝对值 150~870 个 /μl

Th/Ts：1.5~2.0

临床意义

（1）Th/Ts 比值升高：提示免疫应答的正调节占优势，见于自身免疫性疾病，如系统性红斑狼疮、类风湿关节炎、多发性硬化症、自身免疫性溶血性贫血、重症肌无力等。

（2）Th/Ts 比值减低：提示免疫力低下，见于恶性肿瘤、慢性活动性肝炎、原发性胆汁性肝硬变、乙型肝炎、再生障碍性贫血、粒细胞减少症、HIV 及其他病毒感染等。

（3）在自身免疫性疾病(如活动性系统性红斑狼疮）中，T 抑制 / 细胞毒细胞（CD8$^+$）的数量和功能低下是发病的重要因素，有时也有 T 辅助 / 诱导细胞（CD4$^+$）数量和功能的增高；

（4）在乙型肝炎、自身溶血性贫血、风湿病，重症肌无力等患者都具有类似的 T 亚群异常的特征。

（5）CD4$^+$/CD8$^+$ 比值减少是免疫缺陷病的重要特征，在艾滋病病人中就存在着 CD4$^+$ 细胞显著减少的现象；

（6）在一些上呼吸道感染的病人中 CD8$^+$ 细胞的数量和功能都有异常增高的现象。很多感染性疾病（如水痘、猩红热、麻疹病人）都和免疫抑制有关，CD4$^+$/CD8$^+$ 比值的倒置被认为是病毒感染性疾病的重要特征。

总之，T 淋巴细胞亚群在各种临床疾病如自身免疫性疾病、免疫缺陷性疾病、变态反应性疾病、再生障碍性贫血、病毒感染、恶性肿瘤等都有异常改变。

注意事项

T淋巴细胞亚群受性别、年龄、种族、环境等多种因素的影响。

（十二）B淋巴细胞亚群（CD5/CD19）

临床应用

B淋巴细胞亚群检测可用于评价机体体液免疫功能，对于肿瘤、免疫缺陷、病毒感染、自身免疫性疾病、创伤、急性感染、多脏器功能衰竭、器官移植等具有临床诊断、病情判断及指导治疗的重要价值。

正常参考值

总B细胞（$CD19^+$）：百分比（5~18）%，绝对值（90~560）个/μl

B1亚群（$CD5+CD19^+$）：百分比（0~0.96）%，绝对值（0~28）个/μl

B2亚群（$CD5-CD19^+$）：百分比（1.45~9.49）%，绝对值（15~276）个/μl

临床意义

异常见于各种原发或继发的免疫缺陷病，如X连锁无丙种球蛋白血症、慢性B淋巴细胞白血病、病毒感染、自身免疫性疾病、创伤、急性感染、多脏器功能衰竭、器官移植等。

注意事项

绝对值结果受各实验是淋巴细胞计数方法的影响，可导致不同实验室间结果缺乏可比性。

(十三) 辅助性 T 淋巴细胞亚群 (Th1/Th2)

临床应用

Th 亚群检测可应用于上述疾病的辅助诊断、移植术后免疫状态监测、HIV 感染、细胞治疗和细胞疫苗的评估等。

正常参考值

百分比 21.7%~50.9%，绝对值 300~1140 个 /μl

临床意义

Th 亚群异常：见于多种疾病或情况，如感染性疾病、自身免疫性疾病、过敏性疾病及流产等。

注意事项

检测体液中（如尿液、脑脊液、支气管肺泡灌洗液等）中的细胞因子对疾病临床诊断也具有参考价值。

(十四) 干扰素 (IFN)

临床应用

干扰素是一类具有多种生物活性的糖蛋白，无抗原性，不被免疫血清中和，也不被核酸酶破坏，但可被蛋白酶灭活。根据来源和理化性质，将 IFN 分为 α、β 及 γ 三种类型，其中，IFN-α/β 为 I 型 IFN，IFN-γ 则为 II 型 IFN。I 型和 II 型 IFN 均具有抗病毒、抗肿瘤、抑制细胞增殖的生理功能，II 型 IFN (IFN-γ) 还具有免疫调节作用。

> 正常参考值

ELISA：1000~4000kU/L

> 临床意义

（1）升高：见于自身免疫性疾病非活动期（如系统性红斑狼疮缓解期、非活动性类风湿关节炎等）、恶性肿瘤早期、急性病毒感染、再生障碍性贫血等。

（2）减低：见于活动性类风湿关节炎、免疫缺陷性疾病、恶性肿瘤、乙型肝炎病毒感染、哮喘、应用糖皮质激素及细胞毒性药物等。

> 注意事项

干扰素不具有特异性，即由一种病毒所诱发产生的干扰素，能抗御多种病毒甚至其他的胞内寄生的病原微生物的能力。

（十五）白细胞介素2（IL-2）和白细胞介素2受体（IL-2R）

> 临床应用

二者是评价细胞免疫功能重要指标，对自身免疫病、移植反应、恶性肿瘤的诊断、病情观察和疗效监测有指导作用。

> 正常参考值

IL-2：5~15kU/L（RIA），<200U/ml（ELISA）

mIL-2R：4.4%±1.5%（ELISA）

sIL-2R：<276U/ml（ELISA）

> 临床意义

(1) IL-2升高：见于自身免疫性疾病活动期（如系统性红斑狼疮，类风湿关节炎等）；血液系统疾病（如再生障碍性贫血、多发性骨髓瘤等）；移植排斥反应。

(2) IL-2减低：IL-2减少或缺失，可导致免疫反应明显下降，见于免疫缺陷疾病（如重症联合免疫缺陷病、AIDS等）、恶性肿瘤、1型糖尿病、肾病综合征、某些病毒感染（如乙型肝炎）。

(3) mIL-2R表达：IL-2R对于急性排斥反应和免疫性疾病具有诊断价值，并可用于观察病情和监测疗效。

(4) mIL-2R低水平表达见于反应性T淋巴细胞受损、低度恶性B淋巴细胞性肿瘤、非造血系统肿瘤等；

(5) 中等水平表达见于B淋巴细胞性淋巴瘤和霍奇金病；

(6) 高水平表达见于T淋巴细胞性淋巴瘤、组织细胞增生症等。

> 注意事项

除了mIL-2R以外，IL-2R经过酶裂解后的部分可进入血液循环中，称为可溶性IL-2R（sIL-2R）。sIL-2R水平升高见于霍奇金病晚期、成人T淋巴细胞白血病、B淋巴细胞白血病、Sezary综合征、传染性单核细胞增多症、移植物抗宿主反应及AIDS等。

（十六）自然杀伤细胞（$CD3^-/CD16^+56^+$）

> 临床应用

NK细胞可用于肿瘤的疗效观察和预后判断。此外，尚有免疫调节功能，也参与移植排斥反应和某些自身免疫病的发生发展。

正常参考值

NK 细胞（CD3$^-$、16$^+$、56$^+$）：百分比（5.7~31.0）%，绝对值（60~900）个/μl

临床意义

（1）减低：主要见于血液系统肿瘤、实体瘤、免疫缺陷病、AIDS、某些病毒感染及应用免疫抑制剂等。

（2）升高：见于宿主抗移植物排斥反应及应用 IL-2 后，外周血 NK 细胞增加。

注意事项

（1）NK 活性随年龄增长而减退。

（2）NK 细胞活性与肿瘤的发生、发展及预后有关。

（3）由于 CD16 在 NK 细胞的表达比较弱，并在 NK 细胞活化时丢失，CD56 表达于大部分 NK 细胞和某些 T 淋巴细胞上，因此联合使用 CD3、CD16$^+$、CD56$^+$ 可正确的区分真正的 NK 细胞。

（十七）肿瘤坏死因子（TNF-α）

临床应用

TNF-α 表达水平对于某些肿瘤、感染性疾病的病情观察和疗效检测具有重要意义。

正常参考值

总 TNF-α：<20ng/L（ELISA）

生物活性TNF-α：<5ng/L（ELISA）

临床意义

（1）肿瘤：许多肿瘤细胞可产生TNF，因此在多种肿瘤时机体内TNF表达明显升高。

（2）风湿性关节炎患者的滑膜中有大量TNF。

（3）在脓毒败血症、感染性肺炎等严重炎性疾病时血清中TNF含量明显增高。

（4）许多寄生虫病患者中TNF也显著改变。

（5）艾滋病患者体液中TNF也高于正常人。

（6）疟疾抗原、病毒和细菌均可诱导TNF产生，TNF又反过来具有抗病毒、抗细菌、抗疟疾作用。

（7）TNF与移植排斥反应密切相关，在患者的血清或尿液中TNF的表达与排斥反应程度呈正相关。

（8）TNF-α明显升高（主要表现为TNF-α过度表达）见于革兰阴性细菌引起的内毒素性休克，且升高程度与死亡率密切相关。

（9）此外，细菌性脑膜炎、自身免疫性疾病、寄生虫感染、广泛性骨髓坏死、HIV携带者、重症乙型肝炎及急性结肠坏死等，亦可出现TNF-α水平升高。

注意事项

（1）器官移植者常接受免疫治疗，TNF-α时可出现暂时性的假阳性升高，应注意鉴别诊断。

（2）总TNF-α与具有生物活性TNF-α的检测方法、结果及临床评价均有区别。

（十八）人类白细胞抗原 B27（HLA-B27）

临床应用

HLA-B27 表达与多种疾病具有相关性，尤其是强直性脊柱炎。

正常参考值

阴性

临床意义

（1）HLA-B27 阳性：超过 90% 的强直性脊柱炎患者 HLA-B27 抗原阳性，可用于强直性脊柱炎的筛查和辅助诊断。

（2）此外，在脊柱性关节病这一类的疾病中除了强直性脊柱炎以外，还有许多其他的疾病与 HLA-B27 抗原的表达有着或多或少的相关性，如 Reiter 综合征、银屑病型关节炎、葡萄膜炎等，因此 HLA-B27 的检测在这些疾病的诊断中是一个非常有价值的指标。

注意事项

（1）HLA-B27 阳性的健康者与脊柱病病人可能有遗传差别。

（2）HLA-B27 M1 与 M2 两种抗原决定簇和致关节因素克雷白菌、志贺杆菌和那尔森菌能发生交叉反应。反应低下者似乎多表现为 AS，反应增强者则发展为反应性关节炎或 Reiter 综合征。

(十九)血小板相关免疫球蛋白(PA-Ig)

临床应用

血小板相关免疫球蛋白,又称血小板相关抗体,为存在于血小板表面的免疫球蛋白,是病人体内的自身抗血小板抗体,包括PA-IgG、PA-IgA和PA-IgM。PA-Ig与特发性(免疫性)血小板减少性紫癜(ITP)及其他免疫性血小板破坏疾病相关,可作为临床诊断的重要依据,并为指导治疗和估计预后的重要指标。

正常参考值

PA-IgG:<2.98%;PA-IgM:<3.0%;PA-IgA:<3.0%

临床意义

(1)主要见于特发性(免疫性)血小板减少性紫癜。ITP患者血小板表面和血清中以PA-IgG增多为主,还包括少量PA-IgA和PA-IgM。其中,PA-IgM在ITP诊断特异性较其他指标(PA-IgG、PA-IgA)为高。从临床预后角度来看,IgA、IgM阳性者属于难治型,IgG阳性者预后稍好。

(2)此外,由于某些疾病亦可引起免疫性血小板减少,因此也可出现PA-Ig阳性,如系统性红斑狼疮、慢性活动性肝炎、结缔组织病、肾病综合征、骨髓增生异常综合征、输血后紫癜、药物诱导的血小板减少症、胶原性疾病等。

(3)还可作为ITP的监测,如:作为观察疗效的指标:经肾上腺皮质激素治疗后的ITP其PA-IgG降低,复发患者的PA-IgG增高。作为估计预后的指标:经治疗后的ITP,PA-IgG减低且不再复发患者其预后较好,反之则预后较差。作为脾切除术适应证的指标：肾上腺皮质激素治疗后 PA-IgG 不降低的患者均是切脾的指征。作为预测胎儿血小板状况的指标：若 ITP 孕妇血清中游离抗血小板抗体的水平增高，该抗体可通过胎盘进入胎儿血循环，导致胎儿血小板减少。

注意事项

（1）少数非免疫性血小板减少的患者也呈阳性，多次输血、血清中免疫球蛋白和免疫复合物增高时也可出现 PA-IgG 假阳性。因此，PA-Ig 测定的特异性并不高，可作为筛查指标。

（2）因肾上腺皮质激素可影响结果，故应停药 2 周以上才能抽血检测。

（二十）红细胞表面相关免疫球蛋白（RBC-Ig）

临床应用

红细胞表面相关免疫球蛋白（IgG、IgM、IgA、IgD）的检测对于自身免疫性溶血性贫血（AIHA）及新生儿溶血性疾病的辅助诊断和免疫学分型起着重要作用。

正常参考值

IgA<2.78%；IgG<2.98%；IgM<2.52%；IgD<2.88%

临床意义

（1）主要见于自身免疫性溶血性贫血（AIHA）及新生儿溶血性疾病。并可对其进行免疫学分析，对于阐明红细胞破坏机制、判断疾病严重程度及指导治疗均有重要意义。

(2)此外,某些自身免疫性疾病如系统性红斑狼疮、类风湿关节炎等亦可出现RBC-Ig阳性。

> 注意事项

流式细胞术具有较高的灵敏度,并可检出常规直接抗人球蛋白试验(DAT)难以测定的具有IgM、IgA自身抗体的AIHA,是目前检测红细胞表面相关免疫球蛋白最为灵敏的方法之一。但与DAT相比其特异性较差。

(二十一)粒细胞相关免疫球蛋白(WBC-Ig)

> 临床应用

粒细胞相关免疫球蛋白(IgG、IgM、IgA、IgD)可以是IgG、IgM、IgA之中一项、二项或三项,可以存在于血清中,也可以结合在中性粒细胞上。因此,通过检测粒细胞相关性免疫球蛋白,对于明确白细胞减少症免疫分型、判断疾病严重程度及指导治疗均有重要意义。免疫性粒细胞减少多为自身抗体产生并与粒细胞结合,使其易于在网状内皮系统被破坏从而数量减少。可见于原发或继发于血小板减少性紫癜、自身免疫性溶血性贫血、系统性红斑狼疮、类风湿关节炎等,自身抗体及其亚型与发病机理和粒细胞减少程度密切相关。

> 正常参考值

IgA<1.92%;IgG<2.03%;IgM<1.93%;IgD<2.55%

> 临床意义

主要见于各种原因引起的免疫性白细胞减少症,如白血病、恶性淋巴瘤、结缔组织病、自身免疫性疾病及器官移植排斥反应等。粒细胞相关免疫球蛋白以 IgG 最为多见，不同类型的白细胞减少症其自身抗体的类型可有不同。并且，各型抗体在自身抗体对粒细胞的破坏过程中的机制不尽相同，自身抗体及其亚型与发病机制、粒细胞减少程度及预后密切相关。

注意事项

（1）患者应在未曾接受过输血治疗前进行采血检验。

（2）FCM 检测粒细胞相关免疫球蛋白具有较好的特异性，但敏感性在不同原因引起的白细胞减少患者中不一致。

（二十二）白血病 / 淋巴瘤免疫分型

临床应用

用于急性白血病、淋巴瘤细胞白血病、慢性淋巴细胞增殖性疾病诊断、免疫学分型、治疗指导、疗效判断及预后评估；微量残存白血病诊断。

临床意义

（1）作为鉴别和分类血细胞的基础。

（2）对白血病进行免疫分型。

（3）各型白血病及淋巴瘤免疫分型特点。

注意事项

国际白血病 MIC 分型协作组认为凡是符合下列条件者均应进行免疫分型：①用形态学、细胞化学染色无法确定细胞来源的白血病；②形态学为急性淋巴细胞性白血病（ALL）；③急性未分化型白血病（AUL）、混合系列白血病

327

(MLL);④慢性淋巴细胞性白血病(CLL);⑤非霍奇金淋巴瘤(NHL)或淋巴瘤细胞白血病;⑥大部分髓系白血病;⑦微小残留白血病;⑧不明原因的、持续性淋巴细胞增多;⑨疑为骨髓增生异常综合征(MDS);⑩慢性粒细胞性白血病(CML)急性变。

(二十三)结核菌素纯蛋白衍化物试验(PPD)

临床应用

结核菌素纯蛋白衍化物(TB-PPD)为结核菌的代谢产物,它是从TB菌的液体培养基提炼出来的,对已受结核杆菌感染或曾接种卡介苗已产生免疫力的机体,能引起特异的皮肤变态反应。与旧结核菌素相比,具有反应清楚、不易产生硬结、非特异性反应少等优点。用于社区结核菌感染的流行病学调查或接触者的随访、卡介苗接种后质量监测及临床诊断、也可用于测量肿瘤病人的细胞免疫功能等。

正常参考值

阴性:硬节直径<0.5cm

临床意义

(1)结核菌素试验阳性:表示受试者曾经受到过结核菌感染或已经接种过卡介苗,但不能判定其是否患有结核病。

(2)结核菌素试验强阳性:表示体内有活动性结核病。

(3)对于3岁以下特别是1岁以下尚未接种过卡介苗的小儿,如果结核菌素试验呈阳性反应,则表示体内有新的结核病灶。年龄越小,患活动性结核的可能性越大。

(4)如果2年之内结核菌素皮试结果由阴性转为阳性、

或反应强度从原来的硬结直径小于 10mm 增至大于 10mm，提示新近感染过结核菌或可能存在活动性病灶。

（5）结核菌素试验阴性：表示受试者未受到过结核菌感染，也未接种过卡介苗或接种未成功。

（6）应该注意的是，有下列情况存在时结核菌素试验也可能呈现阴性反应：①初次感染结核杆菌 8 周内，由于机体的变态反应尚未建立，结核菌素试验可出现阴性结果。②当机体免疫功能低下或受抑制时，如严重营养不良、重症结核、肿瘤、HIV 感染、麻疹、百日咳、猩红热、重度脱水、重度水肿等可呈假阴性反应。③使用糖皮质激素、免疫抑制剂者，结核菌素反应也可暂时消失。④某些老年人的结核菌素试验结果经常为阴性。

注意事项

（1）偶见过敏反应。

（2）患有急性传染病，如麻疹、百日咳、流行性感冒或肺炎、急性结膜炎、急性中耳炎，以及广泛性皮肤病者暂不宜使用。

（3）注射部位不能按压揉搓，72 小时内禁止洗澡。

三十四、血液系统疾病检查

（一）骨髓有核细胞总数

正常值

（10~180）× 10^9/L

临床意义

（1）增多：示骨髓增生，如白血病、溶血性贫血、脾功能亢进等。

（2）减少：示造血组织功能减退，如再生障碍性贫血。

（二）骨髓增生程度与有核细胞数量的关系

骨髓增生程度与有核细胞数量的关系

增生程度	范围（$\times 10^9$/L）	均值（$\times 10^9$/L）
增生极度活跃	220~1000	682.75
增生明显活跃	36~573	219
增生活跃	36~124	66.2
增生减低	6.6~62	24
增生极度减低	5.1~15	9.22

（三）骨髓增生程度的判断

骨髓增生程度的判断

骨髓增生程度的判断	成熟红细胞（有核细胞）		常见原因
	既往实际病例的分析结果	日常工作中可按以下比例粗略估计	
增殖极度活跃	（0.56~1.67）:1	1:1	白血病、红白血病
增值明显活跃	（5.3~12.2）:1	10:1	白血病、增生性贫血
增生活跃	（15.9~32.3）:1	20:1	正常骨髓或某些贫血
增生减低	（37.4~70.4）:1	50:1	造血功能低下
增生极度减低	（37.4~70.4）:1	300:1	典型的再生障碍性贫血

（四）骨髓巨核细胞及分类

正常值

总数 7~35 个 /1.5cm×3cm

分类：原始型 0

幼稚型 0~0.05（0~5%）

颗粒型 0.10~0.27（10%~27%）

产板型 0.44~0.60（44%~60%）

裸核型 0.08~0.30（8%~30%）

变性 0.02（2%）

临床意义

（1）增多：慢性粒细胞白血病、真性红细胞增多症、原发性血小板增多症、骨髓纤维化、脾功能亢进、急性大出血等。

（2）减少：急性、慢性再生障碍性贫血，各种急性白血病，血小板减少性紫癜、阵发性睡眠性血红蛋白尿症等。

（五）骨髓粒细胞系统

骨髓粒细胞系统正常范围

粒细胞系统		正常范围（%）	平均值（%）
嗜中性	原始粒细胞	0~1.8	0.64
	早幼粒细胞	0.4~3.9	1.57
	中幼粒细胞	2.2~12.2	6.49
	晚幼粒细胞	3.5~13.2	7.9
	杆状核粒细胞	16.4~32.1	23.72
	分叶核粒细胞	4.2~21.2	9.44
嗜酸性	中幼粒细胞	0~1.4	0.38
	晚幼粒细胞	0~1.8	0.49
	杆状核粒细胞	0.2~3.9	1.25
	分叶核粒细胞	0~4.2	0.86

续 表

	粒细胞系统	正常范围（%）	平均值（%）
嗜碱性	中幼粒细胞	0~0.2	0.02
	晚幼粒细胞	0~0.3	0.06
	杆状核粒细胞	0~0.4	0.10
	分叶核粒细胞	0~0.2	0.30

临床意义

（1）原粒细胞和早幼粒细胞增多（占20%~90%）：常见于急性粒细胞白血病、慢性粒细胞白血病（简称慢粒）急性变。

（2）中性中幼粒细胞增多（占20%~50%）：常见于亚急性粒细胞白血病、急性早幼粒细胞白血病。

（3）中性晚幼粒细胞和杆状核粒细胞增多：常见于各种急性感染（如细菌、螺旋体、原虫），代谢障碍（如尿毒症、糖尿病、酸中毒、痛风），药物或毒物（如汞、注射异种蛋白），严重烧伤，急性失血，大手术后，恶性肿瘤及慢性粒细胞增多症。

（4）嗜酸性粒细胞增多：常见于过敏性疾病（如哮喘、热带嗜酸性粒细胞增多症等），寄生虫感染（如血吸虫等），某些白血病（如慢粒、霍奇金病等）。

（6）嗜碱性粒细胞增多：常见于慢性粒细胞增多症、嗜碱性粒细胞白血病等。

（7）粒细胞减少：常见于各种化学、物理因素所致，以及严重病毒感染。

（六）骨髓红细胞系统

骨髓红细胞系统正常范围

红细胞系统	正常范围 (%)	平均范围 (%)
原始红细胞	0~1.9	0.57
早幼红细胞	0.2~2.6	0.92
中幼红细胞	2.6~10.7	7.41
晚幼红细胞	5.2~17.5	10.75
早巨幼红细胞	0	0
中巨幼红细胞	0	0
晚巨幼红细胞	0	0

临床意义

（1）原始红细胞和早幼红细胞增多：常见于红血病、红白血病、骨髓增生异常综合征（MDS）等。

（2）中幼红细胞和晚幼红细胞增多：常见于各种增生性贫血、原发性血小板减少性紫癜急性发作期、黑热病等。

（3）晚幼红细胞增多：常见于缺铁性贫血、再生障碍性贫血等。

（4）红细胞减少：如粒细胞系及巨核细胞均不减少，则见于纯红细胞再生障碍性贫血、溶血性贫血、营养性贫血等。

（七）骨髓粒细胞与有核红细胞比值（M/E）

正常值

（1.28~5.95）：1

临床意义

（1）比值增大：常见于粒细胞系统增生，如感染、粒细胞性白血病、类白血病反应；红细胞系统减少，如单纯红细胞再生障碍性贫血。

（2）比值减少（或倒置）：常见于粒细胞系统减少，如粒细胞缺乏症、放射病、慢性苯中毒等；红细胞增生，如幼红细胞增生的失血性贫血、缺铁性贫血及巨幼红细胞增生的恶性贫血、巨幼红细胞性贫血等。

（八）骨髓单核细胞系统

正常值

原始单核细胞 0~0.04（0~4%），幼单核细胞 0~0.021（0~2.1%），单核细胞 0.01~0.062（1.0%~6.2%）。

临床意义

增多，见于急性或慢性单核细胞白血病（急性以原始和幼稚型为主，慢性以成熟型为主）及慢性感染。

（九）骨髓浆细胞系统

正常值

原始浆细胞 0~0.001（0~0.1%）（平均 0.004%），幼浆细胞 0~0.007（0~0.7%）（平均 0.104%），浆细胞（0~0.021）（平均 0.71%）。

临床意义

增多，常见于多发性骨髓瘤、再生障碍性贫血、浆细胞白血病。

（十）骨髓其他细胞

正常值

巨核细胞，0~0.003（0~0.3%，平均 0.03%），网状细胞，

0.001~0.01（0.1%~1.0%，平均 0.16%）；内皮细胞，0~0.004（0~0.4%，平均 0.05%）；吞噬细胞，0~0.004（0~0.4%，平均 0.05%）；组织嗜碱细胞，0~0.005（0~0.5%，平均 0.03%）；组织嗜酸细胞，0~0.002（0~0.2%，平均 0.004%）；脂肪细胞，0~0.001（0~0.1%，平均 0.003%）；分类不明细胞 0~0.001（0~0.1%，平均 0.015%）。

临床意义

（1）急性或慢性再生障碍性贫血及放射病，可见网状细胞、浆细胞、组织嗜碱细胞增多。

（2）恶性组织细胞病，可见网状细胞增多，且形态异常。

（3）某些感染（如黑热病），可见网状细胞增多。

（十一）骨髓异常细胞和寄生虫

正常值

阴性

临床意义

异常细胞：李－史（Reed-Stemberg）细胞、戈谢（Gaucher）细胞、尼曼－匹克（Niemann-Pick）细胞、转移癌细胞等；寄生虫：疟原虫、利杜小体即黑热病小体。

（十二）骨髓细菌培养

阴性

临床意义

阳性，败血症或菌血症时，可培养出致病菌或条件致病菌；伤寒病时，骨髓培养阳性率较高。

骨髓检查方法。

（十三）铁染色

临床应用

铁染色主要用于贫血的鉴别诊断。

正常参考值

阳性反应：胞浆中有蓝色颗粒，根据颗粒的多少、大小和染色深浅，用（+）表示阳性强弱。正常人细胞外铁+~++；细胞内铁（铁粒幼细胞）阳性率为19%~44%，常为5个颗粒

临床意义

（1）升高。常见于铁粒幼细胞贫血、骨髓增生异常综合征（铁粒幼细胞难治性贫血）、溶血性贫血、营养性巨幼细胞贫血、再生障碍性贫血和白血病、感染、肝硬化、慢性肾炎，尿毒症、多次输血、血色病等。

（2）降低。常见于缺铁性贫血。缺铁性贫血是骨髓细胞外铁明显降低，甚至消失，铁粒幼细胞降低。经铁剂治疗后，细胞外铁增多。铁粒染色可作为诊断缺铁性贫血及指导铁剂治疗的一个方法。

（十四）糖原染色（PAS）

临床应用

糖原染色用于鉴别淋巴系统细胞增生的性质，鉴别红细胞系统增生的性质。

正常参考值

阳性反应，胞浆内可见红色颗粒或团块状

正常情况下，红细胞系统原、幼红细胞和成熟红细胞，粒细胞系统的原粒细胞，原单细胞和大多数淋巴细胞为阴性反应。自早幼粒阶段以下的粒细胞和幼单细胞可呈弱阳性反应。正常淋巴细胞内阳性率低于30%，积分小于60分，幼红细胞积分小于40分

临床意义

（1）鉴别淋巴系统细胞增生的性质：淋巴细胞恶性增生性疾病，如恶性淋巴瘤、霍奇金病、慢性淋巴细胞白血病时，淋巴细胞糖原染色积分升高；传染性单核细胞增多症时，糖原染色积分轻度升高，且阳性颗粒细小；病毒性感染时，淋巴细胞糖原染色积分多在正常范围内。

（2）鉴别幼红细胞增生的性质：溶血性贫血、再生障碍性贫血、巨幼细胞性贫血时，幼红细胞糖原阳性；红白血病时，其幼红细胞的糖原染色常呈强阳性反应；骨髓增生异常综合征时，幼红细胞的糖原染色反应可呈阳性。

（3）鉴别不典型巨核细胞和霍奇金细胞：巨核细胞呈强阳性反应，霍奇金细胞呈弱阳性或阴性反应。

鉴别白血病细胞和腺癌骨髓转移的腺癌细胞。腺癌细

胞呈阳性反应。

（4）其他戈谢细胞糖原染色呈强阳性反应，而尼曼-皮克细胞一般呈阴性反应。

（十五）髓过氧化物酶染色（POX）

临床应用

髓过氧化物酶染色有助于急性白血病的鉴别诊断。

正常参考值

（1）阳性：细胞质内见到蓝绿色颗粒，根据颗粒多少分为强阳性（常见于早幼粒细胞以下各期细胞及嗜酸性粒细胞）、阳性（常见于少数巨噬细胞）、弱阳性（常见于幼稚及成熟单核细胞）

（2）阴性：胞浆内无蓝绿色颗粒的细胞

临床意义

（1）急性粒细胞白血病一般为阳性，阳性反应的幼稚细胞可达50%以上。

（2）早幼粒细胞白血病呈强阳性反应。

（3）急性单核细胞白血病，其幼稚和成熟单核细胞均呈弱阳性。

（4）急性淋巴细胞白血病的各阶段细胞均呈阴性（阳性率<3%）。

（5）巨核细胞性白血病、组织细胞白血病常为阴性反应。

（十六）酸性磷酸酶（ACP）染色

正常参考值

（1）阳性反应：胞浆内胞质中出现鲜红色颗粒沉淀

（–）胞质无色

（+）胞质出现淡红色颗粒

（++）胞质布满鲜红色颗粒

（+++）胞质充满深红色颗粒

（2）正常血细胞的染色反应。粒细胞、单核细胞、淋巴细胞、巨核细胞、血小板、浆细胞、巨噬细胞、网状细胞呈阳性

临床意义

毛细胞白血病时，ACP呈阳性反应，且不为左旋酒石酸所抑制；急性单核细胞白血病和组织细胞白血病可呈阳性；戈谢细胞呈阳性反应。

（1）帮助鉴别戈谢细胞和尼曼–匹克细胞，前者酸性磷酸酶染色为阳性反应，后者为阴性。

（2）帮助诊断多毛细胞白血病，多毛细胞白血病时多毛细胞的酸性磷酸酶染色为阳性反应，此酶不被L-酒石酸所抑制。淋巴肉瘤细胞和慢性淋巴细胞白血病的淋巴细胞，酸性磷酸酶的染色也呈阳性反应，但此酶可被L-酒石酸所抑制。

（3）帮助鉴别T淋巴细胞和B淋巴细胞。T淋巴细胞呈阳性反应，而B淋巴细胞为阴性反应。

（十七）嗜中性粒细胞碱性磷酸酶染色（NAP）

> 临床应用

主要用于慢性粒细胞性白血病与其他类白血病、骨髓纤维化及化脓性感染等的鉴别诊断。

> 正常参考值

（1）阴性反应：胞浆呈淡红色，无颗粒。正常人嗜中性粒细胞碱性磷酸酶积分值一般多在80分以下

（2）阳性反应：胞浆呈棕黄色至黑色，根据颗粒大小、多少和染色程度可分为：(+)浅黄色、(++)棕黄色、(+++)棕黑色、(++++)黑色。成人NAP阳性率10%~40%；积分值40~80

嗜中性粒细胞碱性磷酸酶评分标准

0分	阴性反应
1分	胞浆1/2以下的区域出现灰黑色到棕黑色沉淀。
2分	胞浆1/2~3/4的区域出现灰黑色至棕黑色沉淀。
3分	胞浆全部区域出现棕黑色或棕黑色沉淀(颗粒状或片块状)，但密度较低约占3/4的区域。
4分	胞浆全部皆被深黑色团块状沉淀所充满，密度甚高，甚至遮盖胞核。

> 临床意义

（1）急性化脓性感染时NAP活性明显升高，病毒性感染时其活性在正常范围或略低，因此NAP可用于细菌和病毒感染的鉴别。

（2）慢性粒细胞白血病的NAP活性明显减低，积分值常为0；而类白血病反应的NAP活性极度升高，故可作为

慢性粒细胞白血病鉴别的一个重要指标。

（3）急性粒细胞白血病时 NAP 积分值减低；急性淋巴细胞白血病的 NAP 积分值多升高；急性单核细胞白血病时一般正常或减低，故可作为急性白血病的鉴别方法之一。

（4）再生障碍性贫血时 NAP 活性升高；阵发性睡眠性血红蛋白尿症时活性减低，因此也可作两者鉴别的参考。

（5）其他血液病恶性淋巴瘤、慢性淋巴细胞白血病、骨髓增殖性疾病如真性红细胞增多症、原发性血小板增多症、骨纤维化症 NAP 活性中度升高，恶性组织细胞病时 NAP 活性降低。

（6）腺垂体或肾上腺皮质功能亢进时，应用肾上腺皮质激素、ACTH、雌激素等 NAP 积分值可升高。

（十八）非特异性酯酶染色（NSE）

临床应用

非特异性酯酶又称单核细胞酯酶，主要存在于单核细胞和组织细胞内，正常单核细胞各阶段均呈阳性，且可被氟化钠抑制。

正常参考值

阳性反应：细胞质内有灰黑色絮状沉淀，根据沉淀情况可分强阳性（深黑色）、中度阳性（棕黑色）、弱阳性（灰黑色）。

临床意义

（1）急性粒细胞白血病时呈阴性或弱阳性反应，不被氟化钠抑制。

（2）急性单核细胞白血病时呈阳性反应，被氟化钠抑制。

（十九）特异性酯酶（氯醋酸酯酶 AS-D）染色

正常参考值

阳性反应：胞浆中可见红色颗粒

临床意义

阳性反应。主要见于粒系细胞，原始粒细胞呈弱阳性，早幼粒细胞呈阳性反应，单核细胞一般呈阴性反应或弱阳性反应。因此，特异性酯酶（氯醋酸酯酶 AS-D）染色可鉴别急性粒细胞白血病和急性单核细胞白血病。

三十五、感染性疾病免疫学检查

（一）肥达反应

临床应用

伤寒、副伤寒的辅助诊断。

参考值范围

伤寒沙门菌：抗 O 抗体 <1∶80，抗 H 抗体 <1∶160
副伤寒沙门菌：抗 H 抗体 <1∶80

临床意义

伤寒和副伤寒通常在发病后 1 周左右出现抗体，第 3~4 周的阳性率可达 70% 以上，效价亦较高，并可维持数月。伤寒沙门菌抗 O 抗体 >1∶80、抗 H 抗体 >1∶160，或者副伤寒沙门菌抗 H 抗体 >1∶80，对于伤寒沙门菌及副伤寒沙门菌感染具有诊断意义。并且，动态检测血清抗体滴度较单次血清检测更具意义，如双份血清抗体滴度升高 4 倍或以上则具有诊断价值。

注意事项

（1）约 10% 早期应用抗生素及免疫抑制剂治疗者可出现 WR 假阴性。

（2）抗 O 抗体升高而抗 H 抗体不高：则提示感染早期或与伤寒沙门菌 O 抗原有交叉反应的其他病原体感染，如其他沙门菌感染。

（3）抗 H 抗体升高而抗 O 抗体不高：可能为疾病的晚期；以往患过伤寒、副伤寒或接受过预防接种。

（二）外斐反应

临床应用

立克次体病（流行性斑疹伤寒、地方性斑疹伤寒及恙虫病等）的辅助诊断。

参考值范围

未感染立克次体者，血清 OX2 <1∶160，OX19<1∶160，OXK<1∶160。

临床意义

我国常见的立克次体病主要为斑疹伤寒和恙虫病，流行性斑疹伤寒主要为 OX19 凝集效价升高，恙虫病主要表现为 OXK 明显升高。人体感染立克次体 5~6 天后可产生

OX凝集素，2周左右检测方出现阳性，约在3~4周效价达到高峰。病程中双份或多份血清试验，滴定效价在1∶160以上者为阳性反应，若效价有4倍增长，则有诊断意义。

注意事项

（1）外斐反应的假阳性可出现在变形杆菌尿路感染、伤寒、钩端螺旋体病、回归热、布鲁杆菌病、疟疾及各种病因引起的严重肝病的患者。

（2）孕妇也往往呈现假阳性反应。

（三）冷凝集试验

临床应用

主要用于由肺炎支原体引起的原发性非典型性肺炎、自身免疫性溶血性贫血冷抗体型的辅助诊断。

参考值范围

直接凝集试验阴性或凝集效价≤1∶32。

临床意义

75%的支原体肺炎病人，于发病第2周，血清中冷凝集素效价达1∶32或更高，第4周达高峰，第6周后下降或消失。一次检查凝集价达1∶64或动态观察增长4倍以上时有诊断意义。此外，阳性还见于冷凝集素综合征（>1∶1000），自身免疫性溶血性贫血、传染性单核细胞增多症、疟疾、肝硬化、淋巴瘤及多发性骨髓瘤者亦可增高，但不超过1∶1000。

> 注意事项

本试验特异性不强,需要结合临床做出鉴别。

(四)嗜异性凝集试验

> 临床应用

传染性单核细胞增多症辅助诊断。

> 参考值范围

阴性或≤1∶28

> 临床意义

在传染性单核细胞增多症发病1周左右血清嗜异性凝集试验即可呈阳性(≥1∶56有诊断意义),2~3周滴度达高峰,双份血清检测滴度4倍或以上升高具有诊断意义,随着病情恢复滴度逐渐下降,至3个月后可降至正常水平。

> 注意事项

(1)嗜异性抗体也可存在于正常人血中,但可被荷兰猪肾组织吸收,此点可与传染性单核细胞增多症患者相鉴别。

(2)其他疾病如血清病、白血病、甲型肝炎、乙型肝炎、霍奇金病、真性红细胞增多症等亦可见嗜异性抗体,应结合临床表现及其他实验室检查加以鉴别。

(五)布氏杆菌凝集试验

> 临床应用

布鲁菌病的辅助诊断和复发监测。

参考值范围

未感染布鲁菌者,血清布鲁菌抗体一般呈阴性,布鲁菌疫苗接种者可阳性。

临床意义

对布鲁菌病诊断应该是综合性的,必须结合患者的流行病学接触史、临床表现和实验室检查结果。凝集反应试验对急性期感染的诊断相对较好,病程中效价递增4倍及以上意义更大,对慢性期、复发或局灶性感染的诊断具有较高的假阴性率。

注意事项

(1)布鲁菌凝集试验假阳性出现于伤寒、副伤寒、霍乱弧菌及耶尔森菌感染,此外,霍乱疫苗接种后也可出现假阳性。

(2)凝集试验结果为阴性、临床疑为布鲁菌病时,应采用布鲁菌抗人免疫球蛋白试验加以确认。

(六)抗链球菌溶血素"O"(ASO)

临床应用

A群溶血性链球菌感染、风湿性疾病、急性肾小球肾炎等的辅助诊断。

参考值范围

<116IU/ml 速率散射免疫比浊法

临床意义

ASO阳性或升高常见于:①A群溶血性链球菌感染,

如菌血症、败血症、急性咽炎、猩红热、丹毒、急性扁桃体炎及皮肤、软组织感染等；② A 群溶血性链球菌感染相关疾病，如活动性风湿热、风湿性关节炎、风湿性心肌炎、急性肾小球肾炎等。在 A 群溶血性链球菌感染 1~3 周后可检出 ASO，3~5 周达到高峰，可持续数月，约 1 年可恢复至感染前水平。③少数非溶血性链球菌感染，如病毒性肝炎、肾病综合征、结核病、结缔组织病、感染性心内膜炎、多发性骨髓瘤等，ASO 也可升高。

注意事项

（1）不应将异常高的抗链球菌溶血素"O"检验结果作为单一的诊断指标，而应考虑该指标与其他临床结果的相关性。每隔一周或两周测得的多个结果可信程度更高。

（2）由于 A 群溶血性链球菌感染在人群中较为常见，因此健康人群亦可检出 ASO，但一般抗体滴度较低（一般 <1∶100），应结合其他临床表现和实验室检测结果综合分析判断。

（3）标本脂浊等会影响 ASO 结果检测，应空腹抽血。

（七）抗链球菌透明质酸酶

临床应用

风湿热、化脓性链球菌感染的辅助诊断。

参考值范围

<1∶256

> **临床意义**

透明质酸酶能分解细胞间质的透明质酸,使病菌易于在组织中扩散。抗链球菌透明质酸酶效价≥1∶1024或多次测定效价逐渐升高对风湿热和化脓性链球菌感染有诊断意义。风湿性心脏病和关节炎患者急性活动期抗链球菌透明质酸酶效价最高。

> **注意事项**

与抗链球菌溶血素"O"结合检查,可明显提高链球菌感染的诊断率。

(八)甲型肝炎病毒抗体(HAV-Ab)

> **临床应用**

是诊断甲型肝炎病毒感染的主要手段。

> **参考值范围**

未感染或既往感染HAV健康人抗-HAV IgM为阴性;无既往感染或HAV疫苗接种史者,抗-HAV IgG呈阴性反应。

> **临床意义**

抗-HAV检测可用于诊断既往或现症的HAV感染,以及观察接种HAV疫苗之后的免疫效果。抗-HAV IgM阳性提示近期感染HAV,结合临床可作为甲型病毒性肝炎诊断标准。感染HAV后,抗-HAV IgM检测应呈阳性反应,但通常在3~4个月转阴,少数患者体内抗-HAV IgM抗体存在时间略长,极少数患者接受HAV疫苗后,体内可产生抗-HAV IgM抗体。一旦感染甲型肝炎,其总抗体即为阳性，首先出现的是 IgM 抗体，而 IgG 在感染 3~12 周后出现，并持续终生，可以保护机体不再受到 HAV 的感染。在临床实践中，可根据患者特异 IgM 到特异 IgG 抗体的转换和(或)特异 IgG 浓度或滴度的 4 倍升高变化，结合患者的临床症状及其他生化检测一起来判断患者是否是甲型肝炎。

> 注意事项

（1）溶血和黄疸可导致甲型肝炎病毒抗体的假阳性；

（2）血液中的一些干扰因素如类风湿因子、补体、异嗜性抗体均可导致甲型肝炎病毒抗体的假阳性。

（九）乙型肝炎病毒免疫检测（HBV）

> 临床应用

用于乙型病毒性肝炎的诊断和疗效观察。

> 参考值范围

未感染过 HBV 的正常人，均为阴性；接种乙肝疫苗人群，HBsAb 阳性（ELISA）。

> 临床意义

乙型病毒性肝炎是我国乃至全世界最主要的传染病之一，以肝脏炎性病变为主，少数可转化为肝硬化或肝癌。各标志物临床意义如下：①HBsAg 可作为乙型肝炎早期诊断的指标；②HBsAb 是机体感染或接种乙型肝炎疫苗接种有效的标志。③HBeAg 是病毒活跃复制的标志，一般 HBsAg 和 HBcAb 伴随阳性。HBeAg 持续阳性 3 个月以上则表明有转为慢性感染的倾向；④HBeAb 多出现于急性肝炎恢复期的患者；⑤ HBcAb 在乙型肝炎急性感染、慢性感染中均会出现，而且持续时间长；⑥ HBcAb-IgM 是新近感染和病毒复制的标志。

HBV 血清学标志物的临床意义

血清学标志物						临床意义
HBsAg	HBsAb	HBeAg	HBeAb	HBcAb	HBcAbIgM	
+	−	−	−	−	−	急性乙肝潜伏期后期，携带者
+	−	+	−	−	−	急性乙肝早期或潜伏期
+	−	+	−	−	+	急性乙肝早期
+	−	+/−	−	+	+	急性乙肝后期
+	−	−	+	+	−	急性乙肝趋向恢复；慢性乙肝携带者
+	−	−	−	+	−	急慢性、无或低度 HBV 复制性
−	+	−	+	+	−	急性乙肝恢复期、既往感染
−	+	−	−	+	−	乙肝恢复期、既往感染
−	−	−	+	+	−	既往感染 HBV 或 HBV 急性感染恢复期
−	−	−	−	+	−	恢复后期，表明 HBV 既往感染
−	+	−	−	−	−	成功接种疫苗，具有免疫力

注意事项

HBsAg 阴性不能排除 HBV 感染的可能，由于方法学的局限性，HBsAg 的检测结果需结合乙型肝炎血清学其他指标作为诊断依据。

(十)丙型肝炎病毒抗体（HCV-Ab）

临床应用

用于判断 HCV 感染。

参考值范围

未感染过 HCV 者，抗 -HCV 应为阴性：S/CO<1（化学发光法）。

临床意义

HCV 是输血后肝炎和散发性非甲非乙型肝炎的主要病原，HCV 感染可导致慢性肝炎、肝硬化和肝细胞癌等多种肝脏疾病。抗 -HCV 阳性提示感染过丙型肝炎病毒；对大部分病例而言，抗 -HCV 阳性常伴有 HCV-RNA 的存在（70%~80%），因此 HCV-Ab 是判断 HCV 感染的一个重要标志。

注意事项

（1）抗 HCV 阳性而 HCV-RNA 阴性提示既往感染。

（2）极少数病例，特别是经过免疫抑制剂治疗的患者，免疫功能低下，抗 HCV 阴性仍可检测到 HCV-RNA，此类患者适合采用 HCV 核心抗原或抗原 – 抗体联合检测试剂进行检测。

（十一）丁型肝炎病毒抗体（HDV-Ab）

临床应用

用于判断丁型肝炎病毒的感染。

> **参考值范围**

未感染 HDV 者，抗 -HDV IgM 和抗 -HDV IgG 均为阴性。

> **临床意义**

抗 -HDV IgM 在临床发病的早期即可检测到，于恢复期消失，是 HDV 感染中最先检测出的抗体，特别是在重叠感染时，抗 -HDV IgM 往往是唯一可以检测出的血清学标志物。抗 -HDV IgG 出现在 HDV IgM 下降时。慢性 HDV 感染，抗 -HDV IgG 保持高滴度，并可存在数年。HDV 和 HBV 同步感染可引起典型的急性肝炎，部分患者表现为急性重型肝炎。在已有 HBV 感染的基础上再感染 HDV 的患者，被称为重叠感染，可引起慢性 HBV 携带者的急性发作，甚至引起急性重型肝炎；HDV 的重叠感染亦可导致肝炎的慢性化。

> **注意事项**

HDV 只有在 HBV 的伴随下才能造成感染。

（十二）戊型肝炎病毒抗体（HEV-Ab）

> **临床应用**

戊肝诊断的主要手段。

> **参考值范围**

未感染 HEV 的健康正常人，抗 -HEV IgG、抗 -HEV IgM 均为阴性。

临床意义

HEV 所致戊型肝炎的临床症状和流行病学都与甲肝相似。戊型肝炎病毒感染时，抗–HEV IgG 比抗–HEV IgM 稍晚出现，在急性期过后，抗–HEV IgM 抗体较快下降，而抗–HEV IgG 可能长时间存在。一般认为，戊肝急性期第一份血清抗–HEV 滴度 >40，以后逐渐下降，或抗–HEV 先阴性后转为阳性，或抗–HEV 滴度逐步增高，均可诊断为急性 HEV 感染。HEV 感染后的疾病进程分为急性和自限性，通常不造成肝组织的慢性损害，但病死率是甲型肝炎的 10 倍，在孕妇中的病死率可达 10%~20%。抗–HEV IgG 阳性可以作为机体既往感染 HEV 或机体注射戊肝疫苗有效的标志物，注射疫苗后，抗–HEV IgG 阳性即说明机体对 HEV 具有免疫力。

注意事项

临床上约有 10% 的戊肝患者始终测不出现抗–HEV 抗体。因此，戊肝的进一步确诊，有时还要依赖于 HEV RNA 扩增检测。

（十三）人类免疫缺陷病毒抗原/抗体联合检测（HIV–Ag/Ab）

临床应用

用于 HIV 感染的筛查。

参考值范围

未感染 HIV 者，S/CO<1（化学发光法）

临床意义

（1）HIV 感染机体后，p24 抗原在急性感染期就可以出现，而一般 HIV 抗体要在感染后 3~8 周才能检测出来。HIV 抗原/抗体联合检测可有效缩短检测的窗口期。

（2）大约 5%~10% HIV 感染者合并有 HBV 感染，这类感染者进展为肝硬化、终末期肝病和肝癌较单纯慢性乙型肝炎患者更快。HIV 合并感染 HCV 者进展为肝硬化的概率较单纯 HCV 感染者高 3 倍。

注意事项

（1）检测结果为阳性时，不能确诊感染 HIV，需要及时送检进行 HIV 确认试验；

（2）如果为早期感染，有可能为抗原阳性，而抗体较弱甚至没有出现，此时应用 WB 或重组免疫印迹法进行确认是不合适的，应采用核酸检测进一步确认检测结果。

（十四）梅毒螺旋体抗体

临床应用

用于梅毒的诊断和疗效监测。

参考值范围

未感染过梅毒者，梅毒特异性抗体和非特异性抗体均为阴性。

临床意义

梅毒螺旋体特异性抗体可以用于证实梅毒的感染。但由于特异性抗体的 IgG 一经感染后便终生存在，不能判断是现症感染还是既往感染。非特异性抗体在感染 5~7 周后产生，经过治疗后滴度会明显下降，未经治疗的患者滴度下降缓慢，可用于有临床症状的梅毒患者的辅助诊断筛查检测和治疗效果的监测。

梅毒螺旋体抗体的临床意义

试验结果		主要临床意义
梅毒非特异抗体（RPR、TRUST）	梅毒特异抗体（TPPA、ELISA、CLIA 等）	
+	+	现症梅毒或接受过治疗的晚期梅毒（但不能用于胎传梅毒的诊断）
-	-	排除梅毒感染或极早期梅毒（窗口期尚无任何抗体产生）
+	-	非梅毒螺旋体抗体假阳性
-	+	早期梅毒经治疗后（既往感染者）或极早期梅毒

注意事项

（1）梅毒特异性抗体不能单独用于指导梅毒的治疗，要结合临床症状和非特异性抗体的滴度进行综合判断。

（2）非特异性抗体阴性不能排除梅毒感染。

（3）一些自身免疫性疾病患者如系统性红斑狼疮、类风湿关节炎、风疹、麻疹、活动性肺结核等会出现梅毒非特异性抗体假阳性，需要进行鉴别。

（十五）弓形虫抗体

临床应用

诊断弓形虫感染的常用指标。

> **参考值范围**

未感染过弓形虫者，弓形虫 IgG 为阴性；未感染或既往感染弓形虫的健康人，弓形虫 IgM 均为阴性。

> **临床意义**

妊娠妇女感染弓形虫，可导致胎儿的早产、流产、宫内发育迟滞、畸形、死胎和新生儿死亡等，因此作为产前检查项目之一。特异 IgM 抗体是病原体感染后出现最早的抗体。弓形虫 IgM 抗体检测阳性，尤其是高滴度的 IgM 抗体，提示可能有急性感染。或者 IgG 抗体在前后不同时间的 2 次检测中，第 2 次检测较第 1 次检测的滴度出现 4 倍以上的增加，也提示为近期感染。

> **注意事项**

（1）由于血液体内各种干扰因素的存在，特异 IgM 抗体检测常会存在假阳性，尤其是检测结果为较弱阳性反应时。因此，绝不能只是根据 IgM 抗体检测呈阳性反应而对孕妇进行临床决策，而应按照 TORCH 相应的检测程序进行。

（2）在证明为近期感染的情况，则可进一步通过羊水标本的弓形虫核酸检测及影像学检测等进行综合判断。

（十六）巨细胞病毒抗体（CMV-Ab）

> **临床应用**

用于 CMV 感染的诊断、鉴别 CMV 既往感染（潜伏期）和现症感染（活动期）；产前检查筛查指标之一。

参考值范围

CMV-IgM 与 CMV-IgG 均为阴性。

临床意义

妊娠妇女感染 CMV 可导致死胎、流产、婴儿肝脾肿大、黄疸、先天畸形及智力障碍等，因此 CMV 抗体可作为产前检查项目之一。血清中 CMV-IgM 类抗体阳性有助于对急性或活动性 CMV 感染的诊断，以及对移植器官供体和献血员的筛选。CMV-IgG 类抗体阳性对诊断既往感染和流行病学调查有意义，若间隔 3 周后抽取血清该抗体阳性滴度升高 4 倍以上（双份血清进行对比），则对判断 CMV 近期复发感染有意义。

注意事项

（1）人群中约 90% 以上 CMV-IgG 均呈阳性，若仅出现 CMV-IgG 阳性，则应继续监测抗体滴度变化，如滴度低且无明显变化可判断为既往感染；

（2）妊娠妇女若发现 CMV-IgM 阳性（伴或不伴 CMV-IgG 阳性），应进行妇产科咨询并决定是否继续妊娠。

（十七）抗单纯疱疹病毒（I/II 型）抗体（HSV I/II-Ab）

临床应用

HSV 感染（既往感染和现症感染）诊断；产前检查筛查指标之一。

参考值范围

HSV I/II-IgM、HSV I/II-IgG 均为阴性。

> 临床意义

HSV 在人群中感染较普遍，通常是隐性感染。HSV Ⅰ型主要引起生殖器以外的皮肤、黏膜和器官感染，也可引起原发性生殖器疱疹。HSV Ⅱ型则主要引起生殖器疱疹，也与子宫颈癌发生有关。HSV 可通过胎盘感染胎儿，导致胎儿畸形、流产等。HSV-IgM 阳性提示近期感染或复发感染。HSV-IgM 在感染 1 周内即可被检测出来，1 个月后下降并转阴。HSV-IgG 阳性提示既往感染，80% 的成年人到 25 岁时 HSV Ⅰ-IgG 阳性。若双份血清（急性期和恢复期）抗体滴度升高 4 倍或 4 倍以上则对判断近期感染有意义。

> 注意事项

（1）原发感染后，HSV 可潜伏于神经，免疫力减低时可再次引起感染。

（2）免疫功能减低者（如器官移植术后、AIDS、恶性肿瘤放疗后）易继发 HSV 感染。

（3）HSV-IgG 滴度波动较大，不宜用于复发感染诊断。

（4）对阳性结果的意义应结合临床综合判断，孕妇不能仅以 HSV-IgM 阳性反应作为终止妊娠的依据。

（十八）风疹病毒抗体（RV-Ab）

> 临床应用

RV 感染辅助诊断；产前检查筛查指标之一。

> 参考值范围

RV-IgM、RV-IgG 均为阴性

临床意义

妊娠 4 个月内的妇女若被感染,病毒可通过胎盘感染胎儿,引起先天性风疹综合征,导致胎儿器官缺损或畸形,如新生儿先天性白内障、先天性心脏病、先天性耳聋等。对 RV-IgM 和 IgG 抗体的准确检测将会为诊断和随访风疹病毒急性感染,评估育龄妇女的免疫状态,以及为可疑育龄妇女选择适当的预防措施提供基本手段。RV-IgM 在皮疹出现时即可检出,常用于风疹急性期或新近感染的诊断。RV-IgG 用于调查既往感染,若双份血清(急性期和恢复期)抗体滴度升高 4 倍或 4 倍以上则对判断近期感染有意义。另外 RV-IgG 可用于确定疫苗接种后的血清转换状态。

注意事项

鉴于技术上的原因和生物学上的交叉反应,对阳性结果的意义应结合临床综合判断,孕妇不能仅以 RV-IgM 阳性反应作为终止妊娠的依据。

(十九)柯萨奇病毒抗体 IgM(COX-IgM)

临床应用

对柯萨奇病毒感染有早期诊断价值。

参考值范围

未感染柯萨奇病毒者,Cox-IgM 阴性。

临床意义

病毒对肠道内皮细胞和淋巴组织具有感染能力,并能从粪便中排出。急性柯萨奇病毒感染可以通过特异性 IgM

抗体和（或）IgA 抗体检测及 IgG 抗体滴定度上升证实。Cox-IgM 阳性提示近期感染，一般可以在 6~8 周以上的时间内检出 IgM 抗体。除了 6 个月以下的婴儿以外，各年龄组都可以进行 IgM 抗体检测。

> **注意事项**

　　Cox 病毒在环境中很稳定，因此易引起医院内感染，尤其是可引发新生儿感染。

（二十）肺炎支原体抗体（MP-Ab）

> **临床应用**

　　肺炎支原体感染的诊断与鉴别诊断。

> **参考值范围**

　　未感染过肺炎支原体者，血清 MP-IgG、MP-IgM 为阴性。

> **临床意义**

　　肺炎支原体是青少年急性呼吸道感染的主要病原体之一，临床上大多数表现为上呼吸道感染综合征，发展为肺炎者约占 20%。在肺炎支原体感染并出现症状后的第 7 天即可检测到 MP-IgM 抗体，于第 10~30 天后达到高峰，12~26 周后 IgM 抗体滴度逐渐降低直至消失，因此 IgM 阳性见于感染早期。MP-IgG 抗体较 MP-IgM 抗体出现延迟，浓度峰值一般出现在感染症状发生后的第 5 周，单份血清测定出现高滴度的 IgG 或双份血清检测出现 IgG 滴度 4 倍以上升高亦提示 MP 新近感染。

> **注意事项**

（1）待测血清最好新鲜采集，不可有溶血、脂血或细菌污染。2℃~8℃可保存1周，-20℃可保存较长时间，但应避免反复冻融。

（2）少数情况下，肺炎支原体的急性感染并不伴有MP-IgM的出现，唯有依靠MP-IgG抗体滴度的上升方可作出诊断。

（3）应用ELISA法时建议同时检测IgM和IgG，并结合双份血清检测观察抗体转化情况，以提高检测的敏感度和特异性。

（二十一）肺炎衣原体抗体（CP-Ab）

> **临床应用**

肺炎衣原体感染的诊断与鉴别诊断。

> **参考值范围**

未感染过肺炎衣原体者，血清CP-IgG、CP-IgM、CP-IgA为阴性。

> **临床意义**

肺炎衣原体是一类人类重要的呼吸道病原体，肺炎衣原体可引起急、慢性上呼吸道感染，肺炎，心内膜炎，脑膜炎，结节性红斑。抗肺炎衣原体抗体阳性反应提示有肺炎衣原体感染，但其确切的意义尚缺乏严格的临床评价。首次感染肺炎衣原体后2~4周内IgM明显增高，6~8周可见到IgG和IgA增高。对于初次感染肺炎衣原体的患者，

IgM升高明显。对于重复感染，IgM很难检测到，此时检测IgG和IgA的意义比较大。

> **注意事项**

（1）单次血清免疫检测的阳性结果不能诊断感染，应结合临床表现和其他检查结果综合分析。

（2）血清中类风湿因子等可引起CP-IgM、CP-IgA假阳性结果。

（二十二）嗜肺军团菌抗体（LP-Ab）

> **临床应用**

嗜肺军团菌感染的辅助诊断。

> **参考值范围**

未感染过肺炎衣原体者，血清LP-IgG、LP-IgM为阴性。

> **临床意义**

嗜肺军团菌引起的肺炎，因缺乏特异的临床表现故诊断困难，但感染后可出现特异性血清学反应，检测患者血清中抗军团菌IgM及IgG抗体是检测军团菌感染的临床常用手段，可以做出特异性诊断。特异性IgM抗体在军团菌抗体感染后1周左右出现，IgG抗体在发病后2周开始升高，1个月左右达到高峰。嗜肺军团菌IgM阳性见于急性感染早期；恢复期血清比急性期IgG抗体滴度升高4倍或以上具有诊断意义。嗜肺军团菌IgG抗体阳性可持续数月，适用于流行病学调查。

注意事项

（1）少数病例可由其他种的军团菌引起，因而抗嗜肺军团菌抗体阴性时不能排除军团菌感染。

（2）偶尔，嗜肺军团菌可能与其他军团菌、拟杆菌属、鹦鹉热衣原体、肺炎支原体和铜绿假单胞菌发生交叉反应。

（二十三）EB 病毒抗体（EBV-Ab）

临床应用

EBV 感染相关性疾病（传染性单核细胞增多症、Burkitt 淋巴瘤、鼻咽癌等）的辅助诊断。

参考值范围

抗 VCA、EA、EBNA 抗体均为阴性。

临床意义

抗 VCA 抗体：VCA-IgM 阳性，提示原发感染或近期复发感染，一般抗体持续不超过 10 周；抗 VCA 抗体阴性可排除 EBV 感染。

EBV 主要感染 B 淋巴细胞，由于 EBV 感染后细胞毒 T 淋巴细胞（CTL）反应性增生，可导致外周血异型淋巴细胞增多，即传染性单核细胞增多症（IM）。若临床表现疑似 IM，抗 VCA-IgM 阳性则提示 IM 急性期，持续 4~8 周后可转阴。同时，抗 VCA-IgG 阳性且抗体滴度较高，病愈后抗体可持续存在（数月或一年以上），但滴度较低。

EBV 相关肿瘤（如鼻咽癌、Burkitt 淋巴瘤）患者可出现抗 VCA-IgG 和抗 VCA-IgA 阳性，并且滴度随着病情发展而变化，此时抗 VCA-IgM 阴性。此外，鼻咽癌患者可出现抗 VCA-IgA 滴度升高，Burkitt 淋巴瘤患者抗 EA 抗体滴度升高。

注意事项

EBV 感染较为普遍，故人群中 EBV-IgG 普遍阳性。同时，由于 VCA-IgM 持续时间较长，且有时可呈波动式下降，此时嗜异性凝集试验有助于评价疾病进程。

（二十四）结核分枝杆菌抗体（TB-Ab）

临床应用

结核分枝杆菌感染的辅助诊断。

参考值范围

未感染者，结核分枝杆菌抗体阴性。

临床意义

结核分枝杆菌为结核病的病原体，它能引起多种组织器官感染。结核分枝杆菌抗体阳性提示结核分枝杆菌感染，见于肺结核、肝结核、肾结核、皮肤结核、结核性胸膜炎、结核性脑膜炎、肠结核等，亦可见于结核分枝杆菌隐性感染。

注意事项

（1）结核分枝杆菌对人的感染率高，但发病率较低。

（2）免疫功能低下包括 HIV（+）/AIDS、糖尿病、矽肺及应用免疫抑制剂者等均是结核分枝杆菌的易感人群。

（3）胸膜结核、腹腔结核的体腔液、结核性脑膜炎的脑脊液中，TB抗体滴度明显高于血清。

（二十五）幽门螺杆菌抗体（HP-Ab）

临床应用

是慢性胃炎和消化性溃疡的主要原因。

参考值范围

未感染幽门螺杆菌者，血清抗幽门螺杆菌抗体阴性。

临床意义

感染幽门螺杆菌之后，血清中可出现IgM、IgA和IgG类抗HP抗体。感染后数周内IgM类抗体即会消失，相当长的一段时间内可检出IgA类抗体，而IgG类抗体常于IgM类抗体滴度下降后才升高，且可持续多年。IgA类抗体阳性与胃炎活动性相关。IgG类抗体滴度升高提示为慢性感染，在治疗6个月后IgG类抗体滴度降低表明治疗有效。

注意事项

待测血清最好新鲜采集不可有溶血、脂血或细菌污染。

（二十六）轮状病毒抗原

临床应用

非细菌性婴幼儿急性胃肠炎、成人急性腹泻的辅助诊断。

参考值范围

未感染轮状病毒者，粪便轮状病毒抗原为阴性。

临床意义

轮状病毒是引起婴幼儿腹泻的主要病原体之一,其主要感染小肠上皮细胞,从而造成细胞损伤,引起腹泻。轮状病毒抗原检测是诊断轮状病毒肠炎较敏感的方法,对临床诊断该病可提供有价值的依据。有助于及时诊断和正确治疗轮状病毒性肠炎,并能动态掌握该病的流行情况,对预防指导该病的发生有重要意义。

注意事项

(1)粪便标本应在症状出现后3~5天内(粪便中排毒高峰期)收集。

(2)粪便标本不应该接触培养基保护剂、动物血清或洗涤剂,否则将干扰实验。

(二十七)流行性乙型脑炎病毒抗体

临床应用

流行性乙型脑炎的辅助诊断。

参考值范围

未感染者,乙型脑炎特异性IgM和IgG抗体均为阴性。

临床意义

检测IgM抗体对于乙型脑炎早期诊断具有一定意义。人体感染乙脑病毒后约1周出现特异性IgM抗体,约2周抗体滴度达高峰。感染后约2周可出现特异性IgG抗体,为中和性抗体,可持续数年。IgM阳性:提示流行性乙型脑炎病毒近期感染;IgG阳性:提示流行性乙型脑炎病毒既往感染。双份血清（急性期和恢复期）IgG 抗体滴度检测可用于临床回顾性诊断。

> **注意事项**

（1）脑脊液中 IgM 出现早于血清，可用于早期诊断。

（2）RT-PCR 可用于检测乙型脑炎病毒核酸片段，敏感度和特异性均较高，适用于抗体尚未出现时的早期诊断。

（二十八）沙眼衣原体抗体

> **临床应用**

沙眼衣原体感染的辅助诊断。

> **参考值范围**

未感染过沙眼衣原体者，血清沙眼衣原体抗体为阴性。

> **临床意义**

抗沙眼衣原体抗体阳性反应提示可能有沙眼衣原体感染，但不能据此确诊现症感染。一般 IgM 类抗体阳性与初次近期感染有关；IgA 抗体在有抗原刺激下产生，但在浓度较低的情况下容易漏检；IgG 类抗体阳性可提示现症感染、慢性感染、反复感染和既往感染。

> **注意事项**

单次血清免疫检测的阳性结果不能诊断感染，应结合临床表现和其他检查结果综合分析。

（二十九）流行性出血热病毒抗体

临床应用

对流行性出血热的诊断具有重要价值。

参考值范围

未感染者，流行性出血热病毒 IgM、IgG 均为阴性。

临床意义

流行性出血热是由流行性出血热病毒（汉坦病毒）引起的，以发热、出血、充血、低血压休克及肾脏损害为主要临床表现。流行性出血热患者自病程第 1~2 日 IgM 抗体开始出现，第 3~14 日阳性检出率最高，其阳性滴度 3~6 日达高峰，10~14 日逐渐下降，故 IgM 抗体可作为早期诊断的一项指标。IgG 在发病后 2 周才出现，但可持续数年，为特异性诊断手段，总的阳性率可达 94.7%~100%。

注意事项

由于 IgG 抗体可以长期存在，故检测结果阳性时，不可忽视临床症状与既往史，应进行综合分析。

（三十）麻疹病毒抗体

临床应用

用于麻疹病毒感染的诊断。

参考值范围

未感染麻疹病毒者，抗体为阴性。

临床意义

麻疹病毒的 IgM 抗体可在发病早期出现，10 天左右达到高峰，30~60 天后消失。而 IgG 抗体与 lgM 抗体同时或较晚出现，6 个月内明显下降，以后维持在一定水平并终生存在。麻疹病毒 IgM 抗体阳性，或者是 IgG 抗体滴度≥1∶512，表明有麻疹病毒近期感染；麻疹病毒 IgM 抗体为阴性，IgG 抗体阳性但滴度<1∶512，说明有过既往感染史；麻疹病毒 IgG 抗体滴度在双份血清中有 4 倍以上升高，也提示近期感染。

注意事项

应结合临床症状与既往史，进行综合分析。

三十六、基因检查

（一）乙型肝炎病毒（HBV）

临床应用

PCR 检测 HBV-DNA 用于乙型肝炎的早期诊断、判断 HBV 传染性及病毒复制状态。

正常参考值

阴性

临床意义

HBV-DNA 是 HBV 感染最直接、特异性强和灵敏性高的指标。HBV-DNA 阳性，提示 HBV 复制和有传染性，

HBV-DNA越高表示病毒复制越厉害，传染性越强。采用荧光定量PCR的方法检测HBV-DNA对于乙型肝炎的早期诊断，判断HBV传染性及病毒复制状态，乙型肝炎的病情预测和预后判断，监控HBV传染性，观察疗效以及提高输血安全有重要意义。

注意事项

HBV-DNA检测结果需结合血清学指标进行综合评价，以除外假阳性结果。

（二）丙型肝炎病毒（HCV）

临床应用

PCR检测HCV-RNA用于对丙型肝炎进行早期病原学诊断，判定有无HCV感染及是否具有传染性。

正常参考值

阴性

临床意义

丙型肝炎的临床症状不易与乙型肝炎区分，且HCV可与HBV混合感染，常引起急慢性或重症肝炎，与肝硬变和肝癌关系密切，临床预后差，死亡率较高。RT-PCR检测HCV-RNA的灵敏度为1~3个cid/ml。在HCV感染早期或病毒量极少的情况下，RT-PCR可大大提高HCV的阳性检出率及准确性，对于判断预后、疗效以及提高输血安全有重要意义。

> **注意事项**

检测HCV抗体的方法,不能判断血中是否有病毒颗粒,不能确认患者是否具有传染性。若HCV抗体阳性,需采用RT-PCR的方法进行确诊。

(三)乙型肝炎病毒分型和耐药突变基因检测

> **临床应用**

乙型肝炎病毒分型和耐药基因检测可协助判断病毒复制活跃程度及突变发生率情况,用于辅助确定个性化的临床诊疗方案。

> **正常参考值**

阴性

> **临床意义**

HBV根据DNA差异可分为A-H八种类型,不同型别在流行特征、致病性、对药物治疗反应等方面存在差异。我国HBV感染以B型和C型为主。同时,HBV-B、C型患者易产生拉米夫定耐药突变,通过分型检测,可指导临床治疗方案制定:

(1)在初始治疗前检测,有助于判断是否感染耐药突变株,可以帮助选择初治药物;

(2)在治疗过程中检测,有助于及时发现基因型耐药,从而采取预防措施,避免发生病毒反弹;

(3)耐药发生后检测,可根据耐药情况及时换药加药或更改治疗方案,使患者获得更好的疗效。

注意事项

在长期应用某一抗病毒药物的情况下，会产生选择压力，突变株占主导，此种抗病毒药物失去疗效，导致耐药性的发生。

（四）丙型肝炎病毒基因分型检测

临床应用

HCV-RNA 基因分型检测，可辅助确定个性化的临床诊疗方案。

正常参考值

阴性

临床意义

不同地区不同患者，甚至同一患者在不同病程中 HCV 分离株，无论是核苷酸序列，还是氨基酸序列均有显著差异，主要包括 6 种基因型和多种亚型。不同基因型患者的病毒学应答率差距明显：

（1）1b 型是对干扰素 -α 治疗无应答的独立性预测因子；

（2）2、3 及 6 型患者较易获得治疗终点；

（3）1 和 4 型对治疗应答较差，属于"难治性丙型肝炎"。

注意事项

在治疗过程中可能会发生 HCV 基因型的突变，需定期复查。

(五)甲型肝炎病毒(HAV)

临床应用

HAV-RNA 阳性对诊断 HAV 感染有特异性,对早期诊断意义更大,尤其适合迁延过程的甲型肝炎。

正常参考值

阴性

临床意义

甲型肝炎是一种常见的急性病毒性肝炎,在人群中的感染率较高。HAV 一般经消化道即粪-口途径传播,病毒通过粪便污染水源、海产品(如毛蚶、牡蛎)以及密切接触患者或其血液而感染,秋冬为高发季节,潜伏期 15~40 天。PCR 可从粪便(急性期患者)及血清中快速、敏感地检测出 HAV,克服抗体检测周期长、敏感性低的问题,有助于甲型肝炎的早期诊断、治疗和控制其流行。

注意事项

(1)甲型肝炎患者只在急性期粪便排泄病毒,恢复期不排;

(2)粪便中可能存在抑制 RT-PCR 反应的物质,使 HAV-RNA 检测呈阴性,应做血清 HAV-RNA 检测。

(六)丁型肝炎病毒(HDV)

临床应用

PCR 法检测 HDV-RNA 阳性是诊断 HDV 感染的直接

证据，有助于丁型肝炎的诊断和治疗。

正常参考值

阴性

临床意义

HDV 是缺陷负链 RNA 病毒，引起丁型病毒性肝炎，需 HBV 的辅助感染人体。HDV 与 HBV 同时或重叠感染常导致肝炎慢性化或加重，给临床治疗带来困难。HDV 的检测对临床治疗病毒性肝炎有重要意义：

（1）抗-HDV 是目前临床诊断慢性 HDV 感染的主要标志，但仅可检出部分 HDV 感染的患者，尚有相当一部分患者只有从肝组织检测 HDV 才能确诊；

（2）HDV-RNA 是 HDV 复制的指标，PCR 法检测 HDV-RNA 快速、敏感、特异，有助于诊断丁型肝炎感染、了解 HDV 复制状况及肝炎病理发展。

注意事项

对于治疗效果与预期相差较大的 HBV 患者，需用 PCR 法进行 HDV 检测，以明确是否合并有 HDV 感染。

（七）戊型肝炎病毒（HEV）

临床应用

PCR 检测 HEV 用于临床确诊 HEV 感染及其所致的急性肝炎、急重症黄疸型肝炎。

正常参考值

阴性

> **临床意义**

HEV 通过粪-口途径传播，常呈水源性流行或暴发。HEV 在体内的潜伏期约 2~9 周，发病较重，表现为暴发性黄疸型肝炎，死亡率较高。戊型肝炎患者粪便排毒期短，HEV 含量低，给临床检查带来困难。RT-PCR 方法检出血清、胆汁、粪便中 HEV 是诊断急性戊型肝炎的特异指标，有利于戊型肝炎早期、快速的临床诊断。

> **注意事项**

戊型肝炎病毒血症持续时间仅 1 周左右，粪便排出病毒时间也较短，PCR 检测 HEV 临床标本有局限性。因此，血清或粪便阴性 HEV，也不能排除戊型肝炎急性感染，需同时进行细胞培养以确诊。

（八）人巨细胞病毒（HCMV）

> **临床应用**

PCR 检测 HCMV 对免疫性疾病、器官移植、优生优育有重要意义。

> **正常参考值**

阴性

> **临床意义**

人群 HCMV 的携带率较高，多为隐性感染。HCMV 一般通过输血、器官和骨髓移植等途径传播，其感染与机体抵抗力有关。肿瘤放疗、化疗后、免疫系统严重损坏时以及孕妇、胎儿容易引起 HCMV 感染，常引起细胞肥大包涵体病、先天性缺陷、流产、单核细胞增多症等。

PCR检测HCMV可在HCMV感染症状或免疫学指标出现之前在体液或血液中检出HCMV-DNA，对移植患者筛选供血者或器官供体、评价抗病毒药物疗效、对孕妇HCMV感染的预防和治疗以及HCMV与疾病的关系研究有重要意义。

注意事项

HCMV在普通人群的携带率较高，PCR检测HCMV-DNA阳性结果须结合临床做HCMV感染的诊断和抗病毒治疗。

（九）EB病毒（EBV）

临床应用

PCR适用于多种标本及疾病不同时期的EBV-DNA检测，可以辅助诊断与EBV-DNA感染密切相关的疾病。

正常参考值

阴性

临床意义

EBV作用于宿主细胞，可引起增殖性感染和非增殖性感染，与传染性单核细胞增多症有关，还同Burkitt淋巴瘤、鼻咽癌、免疫损伤患者淋巴瘤、霍奇金病、慢性疲劳综合征及移植后淋巴组织增生有关。

（1）PCR技术可从少量标本中扩增出目的DNA，适用于多种标本EBV检测，为临床检测、普查EBV提供了快速、准确的检测手段，为与 EBV 有关疾病提供了有力的辅助诊断依据；

（2）PCR 同时可以测定疾病不同时期的 EBV-DNA 含量，探讨 EBV 复制与肿瘤关系及肿瘤发生的致病机制；

（3）应用不同标本中 EBV DNA 的调查，可了解 EBV 疾病谱，有助于 EBV 的流行病学调查。

注意事项

为提高检出率，同一患者可进行多部位样本的 EBV-DNA 检测。

（十）结核杆菌（TB）

临床应用

PCR 可以快速诊断结核病，提高了检测的阳性率和准确度。

正常参考值

阴性

临床意义

TB 是人类结核病的病原菌。结核病是一种慢性传染病，可引起各脏器病变，以肺结核常见。结核病以人型 TB 感染发病率最高，其次为牛型 TB，其他分枝杆菌少见。实验室检查 TB 是诊断结核病的主要依据。涂片镜检法检出率低，分离培养法需时较长（通常为 4~8 周)，在临床应用中受到限制。PCR 实现了结核病准确快速的诊断，多种临床标本可直接用于 PCR 检测：

（1）痰或支气管灌洗液可以辅助诊断肺结核；

（2）血液（白细胞）PCR 检测可辅助诊断播散性结核；

（3）脑脊液 PCR 检测可确认中枢神经系统结核病；

（4）宫颈拭子或尿道拭子可辅助诊断泌尿生殖道结核病；

（5）PCR 可以检测近年来出现的耐利福平、耐异烟肼、耐链霉素、耐氟喹诺酮 TB 株的耐药基因。

注意事项

传统的 TB 临床诊断方法多依靠临床表现、X 线检查、涂片镜检或培养等，对某些结核患者易造成漏诊和误诊，尤其是在发病早期。因此建议在早期进行其他检查的同时采用 PCR 的方法进行结核杆菌检测。

（十一）人乳头瘤病毒（HPV）

临床应用

PCR 检测 HPV 基因分型对判断病情、辅助确定个性化临床诊疗方案、疫苗制备等具有重要意义。

正常参考值

阴性

临床意义

HPV 是一种具有种属特异性的嗜上皮病毒，依其感染的上皮所在部位分为皮肤型 HPV 和生殖道上皮 HPV，大约 35 种型别可感染生殖道，约 20 种与肿瘤相关。依据不同型别 HPV 与肿瘤发生的危险性高低分为低危型 HPV 和高危型HPV，低危型HPV包括HPV6、11、42、43、44等型别，常引起外生殖器尖锐湿疣等良性病变，包括宫颈上皮内低度病变（CIN Ⅰ）；高危型HPV包括HPV16、18、31、33、35、39、45、51、52、56、58、59、68等型别，与宫颈癌及宫颈上皮内高度病变（CIN Ⅱ/Ⅲ）的发生相关，尤其是HPV16和18型。

HPV分型检测具有重要的临床意义：

（1）预测受检者HPV阳性的发病风险度，决定其筛查间隔，预测患病风险；

（2）HPV病毒载量与宫颈病变严重程度在一定的含量阈值内有关，高水平的HPV载量可以促进宫颈病变的发生发展；

（3）通过对HPV-DNA基因分型，辅助确定个性化的临床诊疗方案；

（4）对HPV阳性病人进行有效的随访监控，既可避免对病人进行过度治疗，又可控制病人的病情发展；

（5）为宫颈病变病人手术前后随访提供依据，若治疗后HPV仍为同一亚型阳性，复发的可能性大；如果是其他亚型阳性，则为重复感染，手术病灶切除干净；

（5）为我国开发针对于不同区域人群的HPV疫苗提供可靠的依据。

注意事项

标本来源不受限制，如病变组织或脱落细胞，分泌物或黏液，新鲜标本或保存已久的石蜡切片等标本均可。

（十二）沙眼衣原体（CT）

> **临床应用**

PCR检测用于CT感染的早期诊断和无症状携带者的流行病学调查。

> **正常参考值**

阴性

> **临床意义**

CT除引起眼结膜炎外，可引起男性非淋菌性尿道炎、附睾炎、前列腺炎，女性宫颈炎、子宫内膜炎、急性输卵管炎及盆腔炎，还可引起不育症。

CT临床感染多缺乏明显症状，不易早期诊断，其诊断主要依据实验室检查。培养法容易受多种因素影响，临床开展较为困难。PCR技术为CT的快速诊断提供了有效的检测手段，PCR的特异性主要取决于引物的特异性：

（1）用外膜蛋白MOMP设计的引物适用于CT分型；

（2）按隐蔽性质粒设计的引物更敏感、特异，适合于对纯化DNA和生殖泌尿道标本CT的检测。且由于rRNA在衣原体杀死后存在的时间比DNA长，在疗效观察上更具意义。

> **注意事项**

PCR检测的是衣原体的DNA，而不是活的病原体，阳性结果须结合临床症状分析。

(十三）解脲脲原体（Uu）

临床应用

PCR 检测 Uu 具有良好的特异性和敏感性，为其临床诊断提供了快速准确的检测手段。

正常参考值

阴性

临床意义

除引起泌尿生殖道感染外，男性不育、自然流产及死胎也与 Uu 密切相关。Uu 临床表现隐蔽，常与 CT 同时感染，常规临床检查无特异性体征。Uu 培养条件高，时间长，观察困难，培养阳性率较低，不能满足临床需要。PCR 检测法与培养法比较，显示了良好的特异性和敏感性，为 Uu 感染的临床诊断提供了快速、简便、准确的实验室方法。

注意事项

建议对怀疑 Uu 感染者，进行泌尿系、生殖系多点取样，以提高检出率。

(十四）淋病奈瑟菌（NG）

临床应用

PCR 检测 NG 用于淋病的早期诊断和治疗。

正常参考值

阴性

> 临床意义

NG是淋病的病原菌，是性传播疾病的主要病原体之一。人类是NG的唯一自然宿主和传染源，常引起泌尿、生殖系统黏膜化脓性炎症及新生儿结膜炎。由于其临床表现缺乏特异性，其确诊主要依靠实验室检查。传统的涂片镜检法检出率低，分离培养营养要求高，不易分离，需时较长，敏感性和特异性不能达到临床要求。PCR可以直接检测NG的特异DNA片段，对淋病的早期诊断、治疗和控制蔓延有重要意义：

（1）感染部位的分泌物取材后，直接进行PCR分析，提高临床标本检测的阳性率和准确性；

（2）对分离培养的菌株进行鉴定和进一步分析，对女性疑似患者的诊断起决定作用；

（3）用于抗菌药物疗效观察。

> 注意事项

建议对怀疑NG感染者，应夫妻双方同时进行检测、治疗。

（十五）流行性感冒病毒（Ⅳ）

> 临床应用

PCR检测人流感病毒有助于流感的快速、准确诊断。

> 正常参考值

阴性

临床意义

人流感病毒分为甲（IVA）、乙（IVB）、丙（IVC）三型，是流行性感冒（流感）的病原体。其中甲型流感病毒抗原性易发生变异，多次引起世界性大流行；乙型流感病毒对人类致病性也比较强，但尚未发现其引起的大流行；丙型流感病毒只引起人类轻微的上呼吸道感染，很少造成流行。

病毒分离是人流感病毒确诊的金标准，但因病毒分离的实验条件要求较高，并且有高致病性危险，应用有严格的局限性。与培养分离法相比，RT-PCR法易于操作且快速，可为诊断流感提供可靠的实验室依据。

注意事项

同一患者取不同部位标本、同一患者不同时间的两份标本或同一份标本在不同实验室检测结果一致，临床报告才更可靠。

（十六）人类副流感病毒（HPIV）

临床应用

PCR检测人类副流感病毒，有助于副流感的快速、准确诊断。

正常参考值

阴性

临床意义

人类副流感病毒（HPIVs）共4型，可以造成反复发作的上呼吸道感染，常引起儿童下呼吸道感染，甚至造成严重反复感染的下呼吸道疾病。其中，Ⅰ型和Ⅱ型的最典型临床特征是造成儿童气管支气管炎；Ⅲ型常导致肺炎和细支气管炎；Ⅳ型少有检出。人类副流感病毒的潜伏期一般在1~7天左右。

目前多采用ELISA和免疫荧光法检测HPIV抗体。适当时间收集的两份血清标本中IgG特异抗体的显著升高或检测单一血清标本中特异抗体IgM而得出结论。病毒分离是副流感病毒确诊的金标准，但因病毒分离的实验条件要求较高，并且有高致病性危险，其应用有严格的局限性。RT-PCR将人副流感病毒各分型核酸片段相对保守区作为扩增靶区域，阳性结果有确诊价值，可为诊断副流感提供可靠的实验室依据。

注意事项

同一患者取不同部位标本、同一患者不同时间的两份标本或同一份标本在不同实验室检测结果一致，临床报告才更可靠。

（十七）人类呼吸道合胞病毒（RSV）

临床应用

PCR检测有助于合胞病毒感染的快速、准确诊断。

正常参考值

阴性

临床意义

呼吸道合胞病毒经空气飞沫和密切接触传播。多见于新生儿和 6 个月以内的婴儿。婴幼儿症状较重，可有高热、鼻炎、咽炎及喉炎，以后表现为细支气管炎及肺炎。是引起小儿病毒性肺炎最常见的病原，可引起间质性肺炎，及毛细支气管炎。

呼吸道合胞病毒肺炎及毛细支气管炎的诊断主要根据病毒学及血清学检查结果。近年来采用 ELISA 和免疫荧光技术等，检测鼻咽分泌物脱落细胞及血清中 IgM 抗体等都能进行合胞病毒感染的快速诊断。与培养分离法及血清学检测相比，RT-PCR 法可直接对 RSV 基因保守序列进行检测，敏感性高、特异性好，易于操作且快速，可为诊断 RSV 感染提供可靠的实验室依据。

（十八）鼻病毒（HRV）

临床应用

PCR 检测有助于鼻病毒感染的快速、准确诊断。

正常参考值

阴性

临床意义

HRV 是普通感冒的主要病原。人鼻病毒在世界范围内流行，该病毒传染方式有两种：一是通过飞沫和气溶胶传播；另一种是通过被污染的表面传染，包括直接人与人接触传染。鼻病毒感染后可获得免疫力，但维持时间短，不同型鼻病毒之间很少交叉保护，因而人可多次患感冒。

HRV 感染的诊断主要根据病毒学及血清学检查结果。

近年来采用 ELISA 和免疫荧光技术等，检测鼻咽分泌物脱落细胞及血清中 IgM 抗体等都能进行快速诊断。与血清检测相比，RT-PCR 法敏感性高、特异性好，易于操作，可为诊断鼻病毒感染提供可靠的实验室依据。

（十九）人偏肺病毒（HMPV）

临床应用

PCR 检测有助于人偏肺病毒感染的快速、准确诊断。

正常参考值

阴性

临床意义

HMPV 是一种急性呼吸道致病病毒，属于肺病毒亚科的副黏病毒，通常由呼吸道飞沫、手－口、手－眼接触污染的物体表面传播，感染者轻则咳嗽、高热、缺氧、支气管炎，严重者可能导致呼吸衰竭。

HMPV 感染的诊断主要根据病毒学及血清学检查结果。近年来采用 ELISA 和免疫荧光技术等，检测鼻咽分泌物脱落细胞及血清中 IgM 抗体等都能进行快速诊断。与免疫法相比，RT-PCR 敏感性高，特异性好，可为诊断人偏肺病毒提供可靠的实验室依据。

（二十）腺病毒（ADV）

临床应用

PCR 检测有助于腺病毒感染的快速、准确诊断。

正常参考值

阴性

临床意义

ADV感染主要在冬春季流行,容易在幼儿园、学校和军营新兵中暴发流行。腺病毒主要通过呼吸道飞沫、眼分泌物,经呼吸道或接触传播;肠道感染主要通过消化道传播。

ADA感染的诊断主要根据病毒学及血清学检查结果。近年来采用ELISA和免疫荧光技术等,检测鼻咽分泌物脱落细胞及血清中IgM抗体等都能进行快速诊断。分离培养是腺病毒检测的金标准,从感染部位采集标本后接种,37℃孵育后可观察到典型的细胞变圆、团聚、有拉丝现象,最突出的表现是许多病变细胞聚在一起呈葡萄串状。与分离培养相比,荧光定量RT-PCR法敏感性高,特异性好,易于操作且快速,可为诊断人偏肺病毒提供可靠的实验室依据。

注意事项

同一患者取不同部位标本、同一患者不同时间的两份标本或同一份标本在不同实验室检测结果一致,临床报告才更可靠。

(二十一)单纯疱疹病毒(HSV)

临床应用

PCR检测有助于单纯疱疹病毒感染的快速、准确诊断。

正常参考值

阴性

> **临床意义**

HSV在全球广泛分布,人群中感染极为普遍,潜伏和复发感染者较多。感染是由于人与人的接触,患者和带毒者是该病的传染源。病毒可通过皮肤、黏膜的直接接触或性接触途径进入机体。HSV根据抗原性的差别分为1型和2型,HSV-1主要引起感染,HSV-2主要引起泌尿生殖器感染。

病毒分离培养是当今临床上明确诊断疱疹病毒感染的可靠依据。抗体检测的方法多用于急性感染诊断和器官移植患者,以及流行病学调查。RT-PCR的方法:取病变组织或细胞,提取病毒DNA,与标记的HSV DNA探针进行杂交或应用PCR检测HSV-1或HSV-2的gB糖蛋白基因来判断是否是HSV的感染。HSV与分离培养相比,荧光定量RT-PCR法敏感性高、特异性好,易于操作,可为诊断HSV提供可靠的实验室依据。用HSV-1或者HSV-2特异性引物和特异性探针,为临床HSV感染患者的分型、治疗、预后及转归等起到很好的指导作用。

> **注意事项**

怀疑泌尿生殖系感染的患者,需夫妻双方同时检测、治疗。

(二十二)水痘-带状疱疹病毒(VZV)

> **临床应用**

PCR检测有助于水痘-带状疱疹病毒感染的快速、准确诊断。

正常参考值

阴性

临床意义

水痘是具有高度传染性的儿童常见疾病，好发于2~6岁，传染源主要是患者，患者急性期水痘内容物及呼吸道分泌物内均含有病毒。病毒经呼吸道黏膜或结膜进入机体，约经2周左右的潜伏期，全身皮肤出现丘疹、水疱，有的因感染发展成脓疱疹。

曾患过水痘的病人，少量病毒潜伏于脊髓后根神经节或颅神经的感觉神经节中。外伤、发热等因素能激活潜伏在神经节内的病毒，活化的病毒经感觉神经纤维轴突下行至所支配的皮肤区，增殖后引起带状疱疹。

水痘与带状疱疹典型病例依临床表现，尤其是皮疹形态、分布进行诊断，非典型病例则需依赖实验室检查。与分离培养相比，荧光定量RT-PCR法敏感性高、特异性好，易于操作且快速。

（二十三）禽流感病毒（AIV）

临床应用

PCR检测人禽流感病毒结合病毒培养有助于快速准确诊断禽流感。

正常参考值

阴性

> 临床意义

AIV可引起急性呼吸道传染病，重症者可出现多器官衰竭甚至死亡。AIV宿主以禽类最广泛，主要通过呼吸道水平传播，还可通过接触及消化道传播。从事禽类业或在发病前一周内去过饲养、销售及宰杀等场所者为高危人群，任何年龄均可发病，12岁以下儿童发病率较高。高致病性禽流感病毒例如H5N1等能引起重症流感并可能引起暴发，至今有多起H5N1感染人类发病并致死的报道。

目前多采用ELISA和免疫荧光法检测AIV抗原和抗体。病毒分离是人禽流感病毒确诊的金标准，但因病毒分离的实验条件要求较高，并且有高致病性危险，其应用有严格的局限性。RT-PCR可直接检测人禽流感病毒特异性H基因，阳性结果有确诊价值。

> 注意事项

同一患者取不同部位标本（例如呼吸道分泌物及粪便）、同一患者不同时间的两份标本或同一份标本在不同实验室检测（最好其一为参考实验室）结果一致，临床报告才更可靠。

（二十四）生殖支原体（Mg）

> 临床应用

PCR用于Mg感染的早期诊断。

> 正常参考值

阴性

> **临床意义**

Mg 是 20 世纪 80 年代新发现的支原体，与尿道炎、宫颈炎、输卵管炎、输卵管妊娠、上呼吸道感染、支气管炎、肺炎及哮喘等疾病有关。Mg 围产期感染可导致早产、胎膜早破等。Mg 体外培养困难且费时（40~120 天），不适合临床快速简便的需要。Mg 目前尚缺乏特异性免疫学检测。PCR 方法检测 Mg 用于 Mg 感染早期诊断、Mg 感染与疾病的相关性研究以及相关分子流行病学研究。

> **注意事项**

nPCR 是 Mg 感染最为灵敏特异的诊断方法，与其他支原体未发现有交叉反应，并可用于检测多种临床标本。

（二十五）人类免疫缺陷病毒（HIV）

> **临床应用**

PCR 检测病毒核酸对早期 HIV 感染，确诊可疑患者、新生儿 HIV 感染、疗效、输血筛查及器官移植有重要意义。

> **正常参考值**

阴性

> **临床意义**

HIV 是逆转录病毒，引起获得性免疫缺陷综合征（AIDS），简称艾滋病。HIV 主要通过性接触、血液及母婴途径传播。AIDS 感染和发病缓慢，但传播速度快，病死率高，目前已在全球蔓延。

HIV 可以通过病毒分离培养、免疫学检测抗体及 PCR

检测病毒核酸。免疫学检测 HIV 血清学阳性，并且血液 CD4$^+$T 淋巴细胞 <200μl 或比例低于 14% 可以诊断为 AIDS。PCR 技术通过与标准扩增量比较而对样本 HIV 核酸进行定量，通过电泳测定分子量或基因探针杂交分析扩增的特异性。可以定量检测 HIV 载量，灵敏地检测无症状患者的早期 HIV 感染，有助于评估病情进展和药物疗效，对新生儿 HIV 感染状况、确诊可疑患者、输血筛查及器官移植都具有重要意义。

（1）由于灵敏度高，要注意排除 PCR 污染所致的假阳性结果；

（2）标本中的某些干扰物质可能减弱聚合酶活性而产生假阴性结果；

（3）基因组拷贝可用于评价病情：<10^4 cps/ml 提示病情不进展，基因组拷贝 >10^4 提示 HIV 感染进展，基因组拷贝 5×（10^4~10^5）cps/ml 需要开始治疗，基因组拷贝 >10^5 cps/ml 预示病情进展的可能性是 <10^4 cps/ml 的 12 倍。

注意事项

评价病情进展时，针对 HIV 进行的 PCR 检测须在同一实验室进行。

（二十六）人型支原体（Mh）

临床应用

PCR 检测 Mh 有助于临床 Mh 感染的早期诊断和围产期筛查。

> 正常参考值

阴性

> 临床意义

Mh 是人类的条件致病菌，能分解精氨酸产生氨，对宿主细胞有较强的毒性作用。健康女性阴道的 Mh 分离率可高达 40%。当人体免疫力低下如妊娠、分娩、手术、应用抗生素、激素，接受同位素治疗等情况时，Mh 增殖进入脏器致病，可导致尿道炎、宫颈炎、子宫内膜炎、输卵管炎、产褥热、新生儿肺炎、新生儿脑膜炎、新生儿败血症、肾盂肾炎、膀胱炎、关节炎、创口感染以及男性女性不育症和女性输卵管妊娠等。Mh 培养需特殊培养基，比 Mpn、Uu 困难。PCR 为 Mh 实验室诊断提供了适宜方法。各种拭子标本、体液和组织标本均可用于 PCR 检测。PCR 为 Mh 的早期诊断、围产期筛查及 Mh 感染的分子流行病学调查提供了有效的检测手段。

> 注意事项

关节、血液和上生殖道分离出 Mh，其结果与疾病有明显的关系。女性下生殖道 Mh ≥ 10^5 有临床意义，与细菌性阴道病相关。

（二十七）肺炎支原体（Mpn）

> 临床应用

PCR 用于 Mpn 感染的早期诊断及相关分子流行病学研究。

> 正常参考值

阴性

> 临床意义

Mpn 是不典型性肺炎综合征和社区获得性肺炎的常见病原体，在各年龄人群均能感染，但以婴幼儿最为常见。Mpn 可致肺炎、中枢神经系统疾病、心肌炎及关节炎等。围产期 Mpn 感染与不良妊娠有关。Mpn 感染的实验室诊断方法有冷凝集试验、ELISA 和分离培养。冷凝集试验检测 Mpn 感染是非特异的，ELISA 试剂盒存在非特异交叉反应，分离培养需时 1~2 周，且分离培养阳性率不高，对临床快速诊断意义不大。PCR 可用于 Mpn 感染的早期诊断及相关分子流行病学研究。

> 注意事项

PCR 法检测 Mpn 敏感特异，其中以 nPCR 基因诊断最为灵敏特异。

（二十八）SARS 冠状病毒（SARS-CoV）

> 临床应用

RT-PCR 方法检测 SARS 病毒核酸用于 SARS 病毒感染的早期诊断及疑似感染者的确诊。PCR 检测阳性结果为 SARS 确诊试验之一。

> 正常参考值

阴性

> 临床意义

SARS 即严重急性呼吸综合征，是一种新型冠状病毒（SARS-CoV）引起的以非典型性肺炎为主的多系统多脏器的严重传染病，感染以青壮年为主，多为显性感染，一般发生在冬春季节。SARS-CoV 主要通过近距离呼吸道飞沫传播。SARS-CoV 为单股正链 RNA，与经典冠状病毒有 60% 同源性。SARS 诊断试验包括 SARS-CoV 核酸 PCR 检测，SARS 抗体检测及病毒分离。RT-PCR 可以检测感染者体液中出现的 SARS 病毒核酸，可用于病毒感染的早期诊断及疑似患者的确诊，尤其是多次多标本和多种试剂盒检测 SARS-CoV RNA 阳性，对病原学诊断有重要支持意义。PCR 检测 SARS-CoV 阳性为 SARS 确诊试验之一。

> 注意事项

目前 RT-PCR 方法检测 SARS 病毒核酸的敏感性还有待提高，阴性结果不能说明没有 SARS 病毒感染，也不能排除 SARS 病毒携带的可能性，此时可对多份标本和多部位取材增加敏感性。通常患者出现症状后 5~7 天内采集标本阳性率较高。

（二十九）耐甲氧西林金黄色葡萄球菌耐药基因检测（MRSA）

> 临床应用

PCR 检测有助于 MRSA 感染的快速、准确诊断。

正常参考值

阴性

临床意义

金黄色葡萄球菌是临床上常见的毒性较强的细菌,耐甲氧西林金黄色葡萄球菌从发现至今感染几乎遍及全球,已成为院内和社区感染的重要病原菌之一。MRSA菌落内细菌存在敏感和耐药两个亚群,即一株MRSA中只有一小部分细菌对甲氧西林高度耐药,在50μg/ml甲氧西林条件下尚能生存,而菌落中大多数细菌对甲氧西林敏感,在使用抗生素后的几小时内大量敏感菌被杀死,但少数耐药菌株却缓慢生长,在数小时后又迅速增殖。

由于MRSA的不均一耐药性,给其检测带来一定的困难。MRSA的检出率受孵育温度、时间、培养基的pH和NaCl的浓度、菌液的数量等多种因素的影响。

目前常用的MRSA检测方法包括:纸片扩散法(可靠性较差)、MIC法(操作繁琐)、浓度梯度法(价格昂贵)等。PCR技术对耐甲氧西林金黄色葡萄球菌的特异性耐药基因片段进行定性荧光检测,可用于临床对耐甲氧西林金黄色葡萄球菌感染的辅助诊断。

(1)与纸片法、MIC法相比,RT-PCR法敏感性高,特异性好,易于操作且快速。

(2)医院应加强对新入院及MRSA易感者的检查,尤其是烧伤病区、ICU、呼吸病房、血液科和小儿科的病人。发现MRSA,及时向临床报告,以控制感染和隔离治疗。

注意事项

由于常规检测方法的局限性，PCR 法检测 MRSA 的结果可能与常规的纸片法、MIC 法的检测结果不一致。

（三十）产 KPC 细菌核酸测定

临床应用

PCR 检测有助于产 KPC 细菌感染的快速、准确诊断。

正常参考值

阴性

临床意义

碳青霉烯类抗生素是抗菌谱最广，抗菌活性最强的非典型 β- 内酰胺抗生素，因其具有对 β- 内酰胺酶稳定以及毒性低等特点，已经成为治疗严重细菌感染最主要的抗菌药物之一，对革兰阳性菌、阴性菌及厌氧菌都有强大的抗菌活性。

但目前已经开始出现耐药菌株，且检出率逐年升高，细菌产生碳青霉烯酶（KPC）是最为严重的耐药机制。KPC 是对美洛培南、亚胺培南和厄他培南等碳青霉烯类抗生素有水解能力的一类 β- 内酰胺酶。其特点是可由质粒介导传播，传播速度快，耐药谱广，具有爆发流行趋势。

正确的鉴别、检测产 KPC 细菌，是控制其传播的首要步骤。临床常规的药敏方法不仅容易漏检产 KPC 细菌；而且药敏显示为耐药，也不能确诊产 KPC 细菌，也可能是其他的耐药机制参与。分子生物学工具如 PCR 是检测产 KPC

细菌的金标准。

（1）与药敏法相比，RT-PCR法敏感性高，特异性好，易于操作且快速。

（2）PCR法可用于临床标本或者菌落的检测，并协助查找病原菌的传染源及传播途径。

> **注意事项**

由于常规检测方法的局限性，PCR法检测产KPC细菌的结果可能与常规的药敏检测结果不一致。

（三十一）钩端螺旋体（Leptospira）

> **临床应用**

PCR检测钩体DNA用于对钩体病的治疗及预后的监测。

> **正常参考值**

阴性

> **临床意义**

钩端螺旋体简称钩体，致病性钩体是钩端螺旋体病的病原体，是人畜共患病之一。钩体病是自然疫源性传染病，肾脏长期带菌和排菌的鼠类和猪是钩体的储存和传染源。钩体可通过皮肤创伤及鼻、眼、口腔等黏膜处侵入，也可由饮用污染水或食物经消化道感染。人感染钩体后发生钩体败血症，严重时可出现休克、微循环障碍、心肾功能不全及脑膜炎等，病死率较高。钩体实验室检查方法有暗视野镜检（呈珍珠状细链）、直接荧光抗体检测、分离培养及血清学检查。PCR 能在短时间内快速准确地检测出致病性钩体 DNA，可检测出微量标本中的钩体，同时对钩体病的治疗、预后进行监测，还可对不同标本类型进行病原学研究。

注意事项

人感染钩体 1 周后产生抗体，与抗体检测相比，PCR 法能早期检测出钩体，辅助钩体病的诊断。

（三十二）亚甲基四氢叶酸还原酶基因 677C/T 基因序列分析（MTHFR 677C/T）

临床应用

PCR 能够快速检测 MTHFR 基因 677C/T 多态性位点的基因型。

正常参考值

CC 型、CT 型、TT 型

临床意义

高同型半胱氨酸（Homocysteine,Hcy）血症是心脑血管疾病的危险因素，心血管事件发生危险与基线 Hcy 水平呈明显剂量反应关系，并且高血压和高 Hcy 血症致心血管事件具有协同作用。MTHFR 为 Hcy 代谢通路中的关键酶，而 C677T 多态性位点是常见的多态性位点之一，该多态性会影响体内 Hcy 水平。TT 型基因型血浆 Hcy 水平显著高于 CC 型。TT 基因型患者接受叶酸治疗后，Hcy 水平下降显著大于 CC 基因型患者。

注意事项

根据不同基因型别的病人选择不同的药物。

（三十三）线粒体乙醛脱氢酶2（ALDH2）基因检测

临床应用

PCR能够快速检测ALDH2多态性位点的基因型。

正常参考值

正常人群基因型：GLU504GLU、GLU504Lys、Lys504Lys

临床意义

舌下含服硝酸甘油是冠心病心绞痛急性发作的常规首选方法，但有的病人服用之后并无疗效。研究表明线粒体乙醛脱氢酶2基因（aldehyde dehydrogen-ase 2，ALDH2）多态性决定了不同个体内硝酸酯酶活性不同，野生型酶活性是突变型酶活性的10倍，导致了ALDH2突变基因型的个体服用硝酸甘油无效。

ALDH2还参与酒精在人体内的分解代谢。酒精在人体内代谢过程为乙醇→乙醛→乙酸→水、二氧化碳。ALDH2突变基因型个体内的酶活性大大降低，使得乙醛不能正常转化而堆积在体内，造成对人体的伤害。

ALDH2的基因检测结果可为临床医生个体化用药提供参考：

（1）ALDH2活性降低对硝酸甘油的疗效降低有影响。

（2）揭示不同个体的酒精代谢，避免乙醛伤害。

注意事项

GLU504Lys、Lys504Lys 基因型的人群应尽量避免饮酒。

（三十四）CYP2C19 基因检测

临床应用

PCR 能够快速检测 CYP2C19 多态性位点的基因型，指导用药。

正常参考值

正常人群基因型：CYP2C19*1、CYP2C19*2、CYP2C19*3

临床意义

CYP2C19 是 CYP450 酶第二亚家族中的重要成员，是人体重要的药物代谢酶，在肝脏中表达丰富。CYP2C19 基因座位于染色体区 10q24.2 上，由 9 个外显子构成。CYP2C19 具有很多 SNP 位点，最常见的是 CYP2C19*2 和 CYP2C19*3。CYP2C19*2 会导致转录蛋白的剪切突变失活，而 CYP2C19*3 能构成一个终止子，破坏转录蛋白的活性。据统计，CYP2C19*2 和 CYP2C19*3 两个突变位点能解释几乎 100% 的东亚人和 85% 的高加索人种的相关弱代谢遗传缺陷。大量证据证实，不同人种在 CYP2C19 的底物的代谢能力有很大差异；而 13%~23% 的亚洲人是弱代谢者。这是由于在亚洲人口中 CYP2C19*2 和 CYP2C19*3 等位基因的高频率造成的。

CYP2C19 涉及多种药物代谢：质子泵抑制剂 – 奥美拉唑、兰索拉唑等；治疗心血管疾病 – 氯吡格雷、抗凝血药物等；抗真菌药物－伏立康唑等；以及神经类药物、抗肿瘤药、抗结核药等。

注意事项

通过CYP2C19基因检测，判断患者对相关药物的代谢能力，可以指导临床方案的制定，实现个体化用药治疗。

（三十五）CYP2C9&VKORC1基因检测

临床应用

PCR能够快速检测CYP2C9、VKORC1多态性位点的基因型，指导用药。

正常参考值

正常人群基因型：CYP2C9*1、CYP2C9*2、CYP2C9*3、VKORC1

临床意义

CYP2C9是CYP450酶第二亚家族中的重要成员，是人体重要的药物代谢酶。CYP2C9能羟化代谢不同的药物，主要是酸性底物，据统计，目前约有16%的临床药物由CYP2C9参与代谢。VKORC1是维生素K依赖性凝血因子生成的限速酶。

华法令在体内是被不同的CYP同工酶羧基化而代谢成为非活性产物的。华法令作为维生素K拮抗剂通过阻断维生素K还原，使含有谷氨酸残基的凝血因子Ⅱ、Ⅶ、Ⅸ、Ⅹ，蛋白C/蛋白S停留在没有抗凝血活性的生物前体阶段，从而起到抗凝作用。CYP2C9和VKORC1基因产生的蛋白活性影响华法令在人体的抗凝活性。

> 注意事项

检测基因组 DNA 中 CYP2C9 和 VKORC1 基因多态性，有利于医生正确给出华法令用药剂量，大幅降低华法令用药风险，提高患者生活质量。

（三十六）UGT1A1 基因检测

> 临床应用

PCR 能够快速检测 UGT1A1 多态性位点的基因型，指导用药。

> 正常参考值

正常人群基因型：UGT1A1（6/6）、UGT1A1（6/7）、UGT1A1（7/7）

> 临床意义

UGT1A1 基因编码尿苷二磷酸葡萄糖醛酸转移酶，其多态性最常发生在 TATA 启动子区，表现为易变的 TA 重复。野生型 UGT1A1（6/6）对 SN-38 的葡萄糖醛苷化活性较强，在接受伊立替康治疗时所产生的毒副作用风险较低；杂合型 UGT1A1×28（6/7）对 SN-38 葡萄糖醛苷化的活性稍低，产生毒副作用风险的概率为 12.5%；而 UGT1A1×28 的纯合型（7/7）对 SN-38 葡萄糖醛苷化的活性仅是野生型的 35%，更易产生毒副作用。

在使用伊立替康之前，有必要先进行 UGT1A1 基因型的检测，根据检测结果，制定个体化用药方案。

> 注意事项

检测基因组 DNA 中 UGT1A1 基因多态性，有利于医生正确给出伊立替康用药剂量，大幅降低腹泻、中性粒细胞减少等严重不良反应的发生。

（三十七）载脂蛋白 E（APOE）基因检测

> 临床应用

PCR 能够快速检测 APOE 多态性位点的基因型，指导用药。

> 正常参考值

正常人群基因型：ε2/ε2、ε3/ε3、ε4/ε4、ε3/ε4、ε2/ε3、ε2/ε4

> 临床意义

载脂蛋白（ApoE）是一种糖蛋白，包括 299 个氨基酸，在人体脂质代谢中起主要作用。ApoE 基因型有基因上两个 SNPs 决定，即位于 112 位氨基酸的碱基（c.388 T>C）和 158 位氨基酸的碱基（c.526 C>T）。依据 112 和 158 位氨基酸的不同组合，形成不同的基因型。ApoE 基因有 3 个等位基因，即 ε2、ε3、ε4，共构成 6 种不同的基因型：（ε2/ε2、ε3/ε3、ε4/ε4、ε3/ε4、ε2/ε3、ε2/ε4）。

（1）APOE E2：对应的基因型为 ε2/ε2、ε2/ε3，占人类的 7%，这类基因型的个体不易患老年痴呆症、冠心病、脑梗死等疾病，易患黄斑变性，其血脂表现为：甘油三酯高、LDH-C 低、HDL 不确定。服用鱼油效果最好。

（2）APOE E3：对应基因型为 ε3/ε3、ε2/ε4，占人类的

78%，这类基因型属于常见基因。服用鱼油效果较好，低脂饮食效果较好。

（3）APOE E4：对应的基因型为 ε3/ε4；ε4/ε4，占人类的 15%，这类基因型的个体易患老年痴呆症、冠心病、脑梗死、视网膜色素变性等疾病，其血脂表现为：甘油三酯不高、LDL 高、HDL 低。不建议服用鱼油，低脂饮食效果最好。

注意事项

了解 APOE 的基因型有助于选择健康的生活方式，保持良好身体状况，预防系列重大疾病发生，一旦患病，还决定个体化治疗方案的选择。

（三十八）BRAF 基因检测

临床应用

PCR 检测 BRAF 基因突变，用于肿瘤辅助诊断、疗效评价及判断预后。

正常参考值

正常人群基因组中 BRAF 基因为野生型，无突变，少数个体存在多态性，这种多态性不影响 BRAF 基因的功能

临床意义

当 BRAF 基因发生突变后，可使 EGFR 抑制剂西妥昔单克隆抗体等治疗减弱或无效。BRAF 基因可以作为患者预后评价的独立性指标，V600E BRAF 突变患者预后差。

> **注意事项**

（1）由于肿瘤组织的异质性，检测的肿瘤组织中混有大量正常组织，以及石蜡标本提取基因组的质量有限等因素，可能干扰检测结果，导致检测的假阴性。

（2）BRAF是位于KRAS下游级联信号通路上的一个重要蛋白，当BRAF基因发生突变后，患者可能不能从抗EGFR单克隆抗体靶向药物治疗中获益。

（3）在多种人类恶性肿瘤中，如36%~69%的恶性黑色素瘤、5%~22%的结直肠癌、1%~4%的肺癌、36%~53%的甲状腺癌及8%~23%的肝癌等肿瘤体细胞中均存在不同比例的BRAF基因突变。

（三十九）BRCA1基因、BRCA2基因检测

> **临床应用**

PCR检测BRCA1基因/BRCA2基因突变用于评价乳腺癌、卵巢癌患病风险，及时采取预防措施，降低乳腺癌、卵巢癌的发生率。

> **正常参考值**

正常人群基因组中BRCA1基因和BRCA2基因为野生型，无突变，少数个体存在多态性，这种多态性不影响BRCA1基因和BRCA2基因蛋白的功能

> **临床意义**

乳腺癌易感基因1（BRCA1）和乳腺癌易感基因2（BRCA2）是一类肿瘤抑癌基因。BRCA1基因和BRCA2

基因可发生多形式、多位点基因突变。大量研究表明，BRCA1基因和BRCA2基因突变会导致家族遗传性乳腺癌和卵巢癌，占所有乳腺癌患者的10%。带有BRCA1或BRCA2基因突变的患者一生中患乳腺癌的几率为40%~87%，卵巢癌的几率为16%~60%。除此之外容易得其他癌症，如前列腺癌、胰脏癌或大肠癌。BRCA2基因突变亦会造成男性乳腺癌（发生率6%）。用于评价乳腺癌、卵巢癌患病风险及采取预防措施，降低乳腺癌、卵巢癌的发生率。

注意事项

（1）手术风险评估：流行病学研究显示，对携带BRCA1/BRCA2基因的人群，进行双侧乳腺癌风险降低乳房切除术，能至少降低乳腺癌发病风险的90%。进行双侧风险降低输卵管卵巢切除术，大约可降低卵巢癌发病风险的80%。

（2）化疗药物干预：对发生BRCA2基因突变的患者，给予他莫昔芬预防性治疗，可以降低乳腺癌发病风险的65%。

（3）生育选择：如果夫妻双方都是BRCA1/BRCA2基因突变携带者，可通过产前诊断、着床前胚胎遗传学诊断或辅助生殖，可以选择其子代是否携带突变的BRCA1/BRCA2基因，便于减低各种肿瘤的发生率。

（4）禁用肝素抗凝管采血。

（四十）EGFR基因检测

临床应用

PCR检测EGFR基因突变，用于指导EGFR酪氨酸激酶抑制剂及常规化疗药物的用药，同时有利于疗效评价及判断预后。

正常参考值

正常人群基因组中 EGFR 基因为野生型，无突变，少数个体存在多态性，这种多态性不影响 EGFR 基因的功能。

临床意义

预测药物疗效：吉非替尼和厄洛替尼等小分子酪氨酸激酶抑制剂的疗效与 EGFR 基因突变密切相关，EGFR 突变患者可以从中获益，EGFR 突变是酪氨酸激酶抑制剂预测因子。

注意事项

（1）吉非替尼和厄洛替尼等小分子酪氨酸激酶抑制剂的疗效与 EGFR 基因突变密切相关，特别是当第 19 外显子缺失、第 21 外显子突变（L858R）和第 18 外显子突变（G719X）时，使用吉非替尼和厄洛替尼等小分子酪氨酸激酶抑制剂时，患者可从抗 EGFR 抗体靶向药物治疗中获益。

（2）当第 20 外显子发生 T790M 突变时，使用吉非替尼和厄洛替尼等小分子酪氨酸激酶抑制剂会出现耐药，患者不能从中获益。

（3）禁用肝素抗凝管采血。

（四十一）KRAS 基因检测

临床应用

PCR 检测 KRAS 基因突变，用于肿瘤辅助诊断，同时有利于疗效评价及判断预后。

正常参考值

正常人群基因组中 KRAS 基因为野生型，无突变，少数个体存在多态性，这种多态性不影响 KRAS 基因的功能

临床意义

KRAS 基因突变见于 20% 的非小细胞肺癌，其中肺腺癌占 30%~50%，而在大肠癌患者 KRAS 突变率可达 30%~35%。KRAS 的状态与抗 EGFR 单克隆抗体对结直肠癌疗效具有相关性，携带 KRAS 突变的病人使用西妥昔单抗和帕尼单抗治疗无效。

注意事项

（1）瘤组织的异质性，检测的肿瘤组织中混有大量正常组织，以及石蜡标本提取基因组的质量有限等因素，从而干扰检测结果，导致检测的假阴性。

（2）大部分野生型患者使用西妥昔单抗和帕尼单抗治疗效果确切，可显著提高患者的生存率和改善生活状态。部分无效的患者可能存在 BRAF、PI3KA 等基因的突变所致。

（四十二）Y 染色体微缺失检测

临床应用

PCR 检测 Y 染色体微缺失用于无精症和严重的少精症男性不育症患者，分子诊断 Y 染色体微缺失需要常规进行。

正常参考值

正常男性 AZF 区域无缺失

临床意义

当无精症、少精症患者不育的其他原因被排除,可以考虑检查 Y 染色体缺失。

注意事项

(1) AZFc 缺失占到 Y 染色体微缺失的 79%,AZFb 缺失占到 Y 染色体微缺失的 9%,AZFbc 缺失占到 Y 染色体微缺失的 6%,AZFa 缺失占到 Y 染色体微缺失的 3%,AZFabc 缺失占到 Y 染色体微缺失的 3%。

(2) 原则上 AZF 各亚区内仅检测一个非多态性位点就足以说明该亚区是否存在位点缺失,通常检测单位会检测多个位点,可涵盖超过 95% 的 Y 染色体微缺失。

(3) Y 染色体微缺失在不育症的男性患者中有相对高的发生率,发生率为 2%~10%,无精症患者比少精症患者频率更高。

(四十三)苯丙氨酸羟化酶基因检测

临床应用

PCR 检测苯丙氨酸羟化酶基因突变用于高苯丙氨酸血症和高苯丙氨酸尿症患者,分子诊断苯丙氨酸羟化酶基因突变需要常规进行。

正常参考值

正常人群基因组中 PAH 基因为野生型,无突变,少数个体存在多态性,这种多态性不影响 PAH 蛋白的功能

> **临床意义**

引起苯丙酮尿症的基因突变主要是 PAH 基因突变，因此病因诊断主要就是检测 PAH 基因突变。PAH 基因突变的检测可以对患儿做出病因诊断，及早治疗。

> **注意事项**

（1）迄今全世界已经发现的 PAH 的致病性基因突变大约有 440 多种，国内发现 30 多种。在亚洲东方黄种人（日本、韩国、中国），PKU 患者的常见的突变位于外显子 12 和 7，分别为 R413P（25%）和 R243Q（18%）。

（2）苯丙酮尿症是可治性的遗传病，虽主要是由 PAH 基因突变造成，可对胎儿做出产前诊断，减少患儿出生。

（3）1%~2% 的患儿是由于苯丙氨酸羟化酶的辅酶四氢生物蝶呤（BH4）缺乏，导致苯丙氨酸不能正常转化为酪氨酸，从而苯丙氨酸在体内异常蓄积而致病，此类型 PKU 为非经典型 PKU。过量苯丙氨酸和旁路代谢产物的神经毒性作用造成患儿严重智能障碍和继发性癫痫，严重者甚至威胁生命，治疗上以限制苯丙氨酸的摄入为主。

（四十四）亨廷顿舞蹈病基因检测

> **临床应用**

PCR 检测亨廷顿基因突变，用于亨廷顿病患者病因诊断及产前筛查。

> **正常参考值**

正常人群基因组 HD 基因为野生型，无三核苷酸重复

扩增性突变，该拷贝数均在26以下，这种多态性不影响亨廷顿蛋白的功能

> **临床意义**

亨廷顿基因突变的检测可以对患者做出病因诊断，及早治疗。对受累家系的高风险胎儿进行产前基因诊断可降低该病的发生率。

> **注意事项**

（1）本病外显率高，其基因携带者几乎100%出现症状，目前尚无有效的治疗方法。虽然（CAG）n重复拷贝数与病人发病年龄之间存在相关性，但（CAG）n重复拷贝数无法精确预测无症状个体的起病年龄、症状类型、严重程度、病情进展速度等，因此对检测后结果的解读需谨慎。

（2）在正常人群中该顺序拷贝数在26以下，平均19。顺序拷贝数27~35为灰区，HD患者扩增多于37，可高达130，平均为47。大部分少年型HD突变基因是父源性的，年纪较大才发病的突变基因多为母源性。

（四十五）甲型血友病基因检测

> **临床应用**

PCR检测凝血因子Ⅷ基因突变，用于甲型血友病患者诊断及产前筛查。

> **正常参考值**

正常人群凝血因子Ⅷ基因无内含子22，内含子1倒位突变或其他点突变，小片段的插入或缺失

> **临床意义**

分子遗传学检测先证者凝血因子Ⅷ基因突变可为高风险的家庭成员提供遗传咨询。突变已确定或连锁相关性已确认的家庭的孕妇可进行产前诊断。

> **注意事项**

（1）有致病性突变的凝血因子Ⅷ的男性都会患病，然而，由于其他遗传和环境的影响，可能会影响临床表型。约10%的致病突变的凝血因子Ⅷ基因携带者的女性，其Ⅷ因子活性低于正常的30%，有出血症状。

（2）推荐严重的血友病患者首先扫描凝血因子Ⅷ基因的内含子22和内含子1的倒位突变，这是45%~50%的严重血友病病人的主要突变。剩余的严重血友病家系应该进一步进行凝血因子Ⅷ基因的全序列的测序分析。

（四十六）抗肌萎缩蛋白病基因检测

> **临床应用**

PCR检测DMD基因突变，用于DMD患者病因诊断及产前筛查。

> **正常参考值**

正常人群DMD基因无缺失，重复和点突变

> **临床意义**

DMD基因突变的检测可以对患者做出病因诊断。对受累家系的高风险胎儿进行产前基因诊断可降低该病的发生率。

> **注意事项**

（1）DMD 基因突变类型包括片段缺失、重复以及点突变等，其中以缺失最为常见。

（2）DMD 基因检测有 91%~92% 的准确度可以区分患儿的 DMD 和 BMD 表型。但在某些情况下区分 DMD 和 BMD 可能是困难的。如外显子 3~7 的缺失，与 DMD 和 BMD 的两个表现型都相关。

三十七、染色体病检查

> **临床应用**

染色体病是染色体异常或畸变所致。由于染色体异常涉及许多基因，患者均有较严重或明显的临床症状，故又称染色体异常综合征。因此，染色体病一般具有以下临床特征：

（1）染色体病患者一般有先天性多发畸形，智力发育和生长发育迟缓，有的还有特殊的皮肤纹理改变。具有染色体异常的胚胎，大部分流产或死产；

（2）性染色体异常患者，除了有上述特征外，还有内外生殖器异常或畸形，如性腺发育不良、副性征不发育等。

（一）常染色体病

1. Down 综合征

> **临床应用**

Down 综合征也称 21 三体综合征或先天愚型，新生儿 Down 综合征的发病率约 1/1000~2/1000，这一疾病的主要临床表现为生长发育迟缓，不同程度的智力低下和包括头面部特征在内的一系列异常体征。智力发育不良是本病最突出的症状，病人智商在 25~50 之间。应用染色体核型分析技术，用于 21 三体综合征诊断。

正常参考值

男性：46，XY；女性：46，XX

临床意义

染色体核型分析可以确诊 21 三体综合征疾病。

注意事项

（1）Down 综合征可分为三种遗传学类型：21 三体型，约占全部患者的 92.5%；易位型：约占全部患者 5%；嵌合型：约占全部患者 2.5%。

（2）该检查需要进行细胞培养，所以检测周期较长。

2. 18 三体综合征

临床应用

18 三体综合征的病因是多了一条 18 号染色体，因此定名为 18 三体综合征。新生儿发病率约为 1/3500~1/8000。男女性别比为 1∶4，这可能与男性胚胎不易发育至出生有关。患者宫内生长迟缓，小胎盘及单一脐动脉，胎动少，羊水过多，95% 胎儿流产；一般为过期产，平均妊娠 42周；出生时体重低，发育如早产儿，吸吮差，反应弱，因严重畸形，出生后 1/3 在 1 个月内死亡，50% 在 2 个月内死亡，90% 在 1 岁以上死亡，只有极个别的活到儿童期。

18三体综合征的主要临床特征为生命力严重低下，多发畸形，生长、运动和智力发育迟缓。其异常表现主要为：眼裂小、眼球小、内眦赘皮、耳畸形伴低位、枕骨突出、小颌、唇裂或腭裂、胸骨小；95%有先天性心脏病。应用染色体核型分析技术，用于18三体综合征诊断。

正常参考值

男性：46，XY；女性：46，XX

临床意义

染色体核型分析可以确诊18三体综合征。

注意事项

本病患者有80%核型为47,XX（XY），+18，症状典型。18三体型的产生由母亲卵母细胞减数分裂时发生的18号染色体不分离所致，其发生与母亲年龄增大有关；10%为嵌合型，即46，XX（XY）/47，XX（XY），+18，症状较轻；其余为各种易位，主要是18与D组染色体易位。

3.13三体综合征

临床应用

新生儿中13三体综合征的发病率约为1/25000，女性明显多于男性。发病率与母亲年龄增大有关。患儿的畸形比上述两种综合征严重。99%的13三体型胚胎导致流产。出生患儿45%在一个月内死亡，90%在6个月死亡，不到5%活到3岁。

13三体综合征的主要临床特征是：中枢神经系统严重

发育缺陷，无嗅脑，前脑皮质形成缺如，称为前脑无裂畸形；出生体重低、发育迟缓、严重智力低下、小头、小眼球或无眼球、小颌、多数有唇裂或伴腭裂、耳低位畸形、常有耳聋，80%有先天性心脏病，1/3有多囊肾。应用染色体核型分析技术，用于13三体综合征诊断。

> **正常参考值**

男性：46，XY；女性：46，XX

> **临床意义**

染色体核型分析可以确诊13三体综合征。

> **注意事项**

患者中80%的核型为47，XX（XY），+13，其发生与母亲年龄有关。10%~15%为易位型，多为13/14的罗伯逊易位，易位型多为年轻母亲所生，她们常有流产史。5%是嵌合型，即核型为46，XX（XY）/47，XX（XY），+13，一般症状较轻。

4. 5p- 综合征

> **临床应用**

本病为第5号染色体短臂部分缺失所致，患儿特有猫叫样哭声，故又称猫叫综合征。该综合征发病率在新生儿中为1/50000，在智能低下患儿中约占1%~1.5%。本病最主要临床特征是患儿在婴幼儿期的哭声似猫叫。其他症状有生长、智力发育迟缓、小头、满月脸、眼距较宽、外眼角下斜、斜视、内眦赘皮、耳低位、小颌、并指、肤纹异常、50%有先天性心脏病等。多数患者可活至儿童期，少数活至成年，均伴有严重智力低下。在智商低于 35 的群体中约占 1%。应用染色体核型分析技术，用于 5p- 综合征诊断。

正常参考值

男性：46，XY；女性：46，XX

临床意义

染色体核型分析可以确诊 5p- 综合征。

注意事项

部分患者是嵌合型。患者 5 号染色体短臂缺失片段大小不一。80% 的病例为染色体片段的单纯缺失（包括中间缺失），10% 为不平衡易位引起，环状染色体或嵌合体则比较少见。多数病例是父母生殖细胞中新发生的染色体结构畸变所引起，约有 10%~15% 是平衡易位携带者产生的异常配子所引起。

（二）性染色体病

1. Klinefelter 综合征

临床应用

Klinefelter 综合征也称先天性睾丸发布不全或原发性小睾丸症。该患者的核型为 47，XXY，即较正常男性多出一条 X 染色体，因此又叫做 47，XXY 综合征。本病发生率相当高，在男性新生儿中占 1/1000~2/1000，在身高 180cm 以上的男性中占 1/260。Klinefelter 综合征以睾丸发育障碍和不育为主要特征。第二性征发育不良，阴茎发育不良、睾丸小或隐睾，精曲小管萎缩并呈玻璃样变性，不能产生精子，因而不育。患者体征呈女性化倾向，大部分人无胡须、无喉结、体毛稀少、阴毛呈女性分布、稀少或无毛，皮下脂肪丰富、皮肤细嫩、约25%的个体发育出女性型乳房，其性情和体态趋向于女性特点。此外还可能有头围小、指距宽、耳畸形、骨骼异常、先天性心脏病等畸形；部分病人有轻度到中度智力障碍，表现为语言能力低下，一些患者有精神分裂症倾向。应用染色体核型分析技术，用于Klinefelter综合征诊断。

正常参考值

男性：46，XY；女性：46，XX

临床意义

染色体核型分析可以确诊Klinefelter综合征。

注意事项

（1）Klinefelter综合征主要核型为47，XXY,占80%，嵌合型占15%，包括46，XY/47，XXY；45，X/46，XY/47,XXY；46，XX/47，XXY等。其余的还可见48，XXXY；48，XXYY；49，XXXXY。一般来讲，核型中X染色体数量越多，表现的症状越严重。

（2）该检查需要进行细胞培养，所以检测周期较长。

2. Turner综合征

临床应用

Turner综合征也称性腺发育不全。该患者的核型为45，X，即较正常女性少一条X染色体。本病发生率在新生女婴中占 1/5000，但在自发流产胎儿中可高达 18%~20%。本综合征的主要临床特征是：表型女性；出生体重低，新生儿期脚背有淋巴样肿，第 4、第 5 指骨短小或畸形；身材发育缓慢尤其缺乏青春期发育，使成年身材显著矮小，仅在 120~140cm 之间；后发际低，头发可一直延至肩部；50% 个体出现颈蹼；还可有盾状胸、肘外翻、两乳头间距过宽、肤纹异常等。第二性征发育差，表现为成年外阴幼稚、阴毛稀少、乳房不发育、子宫发育不良、卵巢无卵泡、原发闭经，因而不能生育。此外，约 1/2 患者有主动脉狭窄和马蹄肾等畸形。少部分患者智力发育迟缓，一些个体空间感知能力差。应用染色体核型分析技术，用于 Turner 综合征诊断。

正常参考值

男性：46，XY；女性：46，XX

临床意义

染色体核型分析可以确诊 Turner 综合征。

注意事项

（1）Turner 综合征约 55% 病例核型为 45，X，还有各种嵌合型和结构异常的核型，最常见的核型为 45，X/46，XX。结构异常有 X 等臂染色体，其核型为 46，X，i（Xq）。一般来讲，嵌合型临床表现较轻，轻者有可能有生育力，而有 Y 染色体的嵌合型可表现出男性化的特征；身材矮小和其他 Turner 体征主要是由 X 短臂单体性决定的，但卵巢发育不全和不育则更多与长臂单体性有关。

（2）该检查需要进行细胞培养，所以检测周期较长。

3. XYY综合征

临床应用

XYY综合征（XYY syndrome）又名YY综合征或超雄综合征，染色体数为47条，性染色体为XYY，常染色体正常的疾病。XYY综合征在男婴中的发生率为1∶900。应用染色体核型分析技术，用于XYY综合征诊断。

正常参考值

男性：46，XY；女性：46，XX

临床意义

染色体核型分析可以确诊XYY综合征。本病在男性发生率为1/900。XYY男性的表型一般正常，患者身材高大，常超过180cm，偶尔可引起尿道下裂，隐睾，睾丸发育不全并有生精过程障碍和生育力下降；但大多数男性可以生育，个别患者生育XYY的后代。

注意事项

少数患者还有48，XXYY；49，XYYYY；48，XYYY；46，XY/47，XYY；45，X/49，XYYYY等特殊核型。一般来讲，核型中Y染色体越多，这类患者出现智力发育障碍和各种畸形就越严重。

4. X三体综合征

临床应用

本病发生率新生女婴中为1/1000。在女性精神病患者中发病率为4/1000。X三体女性可无明显异常,约70%病例的青春期第二性征发育正常,并可生育;另外30%患者的卵巢功能低下,原发或继发性闭经,过早绝经,乳房发育不良;1/3患者可伴先天畸形,如先天性心脏病;部分可有精神缺陷。约2/3患者智力低下。应用染色体核型分析技术,用于X三体综合征诊断。

正常参考值

男性:46,XY;女性:46,XX

临床意义

染色体核型分析可以确诊X三体综合征。

注意事项

患者核型多为47,XXX。少数患者为46,XX/47,XXX。极少数为48,XXXX和49,XXXXX。

三十八、微生物检查

(一)细菌涂片(Smear for organisms)

临床应用

快速提供感染细菌的范围,初步诊断感染性疾病。

正常参考值

无致病菌

临床意义

(1)经革兰染色后镜检:涂片经革兰染色后镜检,若发现细菌存在，根据菌体形态、排列、染色性即可做出初步诊断。如阴道分泌物、前列腺液涂片若在吞噬细胞内观察到红色的成双排列的球菌，可初步诊断淋球菌感染。

（2）经萋-尼染色后镜检，涂片若发现红色的分枝状的杆菌存在，可初步诊断分枝杆菌感染。

注意事项

（1）涂片镜检敏感度较低，如痰涂片找结核杆菌，菌量需大于 10^4/ml。

（2）涂片镜检快速简单，其主要应用是菌量较大时，可对细菌做初步鉴定。

（3）有些细菌难于培养，如厌氧菌等，涂片结果可以做初步鉴定。

人体皮肤、上呼吸道、消化道、女性生殖道有大量细菌存在，这些部位的涂片主要看菌群是否失衡，是否有特征明显的致病菌。

（二）血液、骨髓细菌培养

临床应用

患者出现发热（>38℃）、低温（<36℃）、寒战、白细胞数过高或过低、皮疹、黏膜出血、昏迷、多器官衰竭、血压降低等全身感染性症状时，寻找病原微生物。

正常参考值

无细菌生长

> **临床意义**

血液、骨髓中应无细菌,如生长细菌则菌血症或败血症可能性大。

> **注意事项**

(1)应在发热初期1~2天内或发热高峰时采样。

(2)最好在抗生素使用前采样。

(3)采样时,皮肤消毒不严容易引起皮肤表面的凝固酶阴性球菌等定植菌污染。

(4)应成对采样,同时做需氧和厌氧培养,提高检出率,同时确定凝固酶阴性球菌、棒杆菌、芽孢杆菌、丙酸杆菌等通常不致病微生物的条件感染。

(5)怀疑真菌或分枝杆菌感染时,应使用专用培养瓶。

(6)怀疑沙门菌感染时,细菌在骨髓中停留时间比血中长,故应在病程的1~2周内采血样,后期采骨髓样本。

(三)脑脊液细菌培养

> **临床应用**

患者出现全身感染性症状,颅内压升高,头痛,喷射性呕吐,脑膜刺激症状等情况下,寻找病原微生物。

> **正常参考值**

无细菌生长

> **临床意义**

脑脊液中应无细菌,如生长细菌则颅内感染可能性大。

> **注意事项**

（1）最好在抗生素使用前采样；

（2）脑脊液一般取三管，第1管做细菌检查；

（3）对怀疑颅内出血、血栓形成以及栓塞不能鉴别者，禁做脑脊液穿刺；

（4）脑脊液采集后立即送至实验室检测，转运过程中注意保温（25℃~37℃）；

（5）脑脊液增菌可选用儿童专用血培养瓶，内含抗生素中和物质较少，对细菌的毒性较小；

（6）有结核病史的患者，应使用专用瓶加做分枝杆菌培养。

（四）痰液、鼻咽喉拭子细菌培养

> **临床应用**

患者怀疑下呼吸道感染（包括气管、支气管、肺泡）需做痰液培养，怀疑上呼吸道感染（包括鼻、咽、喉）需做拭子培养。

> **正常参考值**

无致病菌生长

> **临床意义**

呼吸道正常菌群通常不致病，但呼吸系统被细菌感染时，如扁桃体炎、咽炎、喉炎、悬雍垂炎、白喉、百日咳、气管-支气管炎、支气管扩张继发感染、肺炎、肺脓肿等，可在痰中或咽拭子中培养出多种致病菌及霉菌。

> **注意事项**

（1）留取痰样前，应刷牙并漱口，深吸气咳出深部痰样；

（2）痰样本培养应进行合格性检验，显微镜下脓细胞<10/LP 或上皮细胞>25/LP 的标本为不合格痰样，需要重新留样检测；

（3）咽喉拭子应在病变部位采样，合格样本显微镜下脓细胞>10/LP；

（4）咽喉拭子如果怀疑猩红热、风湿热或肾小球肾炎等非咽喉部位的感染，无需筛选样本，直接培养分离化脓链球菌；

（5）拭子易干，应及时送检。

（五）化脓和创伤标本细菌培养

> **临床应用**

患者出现脓肿、痈疖，或手术部位怀疑感染时，寻找病原菌。

> **正常参考值**

无致病菌生长

> **临床意义**

脓肿或创面感染通常由细菌感染引起，排除定植腐生菌群，培养阳性菌致病可能性大。

> **注意事项**

（1）开放性创面和瘘道有大量组织坏死物和定植

菌，应用无菌盐水清创后，刮取正常组织相邻的炎症组织；

（2）瘘管内若排出"硫黄颗粒"，应蘸取颗粒连同抽取物一同送检。

（3）脓腔内纱条填充者，可送纱条送检。

（4）闭锁脓样最好同时涂片镜检，有助于发现不易培养的致病菌。

（六）阴道拭子细菌培养

临床应用

患者出现阴道瘙痒、脓性分泌物增多、腰酸、下腹坠痛、尿急尿频、怀疑阴道感染时，可做阴道拭子的细菌培养。

正常参考值

无致病菌生长

临床意义

阴道拭子培养出金黄色葡萄球菌、化脓性链球菌、淋病奈瑟菌、阴道加德纳菌、放线菌、无乳链球菌、念珠菌等非阴道常住菌时，致病可能性大。

注意事项

（1）成年女性在窥阴器下，用拭子在宫颈管内取样；

（2）幼童阴道拭子可用细棉棒蘸取阴道分泌物，不得使用窥阴器。

（七）男性尿道拭子及前列腺液细菌培养

临床应用

男性患者出现尿痛、尿频、尿急、尿道分泌物增多、会阴及阴囊疼痛、性功能障碍等尿道感染症状时，可进行尿道感染标本的细菌培养；男性患者盆骶疼痛、排尿扰乱和性功能障碍等前列腺炎症状时可进行前列腺标本的细菌培养。

正常参考值

无致病菌生长

临床意义

男性生殖道标本培养出非尿道常住菌时，致病可能性大。

注意事项

（1）尿道前段本来就定植大量的正常菌群如凝固酶阴性葡萄球菌、链球菌、肠球菌、棒杆菌，这些菌检出阳性对诊断帮助不大。

（2）前列腺标本量少易干涸，应及时送检。

（八）胸腹水、胆汁细菌培养

临床应用

患者有胸痛、发热、胸腔积液时可做胸水培养；患者有腹部积液伴腹痛、呕吐、肌紧张、肠鸣音弱等症状可做腹水培养；疑有胆石症伴感染者、急性胆囊炎、慢性胆囊炎、肝胆系统感染等症状可做胆汁培养。

正常参考值

无致病菌生长

临床意义

经皮穿刺采集的胸腹水、胆汁培养出细菌时，致病可能性大。

注意事项

（1）引流胸腹水、胆汁易受人体正常菌群污染，培养价值有限。

（2）手术过程中采集的胆汁可用于细菌培养。

（九）结核菌培养

临床应用

患者怀疑肺结核或肺外结核时，可进行分枝杆菌培养。

正常参考值

无分枝杆菌生长

临床意义

结核分枝杆菌可侵犯全身各组织器官，但以肺部感染最多见。如果有结核分枝杆菌生长，可诊断肺结核，肾结核或其他器官结核病。尚有非结核分枝杆菌需加以鉴别。

注意事项

（1）培养时间一般大于一个月，且因方法而异，固体培养慢于液体培养。

（2）培养阳性一般报告为分枝杆菌阳性，是否为结核菌或非结核分枝杆菌要进一步做核酸检测。

（3）所取样本容易受杂菌污染，一般需要去污染消化处理。

（十）结核感染 T 淋巴细胞检测

临床应用

传统的结核分枝杆菌检测方法受限于培养周期长、取材要求高、假阴性率高、无法区分结核或非结核分枝杆菌等缺点，临床需求仍得不到真正满足。T-SPOT.结核感染采样方便、检测灵敏度高、特异性高，其检测结果不受接种卡介苗影响，是一项在全球获得广泛认可的快速诊断技术，是传统培养方法的有益补充。

正常参考值

结核抗原 ESAT-6 斑点数 <6；结核抗原 CFP-10 斑点数 <6

临床意义

结核感染 T 淋巴细胞检测阳性表示患者外周血中存在结核效应 T 淋巴细胞，即患者存在结核感染史。

注意事项

（1）T-SPOT 检测不能有效区分既往感染和现症感染；

（2）尚有戈登、堪萨斯、苏氏、海分枝杆菌等非结核分枝杆菌可产生假阳性。

（十一）大便细菌培养

> 临床应用

正常人肠道中存在正常菌群，通常不致病，但当病原菌侵入肠道时，可引起腹泻或肠炎等具有一定临床特征的疾病，如霍乱弧菌引起霍乱；志贺菌引起痢疾；沙门菌引起伤寒、副伤寒，其他病原菌还有致病性大肠埃希菌（ETEC、EPEC、EIEC、EHEC），金黄色葡萄球菌，艰难梭菌，产气荚膜梭菌，弯曲菌，副溶血弧菌，小肠结肠炎耶尔森菌，结核分枝杆菌，念珠菌等。

> 正常参考值

无致病菌生长

> 临床意义

当粪便中培养出痢疾杆菌、沙门菌属、致病性大肠埃希菌、副溶血性弧菌、霍乱弧菌时，结合临床症状做出诊断。

> 注意事项

（1）挑取脓血便或黏液便2~3克（蚕豆大小），或直肠肛拭子取标本。

（2）普通大便培养，一般只筛查沙门菌和志贺菌。

（3）检测特殊致病菌需要特殊注明，检测实验室需选用特殊培养基或特殊培养条件。

(十二)大便艰难梭菌培养

临床应用

艰难梭菌(C.difficile)是一种厌氧产毒素细菌,能引起高发病率和死亡率的感染性腹泻和伪膜性结肠炎。艰难梭菌感染的高危患者主要是大于65岁的最近抗生素暴露的住院患者。随着北美和欧洲高剧毒株RT027的出现,艰难梭菌的影响已经扩展到全球范围。

急性艰难梭菌感染的典型体征和症状包括水样腹泻(一天内不成形的大便超过3次)、食欲不振、恶心和嗜中性粒细胞占优势的白细胞增多。

正常参考值

无艰难梭菌生长

临床意义

当粪便中培养出艰难梭菌时,结合临床症状做出诊断。

注意事项

(1)艰难梭菌感染的临床表现范围宽泛,可以从无症状携带者到中毒性巨结肠。

(2)艰难梭菌是专型厌氧菌,空气暴露时间过长易死亡,故要求留样后半小时内送至实验室。

(3)取稀便5~10ml送检。

（十三）大便艰难梭菌毒素检测

临床应用

艰难梭菌感染除了培养方法，连续对毒素 A 和 B 直接检测也可以用于诊断。毒素试验应当包括毒素 A 和 B，亚洲主要的流行株毒素 A 阴性。

正常参考值

无艰难梭菌毒素检出

临床意义

当粪便中检出艰难梭菌毒素时，结合临床症状做出诊断。

注意事项

（1）亚洲主要的流行株的毒素 A 检测常常阴性。

（2）若毒素阳性，需做艰难梭菌培养对菌株分型。

（3）患者 24 小时内多于 3 次不成型大便，才有检测必要取稀便送检。

（十四）尿液细菌普通培养

临床应用

肾盂肾炎、膀胱炎、尿道炎是常见的泌尿系感染性疾病，多因肠杆菌引起，也可由其他细菌如葡萄球菌、链球菌、肠球菌、铜绿假单胞菌、真菌等引起。

正常参考值

无致病菌检出

临床意义

当泌尿系统有细菌感染时,可在尿中检出病原菌。

注意事项

(1)注意尿道口冲洗,取中段尿送检。

(2)正常人体膀胱中的尿液是无菌的,一般认为清晨第一次中段尿作培养及菌落计数不应超过 10^4/ml~10^5/ml,若超过 10^5/ml,则应考虑为泌尿系感染。

(3)一般认为尿液中的病原菌以某一两种细菌为主,如果细菌分离超过 3 种,则应考虑为尿道口定植菌污染。

(十五)细菌 L 型培养

临床应用

临床由于使用抗生素不当(如青霉素),细菌没有被杀灭,而细胞壁结构遭到破坏或其合成受抑,细胞壁部分缺失或全部缺失,而成为细菌的 L 型。有些细菌的 L 型仍有致病能力,在临床上可引起慢性感染,如:肾盂肾炎、骨髓炎、心内膜炎、败血症等疾病,并常发生在使用作用于细胞壁的抗菌药物治疗过程中,但常规细菌学检查结果阴性,对原来的抗生素不敏感。

临床上遇有明显症状,而标本常规培养为阴性时,且对抗生素治疗效果不理想的,应考虑细菌的 L 型培养。

正常参考值

L型培养无致病菌检出

临床意义

临床样本,尤其是尿液样本,常规培养为阴性,L型培养阳性,则L型细菌致病可能性大。

注意事项

(1)所有的细菌均可变为L型,不论来源于G^+菌或G^-菌,绝大多数细菌的L型染色呈G^-,大小形态不一,有球形的,杆形的,丝状形的。

(2)细菌的L型在低渗环境中很容易胀裂死亡,但在高渗、低琼脂含血清的培养基中能缓慢生长。去除诱发因素后,有的L型可恢复为原菌,有的则不能恢复。

(十六)厌氧菌培养

临床应用

厌氧性细菌是一群必须在无氧环境下才能生长繁殖的细菌。若有以下特征提示有厌氧性细菌感染,应做厌氧培养:

(1)无特定病型的慢性过程,深部化脓性感染,形成局部脓肿或坏死组织。

(2)分泌物或脓液黏稠、乳白色、粉红色、血色或棕黑色,有恶臭,有时有气体。

(3)使用氨基苷类抗生素长期无效。

(4)怀疑为细菌感染,但脓液、血液等标本用普通培养法无菌生长。

正常参考值

厌氧培养无致病菌检出

临床意义

临床样本，尤其是尿液样本，常规培养为阴性，L型培养阳性，则L型细菌致病可能性大。

注意事项

（1）在临床厌氧菌感染中，无芽孢厌氧菌的感染率占90%，以混合感染多见。

（2）怀疑厌氧菌感染，最好同时涂片镜检，有助于快速初步判断病原菌。

（十七）真菌培养

临床应用

对人体有致病性的单细胞真菌主要有引起深部感染的新型隐球菌和白色念珠菌。新型隐球菌主要引起呼吸道感染，当抵抗力下降时向全身蔓延，易侵袭中枢神经系统发生慢性脑膜炎。白色念珠菌常引起鹅口疮、霉菌性阴道炎、肺炎等疾病。对人体有致病性的多细胞真菌有菌丝和孢子，菌丝伸长分支并交织成团，又称霉菌。

浅部真菌如癣菌，主要引起各种皮肤癣症。深部真菌感染常发生于重症疾病的晚期，如白血病、再生障碍性贫血、恶性肿瘤、艾滋病患者，特别是应用广谱抗生素、糖皮质激素后，常发生继发感染或二重感染，致病菌主要为新型隐球菌和白色念珠菌。

> **正常参考值**

真菌培养阴性

> **临床意义**

临床样本真菌培养阳性，该真菌致病可能性大。

> **注意事项**

（1）平皿培养时，开盖时易扬起孢子，有感染操作员和污染实验室环境的风险，所以要用透明胶带不完全封口。

（2）怀疑新型隐球菌感染，应同时墨汁染色，有助于快速判断病原菌。

（3）大便培养出念珠菌时，临床意义有限，因为酵母样真菌属于人肠道正常菌群组成之一。

（4）痰及咽喉拭子培养出念珠菌，临床意义在学界亦存在争议。

（5）诊断真菌感染的金标准是病理组织样本检验。

（十八）体外药敏试验

> **临床应用**

广谱及超广谱药物的广泛应用，尤其是不合理应用，使致病菌对抗生素的耐药性急剧上升，多重耐药菌株不断增多，临床治疗难度增加，尤其是有的细菌耐药基因可通过质粒等多种机制在细菌间进行传播，造成耐药菌株在医院内感染散发或暴发流行，使耐药菌株越来越难以控制，治疗困难，死亡率高，成为临床治疗的一大难题。

当前临床重点监测的多重耐药细菌有以下几种：

（1）耐甲氧西林的金黄色葡萄球菌（MRSA）；

（2）耐万古霉素的金黄色葡萄球菌（VRSA）；

（3）耐万古霉素的肠球菌（VRE）；

（4）耐青霉素肺炎球菌；

（5）产超广谱-内酰胺酶（ESBL）的革兰阴性杆菌；

（6）多重耐药的结核杆菌；

（7）产金属酶的铜绿假单胞菌和嗜麦芽寡氧单胞菌。

正常参考值

我国药敏试验结果判断标准参照 CLSI 标准文件

临床意义

抗菌药物耐药性监测具有重要意义：

（1）通过耐药性监测，有可能使新的耐药基因在广泛传播之前得到控制，防止耐药菌株的暴发流行。

（2）通过对耐药性监测结果的分析，可指导临床正确选择抗菌药物。

（3）通过耐药性监测，了解细菌耐药性机制和耐药趋势的动态变化，为制定抗感染措施提供理论依据。

注意事项

（1）临床药物很多，体外药敏试验不可能全纳入，选择基本原则是有代表性、可预测性或特需使用的药物。

（2）K-B 法药敏试验主要用于对营养要求不高且生长快速的非苛养菌。

（3）E-test 法药敏试验，测试条一旦贴上不可挪动。

（4）稀释法药敏试验，不同的药物有不同的终点定义，需严格按说明书读值。

（5）未开封的试验药物需低温冻存。

（十九）淋球菌培养

临床应用

涂片发现有革兰阴性双球菌的患者，只能假设性的鉴定，进一步确认鉴定需进行淋球菌培养。

正常参考值

淋球菌培养阴性

临床意义

临床样本淋球菌培养阳性，可诊断淋病。

注意事项

（1）淋球菌离体后比较娇弱，取样后半小时完成接种。

（2）一般接种于巧克力培养基，CO_2 环境培养。

（二十）解脲脲原体和人型支原体培养

临床应用

生殖道支原体目前多指解脲脲原体和人型支原体，大小介于细菌和病毒之间，能在无生命培养基中生长，因此当患者怀疑支原体引起的泌尿生殖系统感染时，可以通过留取患者的生殖泌尿道分泌物来培养。

正常参考值

解脲脲原体和人型支原体培养阴性

临床意义

解脲脲原体和人型支原体可引起人类泌尿生殖系统感染，是非淋病性尿道炎的常见病原体，可引起附睾炎、输卵管炎、盆腔炎、阴道炎、不孕不育等。其中解脲脲原体是引起围生期母婴感染的重要病原体之一。

注意事项

（1）解脲脲原体和人型支原体培养检测原理是尿素和精氨酸被支原体代谢成碱性物质使酚红变红，故产脲酶和精氨酸代谢酶的杂菌可干扰检测结果，不同的是，支原体生长，培养基为透亮红，杂菌生长，培养基为浑浊红。

（2）解脲脲原体和人型支原体培养时间较长，一般为24~48小时，微孔板要求加石蜡油封闭，防止干燥。

（3）怀疑杂菌干扰支原体培养结果，可用核酸检测技术来确认。

第三章

常见病症的化验检查

一、常见症状

1. 发热

发热指人体体温因各种原因超过正常范围的现象。引起发热的原因很多，最常见的是全身性或局部性的感染，包括各种病原体如细菌、病毒、支原体等，其次是结缔组织病、恶性肿瘤等。出现发热症状时除需做测体温判断热型、X线胸片、腹部B超等检查外，还需化验一下检验项目以助于发热的诊断与鉴别诊断。

（1）外周血检查：如为化脓性感染引起的发热多出现白细胞总数及中性粒细胞升高；若白细胞总数偏低，病原体多为病毒感染；若白细胞总数升高，淋巴细胞百分比升高并伴有异形淋巴细胞增多，发热可能由传染性单核细胞增多症引起；如外周血中出现幼稚细胞则需考虑白血病可能；如外周血中白细胞、血红蛋白、血小板均降低提示可能由某些严重的感染、结缔组织病、恶性肿瘤引起。

（2）尿常规检查：如尿液中白细胞及红细胞增多考虑发热

为泌尿系感染引起；如尿中除白细胞、红细胞增多外还伴有尿蛋白含量增多则提示各种类型的肾炎及全身性系统性红斑狼疮引起的发热。

（3）粪便常规检查：如粪便中白细胞、红细胞较多提示消化系统感染引起的发热，如粪便隐血试验阳性需考虑消化道肿瘤因素引起的发热。

（4）肝功能检查：如丙氨酸氨基转移酶、天门冬氨酸氨基转移酶等值升高提示各种肝脏损害如肝炎引起的发热，如胆红素升高则提示胆道感染引起的发热。

（5）血沉测定：如血沉增快需考虑结核、肿瘤、急性感染、结缔组织病可能。

（6）肥大-外斐反应：如为阳性需考虑伤寒及斑疹伤寒引起的发热。

（7）自身抗体相关检测：如抗核抗体、抗中性粒细胞胞浆抗体、抗双链DNA抗体、类风湿因子等，如阳性需考虑自身免疫性疾病引起的发热。

（8）血、尿、骨髓培养：如培养出致病菌可明确发热原因。

（9）痰涂片检测：痰涂片如找到致病菌和癌细胞可明确发热原因。

（10）血清及尿液淀粉酶检测：如均升高提示胰腺炎引起的发热。

2. 皮肤黏膜出血

皮肤黏膜出血是因机体止血或凝血功能障碍所引起，通常以全身性或局限性皮肤黏膜自发性出血或损伤后难以止血为临床特征，常见引起皮肤黏膜出血的原因主要包括血管壁功能异常、血小板异常及凝血功能障碍。一般需做以下化验检查以明确皮肤黏膜出血病因：

（1）出血时间测定：如出血时间延长，病因可能为血小板减少性紫癜、过敏性紫癜、血友病、再生障碍性贫血等。

（2）凝血时间测定：如凝血时间延长，病因可能为血友病、重症肝炎等。

（3）血小板计数：如血小板计数降低则病因可能为原发性血小板减少性紫癜、白血病、脾功能亢进、再生障碍性贫血等。

（4）血块收缩试验：如血块收缩不良，出血倾向可能由血小板减少性紫癜等引起。

（5）凝血酶原时间测定：如延长提示出血倾向由严重肝功能损伤引起。

（6）部分凝血活酶时间测定：如延长提示出血病因可能为血友病、重症肝炎等。

3. 水肿

组织间隙或体腔内过量的体液潴留称为水肿，通常所称的水肿指的是组织间隙内的体液增多，体腔内体液增多则称积液。引起水肿的主要机制包括：血浆胶体渗透压降低；毛细血管内流体静力压升高；毛细血管壁通透性增高；淋巴液回流受阻。水肿常见于以下疾病：心脏功能衰竭、严重的肝脏、肾脏疾病、重度贫血及营养不良等。明确水肿的病因通常需做以下化验检查：

（1）尿常规检查：如尿常规检测结果中尿蛋白及红细胞阳性提示可能为急慢性肾炎引起的水肿，如以尿蛋白阳性为主则考虑为肾病综合征引起的水肿。

(2)肾脏功能检查：如血清尿素氮、肌酐升高，尿蛋白定量增高，肌酐清除率降低提示水肿病因可能为急慢性肾功能不全。

(3)血常规检查：如出现严重贫血需考虑贫血导致心功能不全引起的水肿。

(4)肝功能检查：如丙氨酸氨基转移酶、天门冬氨酸氨基转移酶等值升高，白蛋白降低，白蛋白/球蛋白比值<1提示可能为肝硬化引起的水肿。

(5)甲状腺功能测定：如血清总三碘甲状腺原氨酸、总甲状腺素、游离三碘甲状腺原氨酸、游离甲状腺素均降低，提示可能为甲状腺功能低下引起的水肿。

4. 咳嗽与咳痰

咳嗽是一种保护性反射，通过咳嗽反射能有效地清除呼吸道的分泌物和从外界进入呼吸道的异物。而咳痰是将呼吸道内的病理分泌物借助咳嗽反射排出体外的动作，属于病态现象。咳嗽与咳痰是呼吸系统疾病最常见的症状之一，常见于感冒、咽喉炎、支气管炎、支气管哮喘、肺炎、支气管扩张、肺结核、肺癌等。出现咳嗽咳痰症状除常规做胸部X线摄片、纤维支气管镜、肺功能检查、胸部CT等检查外，尚需做以下化验检查以助于咳嗽咳痰的病因诊断。

(1)痰液检查：包括痰液涂片和痰液培养。对肺炎、肺结核等疾病的诊断有重要帮助；肺吸虫病时痰液涂片可发现肺吸虫卵；痰液涂片如发现癌细胞能明确支气管肺癌的诊断。

(2)血常规检测：出现白细胞总数升高、中性粒细胞比例升高提示细菌感染；若白细胞总数正常或偏低，中性粒细胞比例降低，病原体多为病毒感染；嗜酸性粒细胞计数升高提示有变态反应存在。

（3）血沉（ESR）：呼吸系统感染、肿瘤等疾病可出现血沉增快。

（4）自身抗体检测：一些自身免疫性疾病如系统性红斑狼疮、类风湿关节炎、干燥综合征等疾病也可出现咳嗽咳痰等症状，因此检测类风湿因子（RF）、抗双链 DNA 抗体、SS-A、SS-B 等抗体有助于上述疾病的诊断和鉴别诊断。

5. 咯血

咯血是指喉部以下的呼吸器官出血，经咳嗽动作从口腔排出。咯血的病因以呼吸系统疾病如肺结核、支气管炎、肺癌、支气管扩张和循环系统疾病如风湿性心脏病、房间隔缺损、肺动脉高压等为主。出现咯血时除常规做胸部 X 线摄片、纤维支气管镜、肺功能检查、胸部 CT 等检查外，尚需做以下化验检查以助于咯血的诊断和鉴别诊断。

（1）痰液检查：包括痰液涂片和痰液培养。痰涂片或痰液培养发现癌细胞可提示肺癌引起的咯血；也可发现病原体如结核分枝杆菌、真菌、并殖吸虫卵等。

（2）血常规检测：出现白细胞总数升高、中性粒细胞比例升高提示细菌感染如肺脓肿、大叶性肺炎等。

（3）凝血功能检查：可明确出血性疾病诊断。

（4）旧结核菌素（OT）或结核菌素的纯蛋白衍生物（PPD）试验：阳性提示有肺结核的可能。

6. 胸痛

胸痛主要指颈部与上腹部之间的不适与疼痛，主要由胸部疾病引起，以心脏疾病多见。常见原因包括胸壁疾病如乳腺炎、蜂窝组织炎、肋软骨炎、肋间神经痛等；心血管疾病如冠心病、心包炎、肥厚性心肌病、主动脉夹层等；呼吸系统疾病如支气管肺癌、肺炎、肺结核、胸膜炎、气胸等；其他胸腹部疾病如食管炎、食管癌、肝脓肿、纵隔气肿、胆囊炎等。发生胸痛除需做胸部X线摄片、心电图、超声检查、胸部CT等检查外，尚需做以下化验检查以助于胸痛的诊断和鉴别诊断。

（1）血常规和血沉检查：各类肺炎、胸膜炎、心包炎等感染性疾病和心肌梗死时可出现白细胞和中性粒细胞计数增高及血沉增快。检测血常规和血沉对鉴别器质性和功能性胸痛有帮助。

（2）肌钙蛋白I和T、肌酸激酶（CK）及其同工酶、肌红蛋白、乳酸脱氢酶等心肌损伤标志物的测定有助于急性心梗的诊断。

（3）痰涂片检查：如找到癌细胞提示肺癌可能。

（4）淀粉酶测定：如血、尿淀粉酶升高，考虑为急性胰腺炎引起的放射性胸痛。

7. 发绀

发绀是指血液中脱氧血红蛋白增多，致使皮肤和黏膜呈青紫色的表现。广义的发绀也包括少数由于异常血红蛋白衍化物所致的皮肤黏膜青紫现象。引起发绀的常见病因包括：呼吸道和肺部疾病如肺炎、阻塞性肺气肿、肺间质纤维化、肺水肿、气胸；先天性心脏病；心力衰竭；周围血流障碍性疾病如右心衰竭、局部静脉病变、重症休克等；引起高铁血红蛋白血症的疾病如亚硝酸盐、氯酸钾中毒等。出现发绀症状除需做胸部X

线摄片、心电图、超声检查、胸部CT、超声心动外常需做以下实验室检查：

（1）血常规检查：如白细胞计数和中性粒细胞比例升高，可能为肺部感染性疾病导致的发绀；如红细胞总数>（6~6.5）×10^{12}/L，血红蛋白（Hb）>160~170g/L时，应考虑真性红细胞增多症导致的发绀；如红细胞及血红蛋白降低，应考虑各型贫血导致的发绀；嗜酸性粒细胞数量及百分比升高时应考虑支气管哮喘引起的发绀。

（2）血气分析：测定血气分析可了解动脉血氧饱和度和血氧分压，并可用分光镜检测血中高铁血红蛋白和硫化血红蛋白。

（3）IgE测定：如升高可能为支气管哮喘引起的发绀。

（4）痰涂片检查：如找到致病菌可辅助呼吸系统感染性疾病。

8. 呼吸困难

呼吸困难指患者主观上感到空气不足，呼吸费力，客观上表现为呼吸频率节律与深度的异常，严重时出现鼻翼扇动、发绀、端坐呼吸及辅助呼吸肌参与呼吸活动。引起呼吸困难的原因主要是呼吸系统疾病如肺部感染性疾病、呼吸道梗阻、胸廓活动障碍、膈肌运动受限等；循环系统疾病如各种类型的心力衰竭；另外还见于重度贫血、高铁血红蛋白血症、硫化血红蛋白血症、尿毒症、亚硝酸盐中毒、一氧化碳中毒等疾病。出现呼吸困难除需做胸部X线摄片、心电图、超声检查、胸部CT、超声心动图、肺功能、纤维支气管镜等检查外常需做以下实验室检查：

（1）血气分析：可评价患者缺氧程度和酸碱平衡状态，可用分光镜检测血中高铁血红蛋白和硫化血红蛋白。

（2）血常规检查：如血红蛋白和红细胞计数重度降低可考虑各种类型贫血引起的呼吸困难；白细胞计数和中性粒细胞比例升高，可能为肺部感染性疾病导致的呼吸困难。

（3）血液生化检查：糖尿病酮症酸中毒时出现血糖、乳酸等升高；尿毒症时血肌酐、尿素氮升高。

（4）痰涂片检查：如找到致病菌可辅助呼吸系统感染性疾病的诊断。

（5）B型脑钠肽（BNP）：急性心功能不全时BNP升高。

9. 心悸

心悸是一种不寻常的感受到心脏跳动的不适感，常被描述为重击样、颤动样感觉，或有心脏停跳、漏跳的感觉，可间断或持续、规律或不规律的发作，常由心脏搏动节律或心肌收缩力增强引起，常见于各种器质性心血管疾病及心脏神经官能症，也可见于甲状腺功能亢进、低血糖、贫血、肾上腺嗜铬细胞瘤等。心电图检查是诊断各种病因引起心悸的最重要的手段。以下化验检查也可有助于心悸病因的鉴别诊断。

（1）血常规检查：如白细胞总数升高需考虑是否为感染引起的心悸；如红细胞计数 $<3\times10^{12}/L$，血红蛋白 $<70g/L$ 时可能为各种贫血引起的心悸。

（2）心肌损伤标志物测定：肌钙蛋白I和T、肌酸激酶（CK）及其同工酶、肌红蛋白、乳酸脱氢酶等心肌损伤标志物的测定有助于心肌梗死、心肌炎、心肌病的诊断。

（3）甲状腺功能检测：如血清总甲状腺素（TT_4）、总三碘甲状腺原氨酸（TT_3）、血清游离甲状腺素（FT_4）、血清游离三碘甲状腺原氨酸（FT_3）均升高提示甲状腺功能亢进引起的心悸。

（4）血糖测定：如血糖水平降低应考虑低血糖引起的心悸。

（5）尿3-甲-4羟苦杏仁酸（VMA）测定：如VMA升高需考虑肾上腺嗜铬细胞瘤引起的心悸。

10. 恶心与呕吐

恶心与呕吐是临床常见症状。恶心指上腹不适、欲呕的感觉；呕吐指胃或部分小肠内容物反流，经食管、口腔排出体外的现象。引起恶心呕吐的病因广泛，包括消化系统疾病如急慢性胃炎、食物中毒、消化道溃疡等；呼吸系统疾病如急慢性咽峡炎、百日咳、急慢性支气管炎等；循环系统疾病如急性心梗、急性心包炎、充血性心力衰竭等；中枢神经系统疾病如脑血管疾病、颅内感染、颅脑损伤等；前庭障碍性疾病如迷路炎、梅尼埃病等；药物反应与中毒；其他全身性疾病如甲亢危象、休克、缺氧、尿毒症、中毒等。鉴别恶心呕吐一般需做消化道钡餐、上消化道内镜、腹部超声、头颅CT等检查，此外还需做以下实验室检查：

（1）血常规检查：如白细胞总数及中性粒细胞百分比均升高，提示可能为急慢性炎症引起的恶心、呕吐。

（2）尿常规检查：如尿中出现大量白细胞、红细胞，恶心呕吐可能由肾盂肾炎引起；如尿中出现大量红细胞，应考虑输尿管结石或肾结石；如尿糖和尿酮体阳性，需考虑糖尿病酮症酸中毒可能。

（3）肝功能检查：出现恶心呕吐症状时如血清丙氨酸氨基转移酶（ALT）及天门冬氨酸氨基转移酶（AST）升高，需考虑各种肝脏损害可能，如血清胆红素升高，恶心呕吐可能由急性胆囊炎、胆石症或急性肝炎引起。

（4）肾功能检查：如血清尿素氮（BUN）、肌酐（Cr）升高，恶心呕吐可能由肾功能不全引起。

（5）内分泌激素检查：甲亢时血清总甲状腺素（TT_4）、总三碘甲状腺原氨酸（TT_3）、血清游离甲状腺素（FT_4）、血清游离三碘甲状腺原氨酸（FT_3）常升高。

（6）肝炎病毒抗原抗体检查：如各型肝炎病毒感染引起的恶心呕吐会有相应的肝炎感染标志物如甲型肝炎抗体IgM、乙肝表面抗原、丙型肝炎抗体等升高。

（7）血清及尿液淀粉酶（AMY）测定：如血清及尿液淀粉酶升高，恶心、呕吐可能为急性胰腺炎引起。

（8）血培养：如培养出细菌可明确感染性疾病的病原体。

11. 呕血

呕血是指上消化道出血时，血液经口腔呕出。呕血常见于食管炎、食管癌、消化性溃疡、胃癌、胃炎、食管与胃底静脉曲张破裂等。出现呕血一般需做消化道钡餐、上消化道内镜、腹部超声、腹部CT等检查，此外还需做以下实验室检查：

（1）血常规：肝硬化引起的呕血，白细胞计数不增加，且常伴有血小板计数降低；通过计算血红蛋白下降的程度可以辅助评估出血量。

（2）肝功能检查：血清丙氨酸氨基转移酶（ALT）及天门冬氨酸氨基转移酶（AST）升高、白蛋白/球蛋白比值小于1，提示可能为食管与胃底静脉曲张破裂引起的呕血。

（3）出凝血功能检查：有助于血液性疾病的诊断。

（4）血清肿瘤标志物测定：如出现血清消化道肿瘤标志物

水平升高应警惕癌性出血的可能。

（5）乙肝抗原测定：如乙肝表面抗原阳性有助于乙型肝炎引起的肝硬化的诊断。

12. 便血

消化道血液经由肛门排出，称为便血。便血是下消化道出血的特殊症状，常见于细菌性痢疾、阿米巴痢疾、血吸虫病、血小板减少、再生障碍性贫血、凝血功能障碍、白血病等。常需做胃肠钡餐造影、下消化道内镜、腹部超声等检查，此外还需做以下实验室检查：

（1）粪便常规检查：如粪便中白细胞、红细胞较多提示消化系统感染如细菌性痢疾引起的便血；如粪便镜检发现阿米巴原虫可明确阿米巴痢疾的诊断；如发现血吸虫卵可提示血吸虫感染引起的便血。

（2）粪便培养：如便培养出引起便血的致病菌，有助于病因诊断及治疗。

（3）血常规及出凝血功能检查：有助于血液性疾病的诊断。如出血时间和凝血时间均延长提示为凝血功能障碍导致的便血；如血小板计数降低应考虑各种原因导致的血小板减少引起的便血。

13. 腹痛

腹痛指肋骨以下，腹股沟以上部分的疼痛。多由腹部脏器病变引起，但腹腔外及全身性疾病也可引起腹痛。常见于消化系统疾病如急性和慢性胃炎、消化道溃疡、急性肠炎、急性肠梗阻、急性胰腺炎、急性胆道感染、胆石症、急性和慢性阑尾炎、肝脾破裂等；另外肺炎、心绞痛、急性心梗、心包炎、胸膜炎引起的疼痛可牵涉腹部类似急腹症。出现腹痛除需做胃肠钡餐造影、腹部X线摄片、消化道内镜、腹部超声等检查外，还需做以下实验室检查：

（1）血常规检查：血常规检查有助于鉴别炎症性与非炎症性腹痛。白细胞总数及中性粒细胞百分比均升高提示感染性疾病如急性肠炎、急性胆道感染、急性阑尾炎引起的腹痛；如红细胞、血红蛋白进行性下降提示可能为肝脾破裂、宫外孕破裂引起的腹痛。

（2）血沉测定：如血沉增快需注意腹腔结核、局灶性结肠炎、淋巴瘤、癌、结缔组织病的可能。

（3）尿常规检查：如尿中出现大量红细胞，应考虑输尿管结石或肾结石。

（4）尿妊娠试验：如为阳性需考虑异位妊娠破裂可能。

（5）血清及尿液淀粉酶（AMY）测定：如血清及尿液淀粉酶升高，提示可能为急性胰腺炎引起的腹痛。

（6）粪便常规检查：如发现蛔虫卵有助于胆道蛔虫病、蛔虫性肠梗阻诊断；发现阿米巴原虫有助于阿米巴肠病的诊断；粪便隐血试验阳性需考虑消化道溃疡、肠结核、胃癌、结肠癌等的可能。

14. 腹泻

腹泻是指排便次数增多（>3次/日）、排便量增多（>200g/日），伴有粪质稀薄、甚至带有黏液、脓血及未消化的食物。常见于急、慢性肠道感染如细菌性痢疾、阿米巴痢疾、急性出血性坏死性肠炎、空肠弯曲菌肠炎、肠结核等；其他疾病如伤寒、副伤寒、急性中毒如有机磷、砷等中毒、甲状腺功能亢进、胃肠道肿瘤等。出现腹泻除需做胃肠钡餐造影、腹部X线摄片、消化道内镜、腹部超声等检查外，还需做以下实验室检查：

（1）粪便常规检查：如粪便中白细胞增多，且以中性粒细胞为主，腹泻可能由各种细菌感染引起；若粪便中有黏液和脓血，腹泻由各种肠道炎症引起；如粪便中的白细胞以单核细胞为主提示为伤寒引起的腹泻；如粪便中嗜酸性粒细胞增多，提示过敏性肠炎；如粪便中脂肪粒增多，提示可能为慢性胰腺炎引起的腹泻；如米泔样便提示可能为霍乱感染；如便镜检找到虫卵，可明确引起感染的病原虫。

（2）粪便培养：如培养出致病菌可明确引起感染的细菌种类。

（3）血常规检查：肠道感染时可出现血常规白细胞总数升高；消化道肿瘤时可出现红细胞及血红蛋白下降。

（4）甲亢时血清总甲状腺素（TT_4）、总三碘甲状腺原氨酸（TT_3）、血清游离甲状腺素（FT_4）、血清游离三碘甲状腺原氨酸（FT_3）常升高。

（5）血沉测定：如血沉增快，需考虑肠道结核、自身免疫性疾病引起腹泻的可能。

（6）肝功能检查：血清丙氨酸氨基转移酶（ALT）及天门冬氨酸氨基转移酶（AST）升高提示可能为各种肝脏损害引起的腹泻。

15. 腹水

正常状态下，人体腹腔内有少量液体（一般少于200ml），对肠道蠕动起润滑作用，任何病理状态下导致腹腔内液体量增加超过200ml时，称为腹水。腹水的常见病因主要包括肝脏疾病、心血管病、腹膜病、肾脏疾病、营养障碍性疾病及恶性肿瘤腹膜转移。除选做腹部超声、CT、血管造影、腹腔镜检查、腹膜活检等检查外，以下化验检查有助于腹水的鉴别诊断。

（1）腹水常规检查：如为漏出液比重常小于1.018，一般不会自行凝结，李凡他试验为阴性。非炎性的漏出液中细胞数量少，常少于300个/μl。漏出液多为非炎症因素如缩窄性心包炎、充血性心力衰竭、肝硬化等疾病所致。如为渗出液，外观多为深黄色浑浊、血性、脓性；比重常大于1.018。渗出液由于含有纤维蛋白原和组织、细胞破坏放出的凝血活酶，易凝结。李凡他试验为阳性。显微镜检查，渗出液中细胞数量多，常大于500个/μl。渗出液多为感染、癌性浸润、胰腺炎刺激等因素引起。如腹水呈乳白色，为乳糜性腹水，多由胸导管、乳糜池、腹腔内淋巴管阻塞或损伤引起。如腹水为淡红色血性腹水，或红细胞 $<10^6$/μl，多为结核性腹水或肝硬化自发性血性腹水，如腹水为明显血性，或腹水红细胞 $>10^6$/μl，应考虑为癌性腹水。

（2）腹水葡萄糖测定：如腹水葡萄糖水平低于血糖水平时常提示腹腔细菌感染。

（3）腹水乳酸脱氢酶测定（LDH）：感染性腹水及癌性腹水时，腹水中的LDH增高。

（4）腹水肿瘤标记物测定：多种恶性肿瘤均可出现癌胚抗原（CEA）及CA19-9升高；原发性肝癌腹腔内及腹膜转移时，甲胎蛋白（AFP）可升高；腹水铁蛋白/血清铁蛋白>1.0时，常提示为恶性肿瘤引起的腹水；腹水中胆固醇含量>1.24mmol/L时，提示恶性肿瘤可能性大。

（5）腹水淀粉酶测定：胰腺炎时腹水淀粉酶可升高。

（6）腹水 pH 值测定：感染性腹水 pH 值降低，而癌性腹水 pH 值常升高。

16. 黄疸

血清总胆红素浓度升高，导致皮肤、黏膜、巩膜黄染称为黄疸。黄疸常见于急、慢性肝炎、胆石症及溶血性疾病等。出现黄疸除需选做胃肠钡餐造影、腹部 X 线摄片、消化道内镜、腹部超声等检查外，还需做以下实验室检查：

（1）血常规检查：溶血性黄疸时可出现红细胞及血红蛋白降低，网织红细胞比例升高。

（2）尿常规检查：肝细胞性黄疸及阻塞性黄疸时，尿胆红素升高，尿胆原阴性，溶血性黄疸时，尿胆红素阴性，尿胆原升高。

（3）便常规检查：溶血性黄疸时粪胆素增加，肝细胞性黄疸和阻塞性黄疸时，粪胆素正常或阴性。

（4）肝功能检查：测定结合胆红素和非结合胆红素的数值有助于判断黄疸的严重程度和鉴别三种不同类型的黄疸。结合性胆红素及非结合胆红素均升高且伴有血清丙氨酸氨基转移酶（ALT）及天门冬氨酸氨基转移酶（AST）升高提示可能为各种肝脏损害引起的黄疸；阻塞性黄疸时结合性胆红素显著升高，非结合胆红素轻度升高；溶血性黄疸时非结合胆红素显著升高，结合胆红素轻度升高。

（5）碱性磷酸酶测定（ALP）：阻塞性黄疸时 ALP 常显著增高；肝细胞损害引起的黄疸时 ALP 多为正常或轻度升高。

（6）血脂测定：血清胆固醇增高提示阻塞性黄疸，如血清胆固醇降低提示肝细胞性黄疸。

17. 疲乏

疲乏指身体劳累，为一种主观不适感觉，客观表现为人体在外界条件相同的情况下无法完成原有正常的活动或工作。多种疾病均可引起疲乏，例如贫血、肾功能不全、肝炎、甲状腺功能减低等。以下化验检查有助于疲乏的鉴别诊断。

（1）血常规检测：如红细胞及血红蛋白均降低，提示各类贫血；如白细胞计数及中性粒细胞比例均升高，提示各种细菌性感染。

（2）尿常规检查：尿液中出现较多的红细胞、白细胞，且尿蛋白阳性，提示可能为急、慢性肾炎及肾功能不全引起的疲乏；如尿糖阳性，提示糖尿病引起的疲乏。

（3）粪便常规检查：如便隐血试验阳性，提示消化道溃疡及肿瘤；如便中可见大量的白细胞及红细胞，提示消化道炎症、结核或消化道肿瘤。

（4）血清电解质测定：低钾血症可引起疲乏无力。

（5）甲状腺功能测定：甲状腺功能亢进及甲状腺功能减退均可引起疲乏，血清甲状腺激素测定有助于甲状腺功能异常引起的疲乏的鉴别诊断。

（6）痰涂片检查：如找到结核分枝杆菌，提示结核感染引起的疲乏，如找到肿瘤细胞，提示肺癌引起的疲乏。

（7）肝功能检查：血清丙氨酸氨基转移酶（ALT）及天门冬氨酸氨基转移酶（AST）升高、白蛋白/球蛋白比值小于1，提示可能为慢性肝炎或肝硬化引起的疲乏；如乙肝表面抗原、乙肝e抗原阳性提示可能为乙型肝炎引起的疲乏。

（8）肾功能检查：如血清尿素氮、肌酐显著升高，提示肾功能不全或尿毒症引起的疲乏。

（9）血沉测定：如血沉增快提示各种感染、肿瘤及自身免疫病引起的疲乏。

（10）抗核抗体测定：如结果阳性，提示各种结缔组织病引起的疲乏，如系统性红斑狼疮、皮肌炎、类风湿关节炎、硬皮病、干燥综合征等。

18. 关节痛

关节痛是指患者自述关节部位的疼痛感觉，是关节病变的主要症状。引起关节痛的主要病因包括：外伤，如关节脱位、骨折等；感染，如金黄色葡萄球菌性关节炎、链球菌性关节炎等；变态反应和自身免疫性疾病，如类风湿关节炎、风湿性关节炎、药物过敏性关节炎等；退行性关节疾病如骨性关节炎、骨关节病等；代谢性骨病，如骨质软化性骨关节病、骨质疏松性关节病、高脂血症性关节病等；骨关节肿瘤，如骨肉瘤、软骨肉瘤、转移性骨肿瘤等。出现关节疼痛，除需做关节X线摄片外，一般还需做以下化验检查：

（1）血常规检查：如血常规中白细胞增高，提示感染性关节炎或急性风湿性关节炎；如血常规有幼稚细胞出现，同时伴有血小板、血红蛋白下降，提示急性白血病。

（2）血沉：如血沉增快，提示风湿热、骨关节结核、结缔组织病等引起的关节疼痛。

（3）血清抗链球菌溶血素"O"测定（ASO）：如ASO升高，提示风湿热引起的关节疼痛。

（4）类风湿因子测定（RF）：如RF升高，提示可能为类风湿关节炎、硬皮病引起的关节痛。

（5）血清尿酸测定：如血清尿酸升高，提示可能为痛风性关节炎。

（6）人类白细胞抗原Ⅰ类分子B27（HLA-B27）测定：如HLA-B27阳性，提示强直性脊柱炎可能。

（7）抗核抗体谱测定（ANA）：如出现ANA阳性，应考虑结缔组织病引起的关节疼痛。

19. 血尿

血尿指尿液中红细胞增多或肉眼见到红色尿。血尿多见于泌尿系统炎症、结石、结核、肿瘤、外伤等，也可见于出血性疾病如血友病、血小板减少性紫癜等。出现血尿时除需做肾脏超声、CT、肾静脉造影外，还需做以下化验检查：

（1）血常规检查：如出现血小板减少，提示血小板减少性紫癜或流行性出血热引起的血尿；如白细胞计数增多且出现幼稚细胞，提示白血病引起的血尿。

（2）尿常规检查：如尿液中红细胞增多，尿蛋白阴性且几乎无白细胞，提示为泌尿系统结石、肿瘤及外伤引起的血尿；如尿液中红细胞及白细胞均增多，提示为泌尿系感染如肾盂肾炎、肾结核以及肾栓塞、肾结石引起的血尿；如尿液中红细胞、白细胞均增多且出现尿蛋白，提示为各种类型的肾小球肾炎引起的血尿。

（3）抗核抗体测定：如抗核抗体阳性，需考虑自身免疫性疾病引起血尿的可能。

（4）血沉测定：泌尿系统结核及肿瘤引起的血尿可出现血沉增快。

20. 尿频、尿急、尿痛

尿频，指单位时间内排尿次数明显增多（正常成人白天排尿 4~6 次，夜间 0~2 次），尿急指患者有尿意即需排尿，不能控制。尿痛指患者排尿时尿道有灼热感或疼痛，甚至耻骨部及会阴部位疼痛。尿频、尿急、尿痛主要见于尿路感染如膀胱炎、尿道炎、尿路结核；尿路梗阻如前列腺增生、膀胱及尿道结石；尿量增多的疾病如糖尿病、尿崩症、急性肾衰竭多尿期、原发性醛固酮增多症、精神性多尿等。出现尿频尿急尿痛症状需做静脉肾盂造影、泌尿系统超声、膀胱镜检查外，需做以下化验检查：

（1）尿常规检查：如尿液中出现大量红细胞，需考虑泌尿系统结石；如尿液中出现大量白细胞及红细胞，需考虑尿路感染性疾病如膀胱炎、尿道炎。

（2）尿液培养：如为泌尿系统感染，可培养出致病菌。

（3）前列腺特异性抗原（PSA）测定：PSA 测定对于前列腺癌、前列腺炎的诊断有重要意义。

21. 多尿

24 小时尿量超过 2500ml 称为多尿。生理性尿量增多见于摄入水过多或进食有利尿作用的食物；病理性尿量增多见于内分泌疾病如糖尿病、尿崩症；尿液浓缩障碍的疾病如慢性肾盂肾炎、慢性肾间质肾炎、急性肾衰竭多尿期等。出现多尿症状一般需做以下化验检查：

（1）尿常规检查：尿比重如低于 1.006 提示为尿崩症引起的多尿，如尿糖阳性提示为糖尿病引起的多尿。

（2）血清抗利尿激素（ADH）测定：如抗利尿激素降低提

示为尿崩症。

（3）血糖测定：如空腹血糖及餐后血糖升高，提示糖尿病引起的多尿。

（4）血钙、血钾测定：如血钙增高，提示甲状旁腺功能亢进引起的多尿，如血钾降低，提示引起低钾血症的疾病引起的多尿。

22. 头痛

头痛指局限于头颅上半部的疼痛，主要有额、顶、颞及枕部的疼痛，为临床常见症状之一。引起头痛的疾病主要包括：颅内感染如脑膜炎、脑炎、脑脓肿等；颅脑外伤如脑挫伤、脑震荡颅内血肿等；颅内占位性病变如脑肿瘤、脑包虫病；颅内血管病变如脑出血、脑栓塞等；颅外疾病如颈椎病、青光眼、鼻窦炎、神经痛、流感、高血压病、心功能不全、中毒等。除需做头颈部X线摄片、脑CT、脑磁共振、脑血流图、脑电图、脑血管造影、脑部超声等检查外，还需做以下化验检查：

（1）血常规检查：如白细胞总数升高提示感冒引起的头痛；如白细胞总数显著升高伴有中性粒细胞比例升高，提示颅内感染。

（2）血培养：如培养出致病菌有助于头痛的病因诊断。

（3）脑脊液检查：如发现大量的红细胞提示颅内出血；如白细胞轻度升高，见于脑水肿、浆液性脑膜炎；如白细胞中度增加见于结核性脑膜炎；如白细胞重度升高见于化脓性脑膜炎。

23. 眩晕

眩晕是指人体对空间关系定向的主观体会错误，是一种并不存在的自身或外景运动幻觉或错觉。患者出现一种异常的自身或者环境的旋转、摆动感，一般无意识障碍。眩晕常见于以下疾病：引起周围性眩晕的疾病如梅尼埃病、半规管结石病、内耳药物中毒性眩晕、急性周围前庭性神经病等；引起中枢性眩晕的疾病如听神经瘤、小脑肿瘤、小脑或脑干梗死、小脑或脑干感染、锥-基底动脉供血不足、头颈部外伤、颅内脱髓鞘疾病等。出现眩晕症状除需做听力学检查、眼震电图、头颈部X线摄片、脑CT、脑磁共振、脑血流图、脑电图、脑血管造影、脑部超声等检查外，还需做以下化验检查：

（1）血常规检查：如白细胞总数升高提示感染引起的眩晕，如白细胞总数显著升高伴有中性粒细胞比例升高，提示颅内感染；如红细胞及血红蛋白显著降低，提示贫血引起的眩晕。

（2）血培养：如培养出致病菌有助于眩晕的病因诊断。

（3）脑脊液常规检查及脑脊液培养：如发现大量的红细胞提示颅内出血；如白细胞轻度升高，见于脑水肿、浆液性脑膜炎；如白细胞中度增加见于结核性脑膜炎；如白细胞重度升高见于化脓性脑膜炎；脑脊液蛋白含量增高提示不同的中枢神经系统疾病，具体见相应部分。脑脊液培养如培养出致病菌有助于眩晕的病因诊断。

24. 晕厥

晕厥是由于一过性的全大脑半球及脑干供血不足引起的发作性短暂意识丧失，伴肌张力降低而倒地的现象。引起晕厥的疾病包括：直立性低血压、心律失常、肥厚型心肌病、心包填塞、急性心肌梗死、肺动脉高压、脑血管闭塞或狭窄、颈动脉窦反射过敏、血管迷走性晕厥、情境性晕厥等。出现晕厥除需做心电图、超声心动图、颈椎CT、动态心电检测、血管造影检查、颈椎X线摄片、倾斜试验等检查外，还需做以下化验检查：

（1）血常规检查：白细胞计数和中性粒细胞百分比显著增高提示中枢神经系统感染性及中毒性疾病。

（2）血液生化检查：如血糖明显降低提示低血糖引起的晕厥。

（3）血气分析：有助于诊断低氧血症、伴有低碳酸血症的过度通气引起的晕厥。

25.惊厥

惊厥又称惊风、抽风，是大脑神经元兴奋性过高，大量异常放电的结果，表现为肌群的强直性或阵挛性或二者兼有的收缩。引起惊厥的常见疾病包括：颅脑疾病如脑炎、脑膜炎、脑寄生虫病、脑挫伤、脑血肿、脑肿瘤、脑出血、癫痫、脑梗死、脑积水、结节性硬化等；其他全身性疾病如狂犬病、败血症、破伤风、缺氧、低血糖、中暑、触电、中毒、阿-斯综合征等。除做头颈部X线摄片、脑CT、脑磁共振、脑血流图、脑电图、脑血管造影、脑部超声等检查外，以下化验检查有助于惊厥的鉴别诊断。

（1）血常规检查：白细胞计数和中性粒细胞百分比显著增高提示细菌感染性疾病如败血症、重症肺炎、细菌性痢疾等；嗜酸性粒细胞增高提示脑寄生虫病。

（2）血电解质测定：水电解质代谢紊乱如脱水、水中毒、低钠血症、高钠血症、低钙血症均可引起惊厥。

（3）血糖测定：低血糖引起的惊厥时血糖降低。

（4）尿常规测定：尿糖增高，尿酮体阳性提示糖尿病酮症酸中毒引起的惊厥；尿液中有蛋白质及红细胞时应考虑肾炎所致的高血压脑病。

（5）脑脊液检查：各种感染性脑炎及脑膜炎可出现脑脊液白细胞、红细胞、蛋白定量增高。脑脊液涂片及培养可明确致病菌。

（6）粪便细菌检测：中毒性菌痢是常见引起惊厥的病因之一。

26. 意识障碍

意识障碍是指机体对周围环境及自身状态的识别和觉察能力出现障碍，通常同时包含觉醒状态和意识内容两方面的异常，常常是急性脑功能不全的主要表现。常见于多种颅内疾病及全身性疾病，主要包括颅内感染、脑血管疾病、脑肿瘤、颅脑损伤、癫痫、内分泌代谢性疾病、尿毒症、重症感染、肝性脑病、甲状腺危象等。除做头颈部X线摄片、脑CT、脑磁共振、脑血流图、脑电图、脑血管造影、脑部超声等检查外，以下化验检查有助于意识障碍的鉴别诊断：

（1）白细胞计数和中性粒细胞百分比升高，提示感染性疾病引起的意识障碍。

（2）血生化检查：如血糖及血酮体增高可考虑糖尿病酮症酸中毒所致意识障碍；如血糖明显降低，提示低血糖所致意识障碍；如血糖大于33.6 mmol/L，尿酮体阴性，血肌酐显著增高可考虑为高渗性非酮症高血糖所致昏迷；血氨显著升高提示肝性脑病；血肌酐及尿素氮显著增高提示尿毒症所致意识障碍。

（3）血气分析：有助于诊断各种原因导致的低氧血症引起的意识障碍。

二、常见疾病

（一）呼吸系统疾病

1. 上呼吸道感染

上呼吸道感染又称上感，是鼻腔、咽部、喉部急性炎症的总称。包含普通感冒、病毒性咽炎、喉炎、疱疹性咽峡炎、咽结膜热、细菌性咽－扁桃体炎等多种疾病。常表现为咽部不适、疼痛、鼻塞、咳嗽咳痰、流涕、发热、全身不适等症状。引起上感的病原体主要包括鼻病毒、腺病毒、流感病毒、副流感病毒、肠道病毒、呼吸道合胞病毒、溶血性链球菌、流感嗜血杆菌、肺炎球菌、葡萄球菌等。以下化验检查有助于上呼吸道感染的鉴别诊断：

（1）血常规检查：病毒性感染时，白细胞计数多正常或偏低，淋巴细胞比例增高；细菌感染时，白细胞计数及中性粒细胞比例升高，血涂片可见中性粒细胞核左移现象。

（2）C反应蛋白检测：细菌感染时C反应蛋白常显著增高，病毒感染时多为正常或轻度增高。

（3）痰液细菌培养：通过痰液细菌培养可找到致病菌。

（4）血清病原学检测：可用免疫荧光法、酶联免疫吸附法、病毒血清学检查等方法检测常见致病原如腺病毒、呼吸道合胞病毒、冠状病毒、流感病毒、副流感病毒、嗜肺军团菌、肺炎支原体、肺炎衣原体等的抗原或抗体以确定致病原类型。

2. 支气管哮喘

支气管哮喘是气道的慢性变态反应性疾病，表现为反复发作性喘息、气急、胸闷、咳嗽等症状。可自行缓解或治疗后缓解。除做胸部 X 线摄片、肺功能检查及气道反应性检查外，以下实验室检查有助于哮喘的诊断。

（1）血常规检查：哮喘患者多有嗜酸性粒细胞计数增多，常 $>300 \times 10^6$/L，如并发感染可有白细胞总数和中性粒细胞增高。

（2）痰涂片及培养：痰液涂片镜检可见较多的嗜酸性粒细胞和夏科-莱登结晶。如并发感染，痰涂片、痰液细菌培养及药敏试验有助于病原菌的诊断。

（3）过敏原检测：哮喘患者多有血清总 IgE 升高。血清特异性 IgE 检测和皮肤过敏试验有助于发现与哮喘相关的过敏原。

（4）动脉血气分析：轻度哮喘时，PO_2 和 PCO_2 正常或轻度下降，中度哮喘时，PO_2 下降，PCO_2 正常，重度哮喘时，PO_2 明显下降，PCO_2 升高，出现呼吸性酸中毒和(或)代谢性酸中毒。

3. 慢性阻塞性肺疾病（COPD）

慢性阻塞性肺疾病是一种具有气流受限特征的可以治疗和预防的疾病，包括慢性支气管炎和肺气肿两种疾病，临床上以慢性咳嗽、咳痰或伴有喘息为主要特征。除做胸部 X 线摄片、肺功能检查等检查外，以下实验室检查有助于 COPD 的诊断与鉴别诊断。

（1）血常规检查：感染可有白细胞总数和中性粒细胞增高，喘息型患者可见嗜酸性粒细胞增高。

（2）痰涂片及培养：痰液涂片镜检可见革兰阳性菌和革兰

阴性菌及大量的中性粒细胞，痰培养及药敏试验有助于病原菌的诊断，喘息型患者痰液中可见较多嗜酸性粒细胞。

（3）动脉血气分析：早期 PO_2 和 PCO_2 正常。发展至 COPD 时，出现 PO_2 下降，PCO_2 升高，并可出现呼吸性酸中毒。

4. 肺源性心脏病

肺源性心脏病是由慢性支气管肺疾病、胸廓疾病或肺血管疾病引起肺循环阻力增加、肺动脉高压、进而引起右心室肥厚扩大，甚至发生右心衰竭的心脏病。临床上主要表现为咳嗽、咳痰、气促、活动后心悸、呼吸困难、乏力和劳动耐力下降。胸部X线摄片、肺功能检查、心电图及超声心动图等检查对肺心病的诊断有重要意义。以下实验室检查也有助于肺心病的诊断。

（1）动脉血气分析：可出现 PO_2 下降，PCO_2 升高，并可出现呼吸性酸中毒。

（2）凝血功能检查：有助于了解有无血液高凝状态。

（3）血常规检查：可出现红细胞、血红蛋白升高，如合并感染可有白细胞总数和中性粒细胞增高。

（4）血清电解质测定：可了解电解质紊乱情况。

（5）心肌损伤标志物检测：肺心病常需与冠心病相鉴别。

（6）肝功能检查：肺心病时因右心功能不全导致的肝淤血常会出现丙氨酸氨基转移酶（ALT）和天门冬氨酸氨基转移酶（AST）升高。

5. 肺栓塞

肺栓塞是指栓塞物经静脉嵌塞在肺动脉及其分支，阻碍组织血液供应所引起的疾患。肺栓塞的病因以深静脉血栓最为多见，其他可能的致病因素包括心肺脑血管疾病、肿瘤、创伤、骨折以及妊娠或口服避孕药等。急性发生的呼吸困难是肺栓塞重要的临床表现，同时伴胸膜性胸痛为最常见的一组症状，呼吸困难、咯血及胸膜性胸痛是诊断肺栓塞的有力征象。

常用实验室检查主要包括：

（1）D-二聚体（D-dimer）：D-dimer是一种特异的纤维蛋白降解产物，可用于肺栓塞的诊断，一般界值为300~500μg/L。D-dimer>500μg/L对肺栓塞的阳性预计值较低，其临床意义在于D-dimer正常则肺栓塞可能性很小。

（2）血气分析：肺栓塞的典型血气改变是低氧血症（80%~95%）、低碳酸血症（93%）和肺泡动脉血氧分压差增大（85%~95%）。二氧化碳分压和肺泡动脉血氧分压差均正常可作为排除急性肺栓塞的重要依据。此外，血气分析对判断病情严重程度有帮助。

（3）心肌酶：部分急性肺栓塞患者血浆心肌肌钙蛋白升高，且与肺栓塞危险分层及预后密切相关，甚至可替代床旁超声心动图来评估肺栓塞预后。此外，有研究发现，急性肺栓塞时肌酸激酶及肌酸激酶同工酶水平也可升高。

6.支气管扩张症

支气管扩张症是指支气管壁的弹性成分和平滑肌成分破坏导致支气管异常和永久性扩张的一种慢性化脓性疾病。临床上常以慢性或者反复肺部感染为特征，表现为咳嗽、咳大量脓痰及咯血。主要致病因素为支气管感染、阻塞和牵拉，部分有先天遗传因素。患者多有麻疹、百日咳或支气管肺炎等病史。支气管扩张的诊断除根据临床症状及体征外，主要是依赖胸部影像学诊断。

相关的实验室检查主要包括：

（1）血常规：感染明显时血白细胞及中性粒细胞升高，还可能出现核左移现象。

（2）痰液、支气管分泌物检查：痰涂片可见大量中性粒细胞，痰涂片革兰染色可见相关细菌。感染时痰或支气管分泌物培养可判断致病菌，常见肺炎链球菌、流感嗜血杆菌、卡他布兰汉菌、铜绿假单胞菌等，相应的药敏试验对选择应用抗生素有一定的指导意义。

7. 呼吸衰竭

呼吸衰竭是指各种原因引起肺通气功能和（或）换气功能严重障碍导致缺氧和（或）二氧化碳潴留，发生一系列生理和代谢功能障碍的临床综合征。根据病理生理特征分为低氧性呼吸衰竭（Ⅰ型呼吸衰竭）和高碳酸性呼吸衰竭（Ⅱ型呼吸衰竭）。临床症状与体征主要包括呼吸困难、口唇指甲发绀、神经系统改变，甚至出现抽搐、昏迷，心率血压等根据病情不同出现不同变化。

实验室检查主要包括：

（1）血气分析：静息状态吸空气时 $PaO_2<8kPa$（60mmHg）和（或）$PaCO_2>6.65kPa$（50mmHg）（海平面1个大气压，呼吸空气）为Ⅱ型呼吸衰竭，单纯动脉血氧分压降低则为Ⅰ型呼吸衰竭。

（2）电解质检查：呼吸性酸中毒合并代谢性酸中毒时，常伴有高钾血症；呼吸性酸中毒合并代谢性碱中毒时，常有低钾和低氯血症。

（3）痰液检查：很多感染性疾病可引起呼吸衰竭或使呼吸衰竭加重，因此呼吸衰竭必须重视抗感染治疗，痰涂片与各种气道分泌物的细菌培养结果可判断感染致病菌,相应的药敏检查有利于指导用药。

8. 肺炎

肺炎是指包括终末呼吸道、肺泡及间质在内的肺部炎症,可由多种因素引起,如致病微生物、理化因素、免疫损伤、药物等,其中最常见的原因为致病微生物,其中细菌引起的肺炎占大多数。主要临床表现为发热、咳嗽、咳痰、痰中带血,可伴胸痛、呼吸困难等,胸部X线表现有炎症阴影。

实验室检查主要包括:

(1) 血常规:包括血白细胞总数及分类。如果白细胞总数超过 10×10^9/L,中性白细胞百分比超过70%,则提示可能为细菌引起的肺炎。老年或幼儿增高可能不明显。

(2) 痰涂片及培养:痰液标本尽可能在应用抗生素前采集。痰涂片可见大量中性粒细胞,痰涂片革兰染色可见相关细菌。痰细菌培养是细菌学诊断的主要手段,可判断致病菌,相应的药敏检查对选择应用抗生素有一定的指导意义。明确病原学诊断有助于临床治疗,尤其对于医院获得性肺炎。

(3) 血培养和胸腔积液培养:血培养和胸腔积液培养也是肺炎病原学诊断的方法。血和痰培养分离到相同细菌,可确定为肺炎的病原菌。

(4) 呼吸道分泌物涂片或特殊培养:还有助于念珠菌及军团菌肺炎的诊断。

(5) 冷凝集试验及血清支原体抗体测定:冷凝集试验为诊断肺炎支原体感染的传统试验方法,约2/3患者阳性,滴定效价 >1:32,滴度逐渐升高则更有诊断价值。血清抗体测定对诊断更有意义,肺炎支原体IgM效价≥1∶16,或IgG效价上升4倍,可为阳性。

9. 肺脓肿

肺脓肿是由多种化脓菌引起的肺化脓性或坏死性病变,临床上以高热、咳嗽、咳大量脓臭痰为特征,X线胸片显示肺实质内有空腔形成。肺脓肿发病原因有气道感染、血源性感染和多发脓肿及肺癌等堵塞所致的感染。在院外获得的肺脓肿以厌氧菌感染为主,院内获得的肺脓肿常合并革兰阴性杆菌感染。自抗生素广泛应用以来,肺脓肿的发生率已大为减少。诊断主要依靠胸部X线,支气管镜及胸部CT检查。

(1)血象:血白细胞总数升高,可达$(20\sim30)\times10^9/L$,中性粒细胞(N)百分比达到80%~90%,严重者超过90%,有核左移现象,可见中毒颗粒。慢性肺脓肿或咯血严重者可有贫血、血沉增快等。

(2)痰液检查及体液细菌培养:痰外观呈脓性,黄绿色,可有血性,痰液放置后可分为三层:上层为黏液泡沫,中层为浆液,下层为大量脓液。痰液细菌培养有助于敏感抗生素选择。痰培养使用最广,但易污染,采用纤维支气管镜保护性毛刷采集标本或经胸腔穿刺采集胸腔脓液行需氧菌与厌氧菌培养更有意义。血培养可用于血源性肺脓肿的诊断。

10. 肺结核

结核病是由结核分枝杆菌引起的慢性传染病,可侵及全身各器官,肺结核是结核病最常见的临床类型。痰结核菌阳性,尤其是痰涂片检查阳性的肺结核患者是主要的传染源,主要通过病人咳嗽咳痰产生微滴引起传播。人体感染结核菌后不一定发病，当抵抗力降低或细胞介导的变态反应增高时，才可能引起临床发病。肺结核的常见症状有咳嗽、咳痰、咳血、胸痛，病人还可出现不同程度的发热，常伴有食欲不振、疲乏、盗汗、体重下降等症状，女性病人可有月经不调甚至闭经，儿童或出现发育迟缓。

相关的实验室检查主要包括：

（1）血象：白细胞计数正常或轻度增高，血沉增快。

（2）气道分泌物抗酸染色及结核菌培养：痰涂片抗酸染色检出阳性有诊断意义，但阳性率取决于采集标本中的细菌数量，故阳性率偏低。纤维支气管镜检查吸取分泌物、支气管肺泡灌洗、刷检、活检等可提高结核菌的检出率。也可行结核菌培养，但周期长，需要数周时间。

（3）结核菌素试验：旧结核菌素（OT）或纯化蛋白衍生物（PPD）皮试，强阳性者有助诊断。免疫力低下人群其敏感性较低，卡介苗接种或其他分枝杆菌也可造成阳性。

（4）胸腔积液检查：腺苷脱氨酶（ADA）含量增高有助于诊断，与癌性胸腔积液鉴别时有意义。

（5）γ-干扰素释放结核感染T细胞斑点试验（T-SPOT）：其原理是人体感染结核分枝杆菌后可产生记忆性T淋巴细胞，当再次接受结核杆菌抗原刺激后，记忆性T淋巴细胞可迅速增殖为效应性T淋巴细胞，并分泌γ-干扰素，通过检测可分泌γ-干扰素的T淋巴细胞数目，判断机体是否感染TB杆菌。该方法敏感性及特异性均较高，在现有结核诊断方法存在缺陷的今天，T-SPOT检查可给临床诊断提供更多参考。

11. 胸腔积液

胸腔积液是因胸膜疾病或其他疾病引起胸腔液体的产生和

吸收动态平衡破坏，进入胸膜腔的液体量超过其重吸收量，导致液体在胸膜腔内的异常聚积。少量胸腔积液通常不会出现胸部局部症状，有时病人可表现为胸痛和干咳，较大量胸腔积液可引起呼吸困难。胸腔积液的全身症状常因病因不同而不同，结核性胸膜炎是我国胸腔积液最常见的原因，可有午后低热等结核中毒症状，多见于青年人；中老年人出现胸腔积液，应警惕可能是恶性病变，其所致胸腔积液晚期有乏力、消瘦、恶病质等表现。胸腔积液一般分为渗出性和漏出性两种，其中炎性积液多为渗出性，常伴有胸痛及发热；由心力衰竭所致胸腔积液为漏出性胸腔积液。肝脓肿所伴胸腔积液可为反应性胸膜炎，亦可为脓胸。胸部X线、CT、B超等影像学检查对胸腔积液的诊断有重要意义。

渗出液与漏出液的区分见下表。

	渗出液	漏出液
外观	草黄色多见，多有凝块	透明清亮，静置不凝
相对密度（比重）	>1.018	<1.016~1.018
细胞计数	>100×10^6/L	<100×10^6/L
蛋白定量试验	>30g/L	<30g/L
细胞分类	以中性、淋巴细胞为主	淋巴细胞和间皮细胞为主
Rivalta 试验	+	-
葡萄糖定量	低于血糖水平	与血糖水平相似
细菌学检查	可找到病原菌	阴性
总蛋白比（积液/血清）	>0.5	<0.5
LDH 比值（积液/血清）	>0.6	<0.6
LDH	>200IU	<200IU

（1）pH：结核性胸液 pH 常 <7.30；pH<7.00 仅见于脓胸以及食管破裂；急性胰腺炎所致胸液的 pH<7.30；若 pH>7.40，应考虑恶性胸液。

（2）癌胚抗原（CEA）：恶性胸液中 CEA 水平升高较血清出现得更早且更显著。若胸液 CEA 值 >20 μg/L 或胸液/血清 CEA>1，常提示为恶性胸液。

（3）酶的测定：胸液淀粉酶升高可见于急性胰腺炎、假性胰腺囊肿、胰腺癌或食管破裂。结核性胸膜炎时，胸液中腺苷脱氨酶（ADA）可高于 100 U/L（一般不超过 45U/L），其诊断结核性胸膜炎的敏感度较高。

（4）免疫学检查：结核性与恶性胸腔积液时，T 淋巴细胞增高，尤以结核性胸膜炎为显著，可高达 90%，且以 $CD4^+T$ 淋巴细胞为主。系统性红斑狼疮及类风湿关节炎引起的胸腔积液中补体 C3、C4 成分降低，且免疫复合物的含量增高。

（5）病原体检查：渗出液经沉淀、离心后做病原体分离培养，可帮助确定病因；漏出液不能分离出病原菌。结核性胸腔积液培养阳性率为 20%，如考虑细菌性胸膜炎，应同时做需氧厌氧培养。

（二）消化系统疾病

1. 消化性溃疡

消化性溃疡也称溃疡病，酸性胃液接触的任何部位均可能发生病变，如食管下段、胃、十二指肠、胃肠吻合术后吻合口等，绝大多数的溃疡发生于十二指肠和胃，属于一种常见多发病。溃疡的形成有各种因素，其中酸性胃液对黏膜的消化作用是溃疡形成的基本因素，研究证明幽门螺杆菌（Hp）与溃疡的发病有密切关系。临床症状主要是上腹部规律性疼痛，疼痛与进食或饥饿有密切关系。胃溃疡的疼痛多发生于饭后0.5~1.5小时，十二指肠溃疡的疼痛往往呈现空腹痛及夜间痛的特征。X线钡餐检查及胃镜检查诊断意义较大。

相关实验室检查主要包括：

（1）胃液分析：高酸是十二指肠溃疡的特征，此类病人基础酸排出量（BAO）和最大酸排出量（MAO）多明显升高，尤其是BAO。胃溃疡病人胃酸分泌可以升高，但多数胃酸分泌正常或反而下降，可能与Hp感染有关。

（2）粪便潜血（OB）检测：阳性提示可能是活动性溃疡。

（3）Hp感染的检测：Hp感染的检测方法大致分为四类：①直接从胃黏膜组织中检查Hp，包括细菌培养、组织涂片或切片染色镜检细菌，细菌培养是诊断Hp感染最可靠的方法；②快呋塞米素酶试验、^{13}C呼气试验、胃液尿素氮检测等方法测定胃内尿素酶的活性；③血清学检查抗Hp抗体；④应用多聚酶链反应（PCR）技术测定Hp-DNA。

2. 上消化道出血

上消化道出血是指屈氏韧带以上的消化道，包括食管、胃、十二指肠、胃空肠吻合术后的空肠以及胰胆等部位的病变引起的出血。临床主要表现为呕血和（或）黑粪，常伴有血容量减少引起的急性周围循环衰竭。胃镜检查、X线钡餐检查、选择性血管造影、放射性核素显像、十二指肠镜及小肠镜等有重要诊断意义。

实验室检查主要包括：

（1）血常规：上消化道大出血后，需经过3~4小时以上组织液渗入血管内使血液稀释，血红蛋白及红细胞因为稀释而下降，从而出现贫血，急性出血一般为正细胞正色素性贫血。

（2）潜血检查：急性消化道出血时，大便或呕吐物的潜血试验可为阳性。

（3）血尿素测定：在上消化道出血后，大量血液进入肠道，其蛋白质消化产物被吸收，引起血尿素升高，一般于一次出血后数小时开始上升，约1~2天达到高峰，一般不超过14.3mmol/L，3~4天后可降至正常。

（4）其他检查：急性上消化道出血时，应及时检测血型，同时急性大量失血常伴有血容量减少引起的周围循环衰竭，可引起相应组织和器官的反应，因此还应关注出凝血时间、肝功能及血肌酐、电解质等。

3.克罗恩病

克罗恩病是一种原因不明的肠道炎症性疾病，从口到肛门的整个消化道的任何部位均可发生，但好发于回肠末段和邻近右半结肠。本病和溃疡性结肠炎两者统称为炎症性肠病。本病临床表现为腹痛、腹泻、腹部包块、瘘管形成以及肛门直肠周围病变，伴有发热、营养障碍等肠外表现。病程多迁延，反复发作，不易根治。结肠镜检查是本病最重要的诊断手段之一。

实验室检查主要包括：

（1）血液检查：红细胞及血红蛋白降低，与失血、骨髓抑制及铁、叶酸和维生素B_{12}等吸收减少有关。病变活动期白细胞计数增高、血沉增快、C反应蛋白增高。病情严重或持续病例可有血清白蛋白下降、电解质紊乱如血清钾、钠、钙、镁等下降，还可能出现凝血酶原时间延长。

（2）粪便检查：隐血试验呈阳性。有吸收不良综合征者粪便脂肪含量增加。

4. 溃疡性结肠炎

溃疡性结肠炎是一种病因尚不十分清楚的结肠和直肠慢性非特异性炎症性疾病，病变一般局限于黏膜及黏膜下层。病变呈连续性非节段分布，多位于乙状结肠和直肠，也可延伸至降结肠，甚至整个结肠。临床表现多样化，轻重不一，与病变范围、病型及病期有关，病程漫长，常反复发作。可表现为腹泻、黏液脓血便、腹痛、腹胀、里急后重，伴随发热等全身症状。结肠镜检查为本病诊断的最重要手段之一。

实验室检查主要包括：

（1）血常规：红细胞及血红蛋白降低，与失血、骨髓抑制及铁、叶酸和维生素 B_{12} 等吸收减少有关。病变活动期白细胞计数增高。

（2）血沉：活动期血沉增快。

（3）C反应蛋白：活动期增高。

（4）白蛋白、电解质检查：病情严重或持续病例可有血清白蛋白下降、电解质紊乱如血清钾、钠、钙、镁等下降。

（5）凝血酶原时间：可能出现延长。

（6）粪便检查：溃疡性结肠炎活动期粪便为黏液脓血便，镜检可见红、白细胞，隐血试验呈阳性。有吸收不良综合征者粪便脂肪含量增加，并可有相应吸收功能改变。

（7）粪便病原学检查：对于临床疑似溃疡性结肠炎者，应行粪便病原学检查至少3次以排除感染，包括常规致病菌培养排除痢疾杆菌、沙门菌感染等，特殊细菌培养排除难辨梭菌、耶尔森菌、真菌等感染。

5. 药物性肝病

药物性肝病是指某些药物或（及）其代谢产物引起的肝损害，是常见的引起肝损伤的原因，可以发生在既往没有肝病史的健康者或原来就有严重肝病的病人。目前已经发现有上千种药物可引起肝损害。药物性肝病可因肝损伤药物的种类及机制不同而出现急慢性肝胆疾病的临床表现。最常见的是急性肝炎或胆汁淤积，表现为发热、乏力、纳差、腹痛、黄疸、瘙痒等，重者甚至发生爆发性肝衰竭甚至死亡。

实验室检查主要包括：

（1）血常规：可见嗜酸性粒细胞增多，血白细胞总数升高、正常或减少。

（2）肝功能检查：血清胆红素、转氨酶、碱性磷酸酶、γ-GT、总胆汁酸、血清胆固醇等可有不同程度的升高，白蛋白降低，严重者转氨酶仅轻度升高而胆红素呈进行性升高（酶胆分离），血氨升高。

（3）凝血功能检查：凝血酶原时间延长、凝血酶原活动度降低。

6. 酒精性肝病

酒精性肝病是由于长期大量饮酒导致的肝中毒性损害，包括酒精性脂肪肝、酒精性肝炎、酒精性肝纤维化和肝硬化。其主要临床特征在长期大量饮酒的背景下出现肝病相关表现。脂肪肝患者通常一般状况良好，偶有乏力、右上腹隐痛等表现，疾病进展至肝炎或肝硬化则可能出现恶心、厌食、黄疸甚至脾亢、消化道出血、腹腔积液及肝功能不全。本病诊断主要依靠临床症状、体征结合影像学检查以及过量饮酒史。

实验室检查主要包括：

（1）血常规：多有白细胞升高、营养不良性贫血，脾功能亢进时可有白细胞及血小板减少。

（2）肝功能检查：血清转氨酶轻中度升高，以 AST 为著，AST/ALT 比值可超过正常值 2 倍，血清 γ-GT 升高 2 倍以上，上述两指标于禁酒 4 周后可见明显下降；糖缺陷转铁蛋白（CDT）增高：过量乙醇抑制糖蛋白糖基转移酶活性，影响转铁蛋白糖基化过程，是反映慢性乙醇中毒的敏感和特异的指标。

（3）凝血功能检查：凝血酶原时间延长。

7. 脂肪肝

通常指非酒精性脂肪性肝病，是一种无过量饮酒史，以肝实质细胞脂肪变性和脂肪贮积为特征的临床病理综合征，主要包括单纯性脂肪肝、脂肪性肝炎、脂肪性肝纤维化和肝硬化，目前被认为与代谢综合征关系密切。绝大多数患者均存在肥胖，但无任何症状，仅体检时发现，偶有乏力、右上腹隐痛不适，严重者可出现恶心、厌食、黄疸、腹水、食管胃底静脉曲张等肝功能失代偿表现。

实验室检查主要包括：

（1）肝功能检查：最常见血清转氨酶升高，通常 ALT/AST>1，但一般不会 >2，部分患者可有 ALP、γ-GT 升高 2~3 倍。如出现肝硬化和肝功能衰竭，可有血清白蛋白及凝血酶原时间异常，常早于血清胆红素的升高。

（2）血脂和血糖测定：部分患者常有血总胆固醇、甘油三酯、低密度脂蛋白胆固醇、血糖升高，高密度脂蛋白胆固醇降低。

8. 自身免疫性肝炎

自身免疫性肝炎是由自身免疫反应介导的慢性进行性肝脏炎症性疾病，肝组织改变与慢性病毒性肝炎相一致，但血清病毒标志物阴性。病因不明，与环境、遗传两方面的因素相关。常为隐匿发病，就诊时常见的主诉为极度疲乏、嗜睡、并伴有恶心、厌食、腹痛、关节肌肉疼痛、皮疹、发热等，亦有无任何症状者。本病常合并肝外免疫性疾病，女性多发。

实验室检查主要包括：

（1）肝功能检查：自身免疫性肝炎患者就诊时肝功能检查结果差异大，可表现为急慢性肝损伤、胆汁淤积，转氨酶和胆红素水平可能刚刚超过正常上限，也可高于正常数十倍。碱性磷酸酶（ALP）和谷氨酸转肽酶（γ-GT）可有中度升高，尤其是伴有胆汁淤积者。

（2）免疫学检查：血清抗核抗体（ANA）和（或）抗平滑肌抗体（SMA）阳性，亦有抗肝/肾微粒体抗体Ⅰ型抗体（anti-LKM1）或其他自身抗体阳性者。

（3）病毒标志物检查：鉴别诊断需排除病毒性肝炎可能，如HAV、HBV、HCV现症感染的标志物阴性。

9. 原发性胆汁性肝硬化

原发性胆汁性肝硬化是一种成年人慢性进行性胆汁淤积性肝病，绝大多数患者抗线粒体抗体（AMA）阳性。该病病因不明，可无明显临床症状，或以慢性胆汁淤积为主要表现，最终进展为肝硬化和肝衰竭。

实验室检查主要包括：

（1）肝功能检查：转氨酶正常或轻、中度增高，一般不会超过正常上限的5倍，碱性磷酸酶、γ-GT明显增高，5-核苷酸酶显著升高。血清胆红素水平早期可正常而晚期随疾病进展上升。高胆固醇血症常见，脂蛋白（a）浓度下降。

（2）免疫学检查：抗线粒体抗体（AMA）阳性及抗核孔复合物成分抗体阳性与该病最密切相关，亦有小部分患者AMA阴性而ANA、SMA抗体阳性。血清免疫球蛋白特别是IgM增加。

（3）凝血功能检查：凝血酶原时间延长。

10. 肝硬化

肝硬化是临床常见的由不同病因引起的慢性、进行性、弥漫性肝脏病变。在我国大多数为肝炎后肝硬化，少部分为酒精性肝硬化和血吸虫性肝硬化，近年来非酒精性脂肪性肝硬化比例亦有所增加。早期由于肝脏代偿功能较强可无明显症状，病变逐渐进展，晚期肝功能失代偿，出现肝衰竭、门静脉高压和多种并发症，临床表现包括乏力、消瘦、腹水、黄疸、低热、贫血及出血倾向、男性乳房发育、蜘蛛痣、肝掌等。

实验室检查主要包括：

（1）血常规：失代偿期可有贫血，脾功能亢进者血小板、白细胞数降低。

（2）尿液检查：

①尿胆原增加，如合并胆汁淤积，可有尿胆红素阳性而尿胆原阴性。

②尿17-酮类固醇和17-羟类固醇排出量明显减少，雌激素及酚类固醇排出量高于正常。

③腹水患者尿钠减少。

（3）肝功能检查

①转氨酶：ALT、AST 均可升高，一般以 ALT 升高为著。

②腺苷脱氨酶（ADA）：肝硬化时 ADA 阳性率明显高于转氨酶。

③胆碱酯酶：失代偿期明显下降，其降低程度与血清白蛋白大致平行，如极度降低者提示预后不良。

④谷氨酰转肽酶（γ-GT）：通常升高，尤以酒精性肝硬化升高明显。

⑤胆红素：失代偿期约半数患者出现黄疸，结合胆红素和总胆红素含量均升高。

⑥蛋白质代谢：血清蛋白的改变常为肝硬化最突出的变化，失代偿期白蛋白合成减少而球蛋白增加，因此白蛋白与球蛋白比例降低或倒置。

（4）凝血功能：晚期肝功能失代偿可有凝血酶原时间延长。

（5）肝纤维化检测：可有血清Ⅲ型前胶原蛋白、Ⅳ型胶原、层黏连蛋白、透明质酸、脯氨酰羟化酶等增高。但上述指标受多种因素影响，特异性不高。

（6）腹腔积液检查：血清-腹水白蛋白梯度（SAAG）>11g/L 提示门脉高压。腹腔积液应做常规检查、腺苷脱氨酶（ADA）测定、细菌需氧和厌氧培养及细胞学检查。

11. 肝性脑病

肝性脑病又称肝性昏迷，是严重肝病引起的、以代谢紊乱为基础的中枢神经系统功能失调的综合病征，其主要临床表现是意识障碍、行为失常和昏迷。有急性与慢性脑病之分。

实验室检查主要指血氨检查：慢性肝性脑病、门体分流性脑病患者多半有血氨升高，而急性肝性脑病患者血氨可以正常。

12. 胰腺炎

急性胰腺炎是胰腺的急性炎症过程，在不同程度上波及临近组织和其他脏器系统，可分为轻型和重型两型。轻型患者可有极轻微的脏器功能紊乱，没有严重腹膜炎体征和严重的代谢功能紊乱，临床恢复顺利。重型有脏器功能障碍或衰竭、代谢功能紊乱或出现胰腺坏死、脓肿、假性囊肿等局部并发症，患者可出现腹膜炎体征、皮下瘀斑等，严重者临床经过凶险。

实验室检查主要包括：

（1）血、尿常规检查：如感染严重，血白细胞总数增高，并出现明显核左移。部分病人尿糖增高，严重者尿中有蛋白、红细胞及管型。

（2）血、尿淀粉酶测定：急性胰腺炎起病6小时后，血淀粉酶 >500U/L（Somogyi 单位）或尿淀粉酶 >1000U/L（Somogyi 单位）；胰腺型胰淀粉酶同工酶测定有助于诊断，正常参考值为血清 <53U/L，尿液 <325U/L。

（3）血脂肪酶测定：发病后24小时开始升高，可持续5~10天，对较晚就诊者测定其值有助诊断。

（4）血清钙测定：正常值不低于 2.12mmol/L（8.5mg/dl）。在发病后两天血钙开始下降，以第4~5天后为显著，重型者可降至 1.75mmol/L（7mg/dl）以下，提示病情严重，预后不良。

（5）血清正铁血红蛋白（MHA）测定：由于红细胞大量破坏释放的血红素与白蛋白结合，形成正铁血红蛋白。重症患者常于起病后12小时出现MHA，在重型急性胰腺炎患者中为阳性。

慢性胰腺炎是由不同因素造成的胰腺组织和功能的持续性损害，最终导致胰腺内、外分泌功能永久丧失。临床症状无特异性，以反复上腹疼痛和胰腺外分泌功能不全为主要症状，可伴有胰腺内分泌功能不全、胰腺实质钙化、胰管结石等。

主要实验室检查：

（1）显微镜检查：粪便中含有未消化的肌肉纤维和脂肪滴。

（2）胰腺外分泌功能测定：包括促胰泌素试验、Lundh试餐试验、血尿甲酰－酪胺酰－对氨基苯甲酸（BT-PABA）试验、粪便试验等，但临床应用有限。

（3）胰腺内分泌功能测定：可见血清胆囊收缩素（CCK）明显升高，胰多肽（PP）明显降低，空腹血胰岛素水平大多正常，口服葡萄糖后血胰岛素水平不升高。

13. 原发性腹膜炎

原发性腹膜炎是指腹腔内无感染灶、没有与外界相通的损伤时所发生的腹膜炎。其中自发性细菌性腹膜炎最为常见，往往在失代偿肝硬化时发生。典型表现为急性起病，发热、腹痛、腹胀、腹膜刺激征等。

实验室检查主要包括：

（1）血常规：可见白细胞计数明显增高，中性粒细胞比例升高，可有明显核左移现象。脾功能亢进者可能血白细胞计数正常或减少，但对比感染前后白细胞计数常超过原有水平一倍以上，并有明显核左移。

（2）腹腔积液穿刺检查：腹水显示为渗出液，或介于漏出液与渗出液之间，腹腔积液白细胞 $\geq 500 \times 10^6$/L。

（3）腹腔积液涂片及培养：阳性率低，如有阳性则有诊断意义，培养多为革兰阴性杆菌。

（三）心血管系统疾病

1. 心力衰竭

心力衰竭简称心衰，是指心脏的收缩和/或舒张功能发生障碍，使心排血量不能满足机体代谢需要，器官组织血液灌注不足，同时出现肺循环和/或体循环淤血的临床病理生理综合征，表现为肺淤血、腔静脉淤血，是心脏疾病发展的终末阶段。其中绝大多数的心力衰竭都是以左心衰竭开始的，即首先表现为肺循环淤血。左心功能不全的临床表现主要为呼吸困难（劳力性、夜间阵发性及端坐呼吸）、咳嗽、咯血、疲乏、无力、嗜睡、烦躁等。右心功能不全主要表现为各脏器慢性淤血而产生的脏器改变的症状，如胃肠道淤血出现恶心，上腹胀痛等，肾脏淤血出现少尿浮肿等。心力衰竭的诊断是综合病因、病史、症状、体征及客观检查而作出的。首先应有心功能不全的客观证据。其次，心衰的症状体征是诊断心衰的重要依据，如呼吸困难，疲乏无力，踝部水肿等。

实验室检查主要包括：

（1）动脉血气分析：监测动脉氧分压（PaO_2）、二氧化碳分压（$PaCO_2$）。

（2）血常规和血生化检查：如电解质（钠、钾、氯等）、肝功能、肾功能、血糖、白蛋白及高敏 C 反应蛋白（hs-CRP）等。研究表明，hs-CRP 对评价急性心衰患者的严重程度和预后有一定价值。

（3）心衰标示物：诊断心衰的公认的客观指标为 B 型利钠

肽（BNP）和 N 末端 B 型利钠肽原（NT-proBNP）的浓度增高。如 BNP<100ng/L 或 NT-proBNP<400ng/L，心衰可能性很小；如 BNP>400ng/L 或 NT-proBNP>1500ng/L，心衰可能性很大。此外，心力衰竭患者血浆 BNP 浓度升高与不良预后相关，BNP 的水平越高，心衰的程度则越重，短期及长期死亡率则越高。

（4）心肌坏死标示物：

①心肌肌钙蛋白 T 或 I（cTnT 或 cTnI）：其检测心肌受损的特异性和敏感性均较高。急性心肌梗死时可升高 3~5 倍以上，不稳定型心绞痛和急性心肌梗死时显著升高；慢性心衰可出现低水平升高；重症存在心肌细胞坏死，血清中肌钙蛋白水平可持续升高。

②肌酸激酶同工酶（CK-MB）：一般在发病后 3~8h 升高，9~30h 达高峰，48~72h 恢复正常，其动态升高可列为急性心肌梗死的确诊指标之一，高峰出现时间与预后有关，出现早者预后较好。

③肌红蛋白（Myo）：其分子质量小，心肌损伤后即释出，故在急性心肌梗死后 0.5~2h 便明显升高，5~12h 达高峰，18~30h 恢复，作为早期诊断的指标优于 CK-MB，但特异性较差。伴急性或慢性肾功能损伤者肌红蛋白可持续升高，此时血肌酐水平也会明显增高。

2. 高血压

高血压是指以体循环动脉血压（收缩压和/或舒张压）增高为主要特征（收缩压≥140 毫米汞柱，舒张压≥90 毫米汞柱），可伴有心、脑、肾等器官的功能或器质性损害的临床综合征。高血压是最常见的慢性病，也是心脑血管病最主要的危险因素。

脑卒中、心肌梗死、心力衰竭及慢性肾脏病是其主要并发症。根据病因，可将高血压分为两类，即：原发性高血压和继发性高血压。原发性高血压的病因不明，所有高血压病人中，95%以上皆属此类。而继发性高血压是由其他已知的病因所导致的，约占5%。随着病情发展，高血压病人可出现头晕、头痛、鼻出血、颈部发硬、记忆力减退、失眠、心悸等症状。

实验室检查可协助判断高血压的病因及靶器官功能状态，主要包括：

（1）血常规：红细胞和血红蛋白一般无异常，但急进型高血压时可有Coombs试验阴性的微血管病性溶血性贫血，伴畸形红细胞、血红蛋白高者血液黏度增加，易有血栓形成并发症（包括脑梗死）和左心室肥大。

（2）尿常规：早期病人尿常规正常，肾浓缩功能受损时尿比重逐渐下降，可有少量尿蛋白、红细胞，偶见管型。随肾脏病情进展，尿蛋白量增多，在良性肾硬化者如24小时尿蛋白在1g以上时，提示预后差。红细胞和管型也可增多，管型主要是透明和颗粒管型。肾病引起的继发性高血压早期就会出现尿蛋白阳性或较多红白细胞。

（3）血生化：高血压患者常出现血清总胆固醇、甘油三酯、低密度脂蛋白胆固醇的增高和高密度脂蛋白胆固醇的降低，及载脂蛋白AI的降低。亦常有血糖增高和高尿酸血症。部分病人血浆肾素活性、血管紧张素Ⅱ的水平升高。

（4）肾功能：早期病人检查并无异常，肾实质受损到一定程度可开始升高，胱抑素C（cysC）首先升高，随后肌酐、尿素逐渐升高，其升高程度与肾功能损害程度呈正相关。内生肌酐清除率等可低于正常，尿微量白蛋白升高，二者都是反映高血压患者肾脏损害的更敏感指标。

（5）肾素、醛固酮水平测定：低血浆肾素和高醛固酮水平初步提示原发性醛固酮增多症。

（6）血尿儿茶酚胺及其代谢产物测定：嗜铬细胞瘤患者尿儿茶酚胺及其代谢产物 VMA 及 TMN（甲氧基肾上腺素＋去甲氧基肾上腺素）增高。

（7）通过测定 24 小时尿中 17- 羟及 17- 酮类固醇增多、地塞米松抑制试验、肾上腺皮质激素兴奋试验来排除和诊断皮质醇增多症。

3. 动脉粥样硬化

动脉粥样硬化是指动脉内膜的脂质、血液成分的沉积，平滑肌细胞及胶原纤维增生，伴有坏死及钙化等不同程度病变的一类慢性进行性病理过程。它是冠心病、脑梗死、外周血管病的主要原因。脂质代谢障碍为动脉粥样硬化的病变基础，病变常累及大中肌性动脉，一旦发展到足以阻塞动脉腔，则该动脉所供应的组织或器官将缺血或坏死。由于在动脉内膜积聚的脂质外观呈黄色粥样，因此称为动脉粥样硬化。

不同部位的动脉硬化可以引发相应器官的病变并出现相应症状，冠状动脉粥样硬化可导致心肌缺血缺氧或坏死而引起心脏病，是动脉粥样硬化导致器官病变的最常见类型，也是严重危害人类健康的常见病。颅脑动脉粥样硬化造成血管狭窄、脑供血不足或局部血栓形成或斑块破裂，碎片脱落造成脑栓塞等脑血管意外（缺血性脑卒中）；长期慢性脑缺血造成脑萎缩时，可发展为血管性痴呆。下肢动脉粥样硬化可引起下肢发凉、麻木和典型的间歇性跛行。血管造影包括冠状动脉造影在内是诊断动脉粥样硬化最直接的方法。多普勒超声检查有助于判断颈动脉、四肢动脉和肾动脉的血流情况和血管病变。血管内超声显像和血管镜检查是辅助血管内介入治疗的新的检查方法。

实验室检查主要包括：

部分患者有脂质代谢异常，可有总胆固醇、甘油三酯增高，低密度脂蛋白胆固醇增高、高密度脂蛋白减低，ApoA降低，ApoB和Lp（a）增高，脂蛋白电泳图形异常，多数患者表现为第Ⅲ或第Ⅳ型高脂蛋白血症。

4.急性心肌梗死

急性心肌梗死是在冠状动脉病变的基础上，发生冠状动脉血供急剧减少或中断，使相应的心肌严重而持久地急性缺血所致的部分心肌急性坏死。临床上多有剧烈而持久的胸骨后疼痛，急性循环功能障碍，休息及硝酸酯类药物不能完全缓解，伴有反映心肌急性缺血、损伤和坏死的心电图演变以及一系列特征性血清心肌酶和心肌结构蛋白的变化，可并发心律失常、休克或心力衰竭，常可危及生命。心肌梗死的原因常是在冠状动脉粥样硬化病变的基础上继发血栓形成所致。

实验室检查主要包括：

（1）心肌坏死血清酶学测定：肌酸激酶同工酶（CK-MB）在胸痛发作后3~6h左右开始升高，12~24h达到峰值，3~4天恢复正常，有高灵敏性及特异性，是诊断急性心肌梗死的重要指标。LDH在胸痛发作的20~48h才开始升高，3~5天达到高峰，持续8~14天后恢复正常。α-羟丁酸脱氢酶（HBD）在胸痛发作后12~24h开始升高，2~3天到达峰值，10~14天恢复正常。天冬氨酸氨基转移酶（AST）在胸痛发作后6~12h开始升高，

18~36h 达到峰值，3~5 天后恢复正常。

（2）心肌结构蛋白测定：心肌肌钙蛋白与传统的 CK-MB、LDH 等心肌酶相比，它更具有高度的特异性，为心脏的特异性蛋白。当心肌细胞损伤时，CTn 在血中出现早、持续时间长。其中，cTnT 和 cTnI 是近期受关注的心肌损伤标志物，在发病早期即在血清中出现，持续时间长，即敏感性很高，故 CTn 被认为是较心肌酶更优秀的心肌损伤标志物。肌红蛋白（Mb）在胸痛后 1~4h 开始升高，4~8h 达高峰，24h 内恢复正常，是急性心肌梗死的早期诊断指标。Mb 可预测心肌梗死的预后，其测定值越高，说明心肌损伤、坏死得越广泛、越严重，预后也就越差。

（3）白细胞计数：心肌坏死溶解物质吸收后，白细胞计数升高常与体温升高相平行发展，中性粒细胞数增多，增高的白细胞可于数天后恢复正常。有时可见核左移，杆状增加，持续 1 周。如果心肌梗死后发热伴白细胞升高持续 1 周以上，常提示合并感染或梗死延展。

（4）红细胞沉降率：可较准确地反映坏死组织的吸收过程，它在急性心肌梗死发病后 1~2 天后开始增快，常呈中度或轻度的增快，持续 2~3 周。

（5）血、尿糖检查：部分心肌梗死病人在心肌梗死的早期伴有糖代谢紊乱，出现血糖升高，尿糖阳性，血糖升高的程度与心肌梗死的面积及程度有相关性。

（6）儿茶酚胺：急性心肌梗死后 1h 内血浆儿茶酚胺迅速升高，以后升高速度减慢，于 24h 到高峰，持续 40h 后逐渐恢复正常。儿茶酚胺升高程度与心律失常的发生率呈正相关性。

5.心肌炎

心肌炎是指各种原因引起的心肌的局限性或弥漫性炎症病变。细菌、病毒、原虫等的感染、物理和化学因素均可引起心肌炎,所造成心肌损害的轻重程度差别很大,临床表现各异,无特异性症状体征,病毒难以找到,确诊困难,炎性病变可累及心肌、间质、血管、心包或心内膜。轻症患者无任何症状,而重症患者可发生心力衰竭、心源性休克甚至猝死。大部分患者经治疗可获得痊愈,有些患者在急性期之后发展为扩张型心肌病改变,可反复发生心力衰竭。在我国病毒性心肌炎较常见。

实验室检查主要包括:

(1)血常规:白细胞计数在病毒性心肌炎可正常、偏高或降低,血沉大多正常,亦可稍增快,C反应蛋白大多正常。

(2)血清酶学检查:天冬氨酸氨基转移酶(AST)、肌酸激酶(CK)及同工酶(CK-MB)以及乳酸脱氢酶(LDH)都可在心肌炎的不同时期动态改变,并且其升高程度与病变严重程度呈正相关关系。

(3)心肌结构蛋白测定:肌钙蛋白I和T((cTnT和cTnI)。cTnT诊断心肌缺血和坏死具有高敏感性、高特异性,且诊断窗口期长,是及时反映心肌损伤的良好观察指标,同时也在病毒性心肌炎的治疗转归和预后判断方面具有重要的意义。慢性心肌炎多在正常范围。

(4)免疫学检查:反映细胞免疫的周围血中自然杀伤细胞转化率低,总T细胞、T辅助细胞和T抑制细胞减少。反映体液免疫改变的抗核因子、抗心肌抗体和类风湿因子抗补体抗体阳性,补体C3和CH50降低,抗肌动蛋白、抗肌凝蛋白和抗胶原Ⅰ、Ⅲ、Ⅳ等 IgG、IgM 抗体增高，这些均仅有辅助诊断价值。

（5）病毒学检查：早期从咽拭子、粪便、心包液、血液、胸水或活检心肌接种而分离病毒。通过免疫荧光检查可从活检心肌中检出病毒抗原。通过电镜检查从活检心肌中检出病毒颗粒。相隔 2~4 周的两份血清如病毒中和抗体滴度增高 4 倍以上；或首次滴度 >640 单位者有诊断价值，若首次滴度 >320 单位者为可疑（如以 1∶32 为基础者则≥256 为阳性，128 为可疑）。

6. 急性心包炎

急性心包炎是由心包脏层和壁层的急性炎症引起的综合征。临床特征包括胸痛、心包摩擦音和一系列异常心电图变化。此外，心包炎本身亦可引起发热、心悸、出汗、食欲不振、乏力等症状。心包炎病因较多，可来自心包本身疾病，也可为全身性疾病的一部分，临床上以结核性、非特异性、肿瘤者为多见，全身性疾病如系统性红斑狼疮、尿毒症等病变易累及心包引起心包炎。

实验室检查主要包括：

（1）血象：感染者可能表现为白细胞计数增高、血沉增快和 CRP 增高。

（2）心肌标志物：多正常。如心包膜下心肌受损，则 CK-MB 和 cTnI 升高。血清 AST、LDH 和 CK 正常或稍高。

（3）针对病因的检查：①怀疑结核性心包炎可行结核菌素试验等结核相关检查。②怀疑感染性心内膜炎或菌血症所致应行血培养检测。③怀疑病毒感染应在急性期和恢复期进行血、尿、大便及咽拭子培养或柯萨奇病毒 B 的 IgM 抗体检测等。④疑为风湿热者应检测 ASO。⑤系统性红斑狼疮等结缔组织疾病的诊断采用 ANA 进行初筛。⑥甲状腺疾病进行血清 TSH 和 T_3、T_4 等检测。⑦条件允许时可考虑行心包穿刺，心包穿刺液 ADA≥30U/L，对结核性心包炎有特异性诊断价值，如考虑为细菌感染，还可行心包积液细菌培养。

7. 风湿性心脏病

风湿性心脏病简称风心病，是指由于风湿热活动，累及心脏瓣膜而造成的心脏及瓣膜病变。风湿性心脏病由 A 群乙型溶血性链球菌感染引起，属于自身免疫病，能引起患者心脏功能减退。本病呈自限性，急性期为心脏炎，急性发作后常遗留轻重不等的心脏损害，尤其以瓣膜病变最为显著，表现为二尖瓣、三尖瓣、主动脉瓣中一个或几个瓣膜狭窄和（或）关闭不全。患病初期常常无明显症状，后期则表现为心悸、气短、乏力、咳嗽、下肢水肿、咳粉红色泡沫样痰等心功能失代偿的表现。

实验室检查主要包括：

（1）链球菌感染指标、急性期反应物及免疫指标：血清抗乙型链球菌各种抗体测定仅表明有近期乙型链球菌感染的证据。常用抗链球菌溶血素"O"滴度 >500U；抗链球菌激酶 >80U；抗透明质酸酶 >128U 等。血沉增快，与血中白蛋白降低，γ 及 $α_2$ 球蛋白增高有关；C 反应蛋白阳性，其血清水平与风湿活动程度呈正比，可用于病情监测。肿瘤坏死因子（TNF）-α、血清白细胞介素（sIL）-2 受体参与急性风湿热的发病过程，在急性风湿热活动期显著增高，治疗后明显下降。并且静止期其血清浓度较对照组增高，有望成为监测风湿活动和观察药物疗效的指标。

（2）心肌酶谱及其他：心肌炎时磷酸肌酸激酶及其同工酶、

谷草转氨酶可升高；肌钙蛋白 I 和肌钙蛋白 T 对心肌炎的心肌细胞损伤是一种敏感性和特异性都很高的指标；血清补体 C3 增高，C3c 具有风湿热早期诊断价值，免疫球蛋白 IgA 可增高。

8. 感染性心内膜炎

感染性心内膜炎是指由细菌、真菌和其他微生物（如病毒、立克次体、衣原体、螺旋体等）直接感染而产生心瓣膜或心室壁内膜的炎症，有别于由于风湿热、类风湿、系统性红斑狼疮等所致的非感染性心内膜炎。瓣膜为最常受累部位，但感染也可发生在室间隔缺损部位、腱索和心壁内膜。发热是最常见的临床表现。随着病程的延长，可出现进行性贫血。疾病晚期可出现杵状指和脾肿大。心脏受累表现为心脏杂音及进行性心功能不全。患者还可能出现血管栓塞及皮肤瘀点等症状。

实验室检查主要包括：

（1）血象：进行性贫血，多为正细胞性贫血，白细胞计数增多、中性粒细胞升高。血沉增快、C 反应蛋白阳性。

（2）血培养：血细菌培养阳性是确诊感染性心内膜炎的重要依据，凡原因未明的发热、体温持续在 1 周以上，且原有心脏病者，均应积极反复多次进行血培养，以提高阳性率，若血培养阳性，尚应做药物敏感试验。

（3）尿液检查：常有显微镜下血尿和轻度蛋白尿。肉眼血尿提示肾梗死。红细胞管型和大量蛋白尿提示弥漫性肾小球肾炎。肠球菌性心内膜炎常可导致肠球菌菌尿，金葡菌性心内膜炎亦然，因此做尿培养也有助于诊断。

（4）免疫学检查：当合并免疫复合物介导的肾小球肾炎、严重心衰或缺氧造成红细胞计数增多症时，血清球蛋白常增多，甚至清蛋白、球蛋白比例倒置。免疫球蛋白升高、γ-球蛋白升高、循环免疫复合物增高及类风湿因子阳性。对于由伯氏立克次体、巴尔通体属、布鲁杆菌、支原体、军团杆菌属衣原体所致的感染性心内膜炎，可应用间接免疫荧光或 ELISA 方法进行检测。

（四）血液系统疾病

1. 缺铁性贫血

缺铁性贫血是最常见的贫血，是由于体内贮存铁缺乏导致的贫血，缺铁的原因多由于需要量增加、铁吸收障碍或慢性失血导致。贫血的一般症状为皮肤黏膜苍白，无力、心悸气短、眼花耳鸣等，异食癖多见于儿童。小细胞低色素性贫血并有缺铁证据可诊断缺铁性贫血，同时需要查明引起缺铁性贫血的原因，及时治疗原发病。

实验室检查主要包括：

（1）血象：贫血严重时可呈现典型的小细胞低色素型贫血，平均红细胞体积（MCV）低于 80fl，平均红细胞血红蛋白含量（MCH）小于 27pg，平均红细胞血红蛋白浓度（MCHC）小于 0.32。红细胞体小、中心淡染区扩大，网织红细胞计数大致正常或减低，白细胞计数一般正常，血小板计数常可增加。

（2）骨髓象：有核细胞增生活跃，红系细胞轻中度增生活跃，粒系、巨核系无明显异常。红系中以中、晚幼红细胞的比例增多，其体积小、核染色质致密、胞浆少、边缘不整齐，呈现老核幼浆的发育不平衡。骨髓涂片亚铁氰化钾染色后，在骨髓小粒中看不到深蓝色的含铁血黄素颗粒，在幼红细胞内铁小粒减少或消失，铁粒幼细胞少于 0.15。

(3)血清铁浓度明显降低,血清铁蛋白浓度降低(<12μg/L),总铁结合力升高(>64.44μmol/L),转铁蛋白饱和度降低(<15%)。

2. 巨幼细胞贫血

巨幼细胞贫血主要是由于维生素 B_{12} 和(或)叶酸缺乏导致脱氧核糖核酸合成障碍引起的贫血。出现贫血的常见症状如乏力疲劳,皮肤黏膜苍白,还可出现消化系统症状如食欲不振、恶心、呕吐等,严重者可出现"牛肉样舌",部分维生素 B_{12} 缺乏患者还可能出现神经、精神症状,是区别于叶酸缺乏的要点。

实验室检查主要包括:

(1)血象:属大细胞正色素性贫血,平均红细胞体积(MCV)的增大与贫血的程度平行。网织红细胞数多正常,红细胞呈大卵圆形,常见红细胞大小不均及异形红细胞,白细胞数轻度或中度减少,粒细胞分叶过多,可有5叶或6叶以上的分叶,血小板一般稍减少,偶可见巨大血小板。

(2)骨髓象:骨髓增生活跃,红系增生为主,呈巨幼样变,核染色质呈分散的颗粒状浓缩,幼红细胞有老浆幼核现象。髓系与巨核系也可发生巨幼样变,均可呈现分叶过多现象。

(3)血清维生素 B_{12} 和叶酸测定:正常血清维生素 B_{12} 的浓度为200~900ng/ml,低于100ng/ml可确诊维生素 B_{12} 缺乏,血清叶酸低于3ng/ml有诊断意义。但因为这两类维生素的作用均在细胞内,而非血浆中,故可进一步测定红细胞叶酸水平、血清高半胱氨酸和甲基丙二酸水平。

(4)内因子抗体测定:在恶性贫血患者的血清中,内因子阻断抗体(I型抗体)的检出率在50%以上,故内因子阻断抗体测定为恶性贫血的筛选方法之一。如阳性,应做维生素 B_{12}

吸收试验。

（5）维生素 B_{12} 吸收试验：主要用来判断维生素 B_{12} 缺乏的病因。

3. 自身免疫性溶血性贫血

自身免疫性溶血性贫血（AIHA）是一组B淋巴细胞功能异常亢进，产生抗自身红细胞抗体、使红细胞破坏增加而引起的贫血。根据抗体作用于红细胞膜所需的最适温度，可分为温抗体型和冷抗体型。本病临床表现多样，温抗体型多为慢性起病，临床表现有头晕、乏力，贫血程度不一，半数有脾大，1/3有黄疸及肝大。急性起病者，可有寒战、高热、腰背痛、呕吐、腹泻等。冷抗体型表现为手足发绀，肢体远端等处症状明显，常伴肢体麻木、疼痛，遇暖后逐渐恢复正常，称为雷诺现象。

检查：

（1）血象：贫血或伴有血小板，白细胞数下降，网织红细胞计数升高（再障危象时可明显降低）。周围血片可见球形红细胞、幼红细胞，偶见红细胞被吞噬现象。

（2）骨髓象：多呈增生性贫血(红系以中幼红为主)骨髓象，偶见红细胞系统轻度巨幼样变。

（3）有关溶血的检查：①血清胆红素升高，以间接胆红素为主；②新鲜尿检查可见高尿胆原或高游离HB或高含铁血黄素；③血清结合珠蛋白减少或消失；④可有血红蛋白尿和Rous试验阳性。

（4）抗人球蛋白（Coombs）试验：分为直接抗人球蛋白试验（DAT）和间接抗人球蛋白试验（IAT），温抗体型DAT阳性，部分患者IAT也阳性。当抗体数低于试验阈值时，DAT可呈阴性。DAT 的强度与溶血的严重程度无关,有时本试验虽呈弱阳性,但发生了严重溶血;反之,有时本试验呈强阳性,而无明显溶血的表现。

(5)冷凝集素试验:冷凝集素综合征时效价增高。

(6)冷溶血试验:又称 Donath-Landsteiner(D-L)试验。D-L 型自身抗体属于 IgG 型免疫球蛋白,在补体的参与下,可通过 4℃与 37℃两期溶血试验加以检测。阵发性寒冷性血红蛋白尿症患者该试验阳性。

(7)免疫指标:丙种球蛋白量可升高,C3 水平可下降,血沉加快,可出现抗 O,类风湿因子,抗核抗体,抗 DNA 抗体等指标的异常。

(8)其他:包括心肺肝肾功能等检查,不同原发病可能在不同脏器有不同表现。

4. 阵发性睡眠性血红蛋白尿症

本病是一种获得性多能造血干细胞疾病。由于化学,放射线或病毒感染等多种因素,导致生成的红细胞,粒细胞和血小板都有共同缺陷而致病。临床表现有贫血、血红蛋白尿、出血、黄疸、肝脾肿大及长期贫血者心脏可见代偿性扩大。

检查:

(1)血常规及外周血:全血细胞减少,网织红细胞常增高,贫血态。

(2)骨髓象:由增生明显活跃到增生不良不等,以幼红细胞增生明显,粒系,巨核细胞系正常,细胞内,外铁减少或缺如。

(3)血间接胆红素增高,血清结合珠蛋白减少或消失,血浆游离血红蛋白增高，尿含铁血黄素阳性。

（4）酸化血清溶血试验（Ham试验）：本病患者中约79%本试验阳性。

（5）糖水溶血试验（蔗糖溶血试验）：本试验敏感性高，约88%阳性，缺点是易出现假阳性反应。

（6）蛇毒因子（CoF）溶血试验：本试验也有较强的特异性。

（7）补体溶血敏感试验：此试验可将PNH红细胞分为Ⅰ，Ⅱ，Ⅲ三型，临床溶血轻重取决于Ⅲ型细胞的多少。

（8）PNH异常血细胞的检测和定量：可查出异常网织红细胞，这是目前确立诊断最特异，最敏感且可定量的方法，此检测骨髓细胞比外周血细胞更有意义。

（9）直接抗人球蛋白试验、间接抗人球蛋白试验：阴性。

（10）骨髓细胞培养：常可发现CFU-E，CFU-GM等的集落数比正常骨髓少。

（11）根据临床表现和症状体征，可选择做X线，B超，心电图，生化，肝肾功能等检查。

5.再生障碍性贫血

是一种多因素作用使骨髓造血干细胞和骨髓微环境严重受损，造成骨髓造血功能减低或衰竭的疾病。以全血细胞减少为主要表现的一组综合征。临床上主要表现为贫血、出血、感染，分为急性型和慢性型：急性型起病急、病情重、进展快。病程较短，一般1~7个月；慢性型起病及进展均缓慢，病情较轻。病程较长，一般1~4年。

检查：

（1）血常规及外周血涂片：呈全血细胞减少，贫血属正常细胞型,亦可呈轻度大红细胞。红细胞轻度大小不一,但无明显畸形及多染现象,一般无幼红细胞出现。网织红细胞显著减少。

（2）骨髓象:急性时三系造血细胞明显减少,尤其是巨核细胞和幼红细胞;非造血细胞增多,尤为淋巴细胞增多。慢性型不同部位穿刺所得骨髓象很不一致,可从增生不良到增生象,但至少要有一个部位增生不良。

（3）骨髓活组织检查和放射性核素骨髓扫描:再障时在正常骨髓部位的放射性摄取低下甚至消失,因此可以间接反映造血组织减少的程度和部位。

（4）其他检查:

①骨髓超微结构:慢性再障红系显示明显病态造血,急性再障少见。

②造血祖细胞培养:各系祖细胞均减少。

③造血生长因子:急性再障无明显增高。慢性再障血清粒细胞或粒-巨噬细胞集落刺激因子增加,可达正常的500~1000倍。

④红细胞内游离原卟啉:急性再障轻度增高;慢性再障明显增加。

⑤红细胞膜变异:红细胞膜蛋白组分电泳分析显示再障带4.2蛋白减少,带5及4.1蛋白明显增多。

⑥红细胞生存期及其破坏部位:对选择脾切除和估计疗效有重要意义。

⑦免疫功能:急性再障T细胞及B细胞都严重受累,提示全能造血干细胞受损。慢性再障主要是B细胞受累,损害主要在髓系祖细胞阶段。

6. 中性粒细胞减少和粒细胞缺乏

中性粒细胞减少症是指外周血中性粒细胞绝对计数 $<2.0\times10^9$/L（成人），或 $<1.8\times10^9$/L（儿童≥10岁）或 $<1.5\times10^9$/L（儿童<10岁）。严重者 $<0.5\times10^9$/L时，称为粒细胞缺乏症。中性粒细胞减少程度与细菌感染的风险密切相关。根据中性粒细胞减少的程度可分为轻度≥1.0×10^9/L、中度（0.5~1.0）$\times10^9$/L和重度 $<0.5\times10^9$/L。中度和重度减少者可出现疲乏、无力、头晕、食欲减退等非特异性症状，易发生感染。粒细胞严重缺乏时，可出现高热、寒战，病灶不易局限，迅速恶化及蔓延，引起肺部感染、败血症、脓毒血症等致命性严重感染。

检查：

（1）血常规：白细胞减少，中性粒细胞减少，淋巴细胞百分率相对增加。

（2）骨髓象：不同原因导致的粒细胞减少者，骨髓象各异。自身免疫病继发中性粒细胞减少时可见粒系核左移。白血病、转移瘤等可见异常细胞浸润。再生障碍性贫血者骨髓增生受抑，三系减少。

（3）特殊检查：①肾上腺素试验：可鉴别假性粒细胞减少。②中性粒细胞特异性抗体测定：包括白细胞聚集反应等，以了解中性粒细胞的免疫状态。

7. 特发性血小板减少性紫癜

本病是由于免疫反应引起的血小板破坏增加而导致的出血性血液病。主要临床表现为皮肤黏膜出血或内脏出血，分为急性型和慢性型。儿童80%为急性型，无性别差异，春冬两季易发病，多痊愈。而成人95%以上为慢性型，男女之比约1∶3，迁延难愈。本病病死率约为1%，多数是因颅内出血死亡。

检查：

（1）血象：一般无贫血（出血严重者可有轻度贫血），白细胞数正常，血小板计数明显减少。

（2）出凝血检查：出血时间延长。血小板极度减少时，可致凝血时间延长。血小板聚集功能及黏附功能低下。

（3）骨髓象：增生正常，巨核细胞数多增高，伴成熟障碍（多数病人产血小板型巨核细胞<30%）。

（4）自身抗体检查：首先排除其他自身免疫性疾病。①血小板表面相关抗体（PAIgG）：明显增多；②血小板表面相关C3：增多。③血小板膜糖蛋白特异性自身抗体（抗GPⅠb/Ⅲa或抗GPⅠb/Ⅸ）：阳性，但阴性结果并不能排除ITP。④血小板生成素：不作为ITP的常规检测，可用以鉴别血小板生成减少（TPO水平升高）和血小板破坏增加（TPO正常）。

（5）血小板寿命测定：明显缩短。

（6）根据病情、临床表现、症状、体征选择B超、X线、CT、MRI、肝肾功能检查。

8.血友病

血友病A是由于凝血因子Ⅷ缺乏所致的出血性疾病；血友病B是由因子Ⅸ缺乏所致的出血性疾病。血友病A和B均属X-连锁隐性遗传，由女性传递，男性发病。血友病C属常染色体不完全性隐性遗传，两性均可发病。出血是血友病的主要表现。终身有轻微外伤后出血倾向。此外反复关节出血、肌肉出血和血肿吸收不全、血尿、血友病性血囊肿等，颅内出血较少，却是最常见的致死原因之一。

检查：

（1）血常规：一般无贫血，白细胞，血小板计数正常。

（2）凝血检查：出血时间正常；凝血时间延长；凝血酶原时间（PT）正常，活化部分凝血活酶时间（APTT）延长，能被正常新鲜血浆或硫酸钡吸附血浆纠正者为血友病甲（A）；能被正常血清纠正，但不被硫酸钡吸附血浆纠正者为血友病乙（B）。

（3）凝血因子活性测定：因子Ⅷ促凝活性（Ⅷ：C）测定明显减少（血友病A，分型：重型<1%，中型2%~5%，轻型6%~25%，亚临床型26%~49%）；因子Ⅸ促凝活性（Ⅸ：C）测定减少（血友病B）。

9.弥散性血管内凝血

弥散性血管内凝血是在各种致病因素的作用下，形成广泛的微血栓，导致循环功能和其他内脏功能障碍，继发性纤维蛋白溶解，产生休克、出血、栓塞、溶血等临床表现的一种综合征。

DIC的发病原因虽然不同，但其临床表现均相似，除原发病的征象外，主要为出血，微血管栓塞，多脏器功能障碍，休克和微血管病性溶血性贫血。其中最常见者为出血。根据血管内凝血发病快慢和病程长短，可分为3型：①急性型；②亚急性型；③慢性型。

检查：

（1）血小板质与量的改变

①血小板计数：血小板数量急剧减少，尤其是进行性降低或随病情动态变化。但亚急性或慢性型DIC患者的血小板可在正常范围。应该注意的是，白血病、肝病患者的血小板数在发

生 DIC 前已明显减少，因此这一指标失去了判断意义。

②血小板功能与出血时间：出血时间延长、血小板聚集和黏附试验异常。

③血小板激活的分子标志测定：β- 血小板球蛋白（β-TG）、血小板因子 4（PF4）、血栓素 A2（TXA2）和血栓素 B2（TXB2）等均有明显增高，可作为体内高凝状态的敏感指标。

（2）反映凝血因子消耗的检查

①凝血时间（CT）：可明显缩短，这对早期诊断 DIC 有很大价值。随着凝血因子的消耗和纤溶亢进，CT 逐渐延长。

②凝血酶原时间（PT）：PT 延长，但在 DIC 早期，可正常甚至缩短。

③白陶土部分凝血活酶时间（KPTT）：DIC 时该指标大部分有不同程度延长，但早期可正常甚至缩短。

④纤维蛋白原定量测定：纤维蛋白原降低的程度决定于 DIC 的病情、原有水平和代偿功能，因此纤维蛋白原进行性下降更有诊断意义。急性型 DIC 常下降至 1.5 g/L 以下；在感染、妊娠等情况下，纤维蛋白原常代偿性增加，需动态观察。

⑤因子Ⅷ测定：Ⅷ：C 常明显降低，而 VWF：Ag 常正常或升高，Ⅷ：C/VWF：Ag 值明显降低。

（3）反映凝血酶生成的检查

①纤维蛋白肽 A(FPA)：FPA 定量主要用于 DIC 的早期诊断。

②蛋白 C 肽（PCP）测定：PCP 升高，标志着血浆中有大量凝血酶生成。

③抗凝血酶Ⅲ（AT-Ⅲ）及凝血酶－抗凝血酶Ⅲ复合物（TAT）：AT-Ⅲ消耗性减少，而 TAT 则升高。

④凝血酶原片断 1+2（F1+2）测定：水平升高提示血管内

凝血已开始。

(4) 反映继发性纤溶亢进的检查

①D-二聚体测定：升高，是继发性纤溶的标志，也是鉴别原发性纤溶和继发性纤溶的关键性指标。

②纤溶酶-纤溶酶抑制物复合体（PIC）测定：其变化能较早地反映纤溶酶活性，故目前采用测定PIC浓度作为体内纤溶情况的指标。

③FDP测定：DIC时FDP显著增加，是临床诊断DIC的重要指标之一。

④可溶性纤维蛋白单体复合物测定：SFMC的测定对DIC早期诊断有重要意义。

⑤凝血酶时间(TT)：TT延长主要见于纤维蛋白原明显减少、FDP增多或体内存在肝素及肝素样物质。若加入甲苯胺蓝后能纠正，则考虑血浆中存在肝素样物质；若加入一定量纤维蛋白原能纠正，则反映纤维蛋白原降低；若二者均不能纠正，则为血浆中FDP增高。

⑥纤维蛋白肽Bβ1~42及β15~42测定：其升高标志着纤溶亢进和血管内存在未交联的纤维蛋白。有人提出。如单纯Bβ1~42及β15~42增多，而无FPA、FPB增多，则为原发性纤溶；如两类物质同时增加，则为DIC伴有的继发性纤溶亢进。据此可鉴别原发性纤溶和DIC伴发的继发性纤溶。

⑦优球蛋白溶解时间（FLT）：DIC纤溶亢进时明显缩短。一般在DIC晚期才有阳性结果。

⑧纤溶酶原活性测定：本检查为DIC确诊试验之一，DIC纤溶亢进时常<正常值的50%。

⑨血块溶解时间：健康人血块于37℃条件下，24小时内无

溶解现象；DIC 纤溶亢进时，血块多于 1~2 小时内完全溶解。

10. 骨髓增生异常综合征

骨髓增生异常综合征（MDS）是获得性骨髓造血干细胞发育异常而导致无效及病态造血的一组疾病。患者多以贫血为主要临床表现，可伴有出血、发热、缓慢进行性贫血等症状。

检查：

（1）外周血：全血细胞减少是 MDS 患者最普遍也是最基本的表现。各类细胞可有发育异常的形态改变。外周血可出现少数原始细胞、不成熟粒细胞或有核红细胞。

（2）骨髓象：有核细胞增生程度增高或正常，原始细胞百分比正常或增高，红系细胞百分比明显增高，巨核细胞数目正常或增多，淋巴细胞百分比减低。红、粒、巨核系细胞至少一系有明确的上述发育异常的形态改变，常至少累及二系。

（3）染色体核型分析：①核型异常：以 -5、-7、8、5q-、7q-、11q-、12q-、20q- 较为多见。②姊妹染色单体分化延迟：这是细胞周期延长的反映。MDS 患者 SCD- 对于预示转化为白血病有肯定价值。

（4）骨髓细胞体外培养：大多数 MDS 患者骨髓细胞 BFU-E、CFU-E、CFU-MK、CFU-GEMM 集落均明显减少或全无生长。

（5）生化检查：MDS 患者可有血清铁、转铁蛋白和铁蛋白水平增高，血清乳酸脱氢酶活力增高，血清尿酸水平增高，血清免疫球蛋白异常，红细胞血红蛋白 F 含量增高等。这些都属非特异性改变，对于诊断无重要价值。但对于评估患者病情有参考价值。

（6）其他：根据病情，临床表现，症状、体征选择做 B 超、

X线、心电图等检查。

(五)内分泌系统疾病

1. 甲状腺功能亢进症

甲状腺功能亢进症(简称甲亢),是由多种原因引起的甲状腺功能亢进和(或)血循环中甲状腺激素水平增高所致的一组常见的内分泌病,临床上以高代谢征群(心慌、手抖、怕热、出汗多、乏力、头晕、情绪激动、好爱发火,常常有多食善饥、大便次数增多,身体消瘦等症状)、甲状腺肿大、突眼症(双眼外突、憋胀不适)、神经及心血管系统功能紊乱为特征,病理上甲状腺可呈弥漫性、结节性或混合性肿大等表现。

检查:

(1)基础代谢率(BMR)测定:甲亢时增高,>15%,与甲亢病情相关。

(2)生化检查:①血胆固醇减低 <150mg/L(3.9mmol/L)。② 24h 尿肌酸升高 >100mg/L(760mmol/L),③血肌酸天门冬氨酸激酶(CK),乳酸脱氢酶(LDH),天门冬氨酸氨基转移酶(AST)均升高。

(3)外周血:红细胞:$>4.5 \times 10^9$/L,中性粒细胞:>50%,方可用抗甲状腺药物。

(4)甲状腺 ^{131}I 吸收率:增高,女性 6h 为 9%~55%,男性为 9%~50%,24h 为 20%~45%,3h 为 5%~25%,本实验检查受很多药物及含碘食物的影响,故检查前 2~3 周,应避免这些因素。

(5)血浆蛋白结合碘(PRI):甲亢时增高,>0.63pmol/L。

(6)甲状腺激素:T_3、T_4、FT_4、FT_3 都增高,rT_3 也增高,

而且有时变化早于T_3与T_4。

（7）TSH：垂体甲亢时升高，一般甲亢TSH在正常水平或减少。

（8）T_3抑制试验：甲亢时抑制<50%，或无抑制，恶性突眼不受抑制，注意老年甲亢与冠心病病人心律失常者不宜做此试验，因可引起心律失常。

（9）TRH（促甲状腺激素释放激素）试验：非垂体的甲亢病人TSH不升高。

（10）甲状腺抗体检查：临床上主要有TSH受体抗体（TRAb）、甲状腺球蛋白抗体（TGAb）、甲状腺细胞微粒体抗体（TMAb）、甲状腺过氧化物酶抗体（TPOAb）及其他一些抗体如抗核抗体(ANA)、抗平滑肌抗体(SMA)、抗线粒体抗体(AMA)、抗心肌抗体（CMA),抗胃壁细胞抗体（PCA）等可出现阳性。

2.甲状腺功能减退症

甲状腺功能减退症是由于甲状腺激素合成、分泌或生物效应不足或缺少，所致机体代谢降低的一种多系统综合病症。发病始于胎儿及新生儿期，表现为生长和发育迟缓、智力障碍，称为呆小症。成人发病表现为全身性代谢减低症候群（疲乏，行动迟缓、嗜睡、记忆力明显减退，且注意力不集中，怕冷、无汗及体温低于正常），细胞间黏多糖沉积（黏液性水肿面容），称为黏液性水肿。按其病因分为原发性甲减，继发性甲减及周围性甲减三类。

检查：

（1）血清促甲状腺素和甲状腺激素测定：

①原发性甲状腺功能减退症：血清TSH增高（最早表现，

先于 TT_4 和 FT_4 的降低）TT_4 和 FT_4 均降低。

②继发性甲状腺功能减退症：血清 TSH 减低，TT_4 和 FT_4 均降低。

③甲状腺激素抵抗综合征：血清 TSH 基础值正常或升高，TT_4 和 FT_4 均升高。

（2）甲状腺自身抗体：甲状腺过氧化物酶抗体（TPOAb）、抗甲状腺球蛋白抗体（TgAb）阳性是确定原发性甲状腺功能减退的主要指标。

（3）血常规：轻、中度贫血，可见正细胞正色素性，或小细胞低色素性，或大细胞性贫血。

（4）血生化：血清总胆固醇、甘油三酯、低密度脂蛋白胆固醇升高。心肌酶谱可以升高，部分病例可见血钠离子降低、血镁离子升高。

（5）基础代谢率：降低，常在 -35%~-5%，甚至降低到 -70%。

（6）甲状腺摄 ^{131}I 功能试验：甲状腺摄 ^{131}I 率降低，常为扁平曲线。

（7）血皮质醇、尿皮质醇：浓度较正常降低。

（8）泌乳素：部分甲状腺功能减退症者血清泌乳素水平升高。

（9）促甲状腺激素释放激素（TRH）兴奋试验：仅限用于鉴别继发性甲状腺功能减退症的病变部位。如果 TSH 正常或偏低，在 TRH 刺激后引起升高，并呈延迟反应，表明病变在下丘脑。若 TRH 刺激后不升高，或反应低弱，表明病变部位在垂体。

（10）必要时进行心电图、甲状腺 B 超、甲状腺核素扫描、下丘脑和垂体 MRI 检查。

3. 亚急性甲状腺炎

亚急性甲状腺炎又称病毒性甲状腺炎，肉芽肿性甲状腺炎或巨细胞性甲状腺炎，本病可因季节或病毒流行而有人群发病的特点。本病多见于女性，起病可急、可缓，病程长短不一，常有复发。发作前常有上呼吸道感染病史或腮腺炎病史，病情开始时多有咽喉痛、头痛、发热（38℃~39℃）、畏寒、战栗、周身乏力、多汗、可伴有甲状腺功能亢进症状，如心悸、气短、易激动、食欲亢进、颤抖及便次增多等症状。甲状腺肿可为单侧或双侧肿大，可呈弥漫性或结节性肿大，多无红肿，而有压痛，疼痛性质为钝痛，也可较重，并可放射至下颌、耳后、颈后或双臂等部位，触痛较明显，因而患者拒按，少数患者也可发生食欲减退，声音嘶哑及颈部压迫感觉症状等。早期心率快，后期心率正常。复发型患者可在停药后 1~2 个月，症状与体征重现，但较以前减轻。

检查：

（1）血常规：白细胞总数一般正常或稍高。

（2）血沉：加快。

（3）蛋白电泳：显示患者球蛋白水平升高，尤其是 α_2 球蛋白升高。

（4）甲状腺功能检查：常有 ^{131}I 吸碘率下降，血浆蛋白结合碘升高。

（5）甲状腺激素：总 T_3、T_4 水平升高或正常，TSH 水平降低，有的患者中后期 T_3、T_4 水平偏低或正常。

（6）甲状腺自身抗体：TGAb 阳性，部分 TMA 也可阳性。

（7）甲状腺 B 超。

（8）甲状腺扫描：常呈冷结节表现或放射性分布稀疏表现。

4. 甲状旁腺功能亢进症

甲状旁腺功能亢进症是指甲状旁腺合成和分泌过多甲状旁腺激素（PTH）而导致的以高钙血症和低磷血症为主的综合征。主要临床表现为反复发作的肾结石、消化性溃疡、精神改变与广泛的骨吸收。甲状旁腺功能亢进症可分为原发性、继发性、散发性和假性四种。

检查：

（1）血钙：呈间歇性增高，应反复多次测定。若伴有维生素 D 缺乏、软骨病、肾功能不全、胰腺炎以及罕见的甲状旁腺腺瘤坏死出血时，可无高钙血症。对血钙值意义的判断，尚需排除假性高钙血症，后者可发现于采血时止血带压迫时间过长（因可致血液浓缩）、血液与软木塞有接触，或使用粉笔灰污染的玻璃制品等。

（2）血磷：降低。本病后期若发生慢性肾功能衰竭，则血磷可正常甚或偏高，但血磷 >1.83mmol/L 则不支持此病的诊断。但由于血磷受饮食、年龄及肾功能等多种因素的影响，PHPT 时仅有半数以上的患者血磷降低，其余患者在正常低限。

（3）尿钙：增高。尿钙的排泄最好以尿钙清除率/肌酐清除率之比计算。高钙血症患者若尿钙 <60mmol/24h，支持 PHPT 的诊断；非甲旁亢所致的高钙血症，因 PTH 分泌被抑制，所以尿钙排泄明显增高。

（4）尿磷：增高。有低磷血症而尿磷 >19.2mmol/24h（0.6g/24h）者，对本病有诊断意义。

（5）血 PTH：甲旁亢者 iPTH 可增高或处于正常高限，与同一血样的血钙值相比，相对值明显增高。PHPT 时血中的 PTH 与血钙值平行升高；继发性甲旁亢时血中的 PTH 与血钙呈负相关；而非甲旁亢引起的高钙血症时，iPTH 极低或测不出。高血钙而 PTH 降低可排除 PHPT。

（6）尿中环磷腺苷（cAMP）：增高，此为甲旁亢的间接诊断依据，若与血中 PTH 及血钙的测定配合，对甲旁亢的诊断与鉴别诊断均能提供更有价值的依据。

（7）1,25-$(OH)_2D_3$：甲旁亢患者尤其是尿钙增高并发肾结石者大多增高。

（8）血中碱性磷酸酶、抗酒石酸酸性磷酸酶及尿中羟脯氨酸增高这 3 项测定分别反映成骨细胞、破骨细胞及骨转换的活跃程度，往往与甲旁亢的骨病相平行；此与骨的转换率加速有关。

（9）血钾及血镁：可降低，此与甲旁亢的肾脏病变所致的浓缩功能降低有关。

（10）磷廓清试验（CP）：甲旁亢患者常 >15ml/min，但该试验的敏感性差。

（11）钙耐量试验及钙抑制试验：甲旁亢患者的 PTH 大多呈自主性分泌，输钙后 PTH 不下降或虽下降也仍高于正常低限；尿磷降低不明显（<20%）甚至仍逐渐上升。此项测定有助于轻型早期 PHPT 的诊断。

（12）低钙试验：甲旁亢患者用低钙饮食后，尿钙 >50mmol/24h（200mg/24h）。

（13）糖皮质激素抑制试验：甲旁亢患者的血钙无明显降低，而非甲旁亢的高钙血症于服糖皮质激素后血钙显著降低。

5. 垂体前叶功能减退症

垂体前叶功能减退症是由不同病因所致的腺垂体全部或部分受损，主要累及的腺体为性腺、甲状腺和肾上腺，主要表现为一种或多种垂体激素分泌减少或缺乏所引起的多种症状。如：（1）促性腺激素分泌不足所致女性出现产后闭经；男性表现为性欲减退、不育。（2）促甲状腺激素分泌不足所致反应迟钝、心率慢等；（3）促肾上腺皮质激素分泌不足所致血压低、抵抗力差。患者多起病隐匿，进展缓慢，临床表现与垂体病变发生的快慢和范围大小有关。

检查：

（1）靶腺功能测定：①血总 T_4、游离 T_4；②性激素（睾酮、雌二醇）；③ 8am 皮质醇及尿 24 小时游离皮质醇等降低。比直接测定垂体激素更具敏感性及特异性，可作为初步筛查。

（2）基础垂体激素测定及兴奋试验

①血基础 TSH、LH 及 FSH、ACTH 降低或于正常低限。（由于基础激素变异度较大，垂体功能减退时可不降低，难以反映真实情况，一般不作为初步筛查手段，但可以用于区分原发性或继发性靶腺功能低下。）

② TRH 兴奋试验、LHRH 激发试验、CRH 兴奋试验均无反应。（兴奋试验虽敏感性高于基础激素，但更易受多种非内分泌因素影响而有一定假阳性率，不作为常规检测。）

（3）垂体前叶功能减退的联合激发试验：在疑有多种垂体激素缺乏时，某些联合激发试验如胰岛素 +TRH+LHRH，可一次性检查 ACTH、促性腺激素、TSH 情况，较方便，但各种激发因子之间是否全无交叉反应，激发结果是否可靠尚待进一步证实。

（4）血生化测定：血糖、电解质、肾功能等；患者可出现低血糖，可低至 1.12 mmol/L（20 mg/dl），50% 有低血钠，少数有低血钾，50% 以上 BUN 升高。

（5）垂体前叶功能减退的影像学检查：①头颅侧位 X 线片：若为肿瘤或空蝶鞍，可见扩大的蝶鞍。②鞍区 CT、MRI：对病因定性有意义。

6. 巨人症和肢端肥大症

本症是因垂体前叶分泌生长激素过多所致。发生于青春期前，骨骺部未融合者为巨人症；发生于青春期后，骨骺部已融合者为肢端肥大症。少数青春期起病至成年后继续发展形成肢端肥大性巨人症。病因为垂体前叶生长激素细胞腺瘤或增生。临床表现为：①巨人症在形成期躯干、内脏生长过速、性欲旺盛，在衰退期，精神不振，乏力，背佝偻，阳痿，迟钝；②头痛，视力减退，视野缺损，多食，多饮，多尿；③特殊面容：下颌增大，眉弓及颧骨突出，唇厚，鼻大，舌大，面貌粗陋，脸皮变粗厚；手足肢端肥大。

检查：

（1）血浆 GH 测定：常高于 10 ng/L，且昼夜规律消失。

（2）PRL 测定：可有升高，常常高于 25 ng/L。

（3）生长介素（SMc）测定：可明显升高，可 >200 ng/ml。

（4）血 IGF-I 测定：可有明显升高。

（5）T_3、T_4 测定：可升高，T_3>3.4nmol/L，T_4>161 nmol/L，FT_3>10pmol/L，FT_4>31.0 pmol/L，TSH 一般小于 10nU/ml，而 TSH 增高的垂体瘤极少见。

（6）口服葡萄糖耐量试验（OGTT）：血糖及 GH 均升高，不被抑制到 5ng/L 以下，呈自主分泌状态。

（7）垂体 GH 储备功能检查：经胰岛素、精氨酸及胰高血糖素刺激后，血浆 GH 明显升高。如注射胰岛素后血糖下降至 2.8mmol/L（50mg/dl）以下时，GH 升高至 5~10ng/L 为阳性反应，表示垂体 GH 储备功能正常，如 >10ng/L 以上时则表示有垂体 GH 腺瘤。

（8）生化：血钙一般正常，血磷升高，血镁降低。血 ALP 降低。

（9）BGP 升高。

（10）尿钙、尿磷、尿镁、尿 HOP 与尿糖等均可升高。

7. 库欣综合征

本病是多因素导致肾上腺皮质分泌过量的糖皮质激素（主要是皮质醇）所致。可发生于任何年龄，成人多于儿童，女性多于男性。多发于 20~45 岁，男女比例约为 1:3~1:8。儿童患者腺癌较多，年龄较大的患儿则以增生多见。成年男性多为肾上腺增生，腺瘤较少。成年女性可患增生或腺瘤。临床表现为满月脸、多血质、向心性肥胖、皮肤紫纹、痤疮、高血压和骨质疏松等。

检查：

（1）血常规：红细胞和血红蛋白增多，中性粒细胞增高，嗜酸性粒细胞、淋巴细胞减少。

（2）生化：血清钾偏低，血糖偏高。葡萄糖耐量试验：减退。

（3）皮质醇：血浆皮质醇水平增高。有节律的变化，但波动很大,基础水平高于正常。一般上午最高,下午逐渐下降,夜间及清晨最低。还需注意各实验室所用方法不同或患者近期服用糖皮质激素类药物对测定结果有影响。如孕妇和口服避孕药者应以入睡后 1 小时皮质醇测定值为准。

(4)血浆 ACTH:升高。需注意患者处于如发热、疼痛、外伤等急性应激状态及终末期疾病时,ACTH 分泌均会升高。而严重抑郁症,尤其是老年患者其体内的 ACTH 水平也高于正常人。患者住院第一夜不宜采血(新的环境对有些患者也是一种应激);采血时间不宜太长,如超过 2~3 分钟需仔细斟酌结果的可靠性。

(5)尿 17- 羟皮质类固醇:升高。主要见于各种原因所致的肾上腺皮质功能亢进,如库欣综合征,肾上腺皮质瘤及双侧增生,肥胖症,甲状腺功能亢进等。尤以肾上腺皮质肿瘤增高最为显著,鉴别是否由于下丘脑 – 垂体功能异常所致的 17-OHCS 增高,可使用地塞米松抑制试验结果。

(6)小剂量地塞米松抑制试验:正常人 ACTH 分泌抑制,尿游离皮质醇较服药前下降至 50% 或降至更低。库欣病患者,相对对抗地塞米松的抑制作用,尿游离皮质醇将不会正常降低。此法使诊断符合率提高到 98.2%。

(7)大剂量地塞米松抑制试验:

①库欣病:患者尿游离皮质醇常常较基础值至少降低 50%,因该病依赖垂体 ACTH。

②肾上腺肿瘤:皮质醇产生非依赖 ACTH,因此地塞米松无抑制作用。

③异位 ACTH 综合征:非垂体肿瘤产生 ACTH 几乎总是不受地塞米松影响,因此尿类固醇维持不变。

④大剂量地塞米松抑制试验可以区别垂体异常与其他类型的库欣综合征。

（8）尿17-酮皮质类固醇：增高。在诊断肾上腺皮质功能亢进时，由于受睾丸和卵巢内分泌功能的影响，尿17-KS比尿17-OHCS特异性差。测定前2~3天，患者应停服有色素的药物。

（9）胰岛素低血糖试验：约80%对胰岛素诱发的低血糖不会有皮质醇升高的反应；同时在本试验中，库欣综合征患者生长激素升高的反应也是延迟的。

（10）美替拉酮试验：用于鉴别垂体性还是肾上腺性库欣综合征，垂体性库欣病患者在服用美替拉酮24小时后，血ACTH水平比服药前显著上升，而异位ACTH综合征者变化不明显。

（11）静脉导管分段取血测定ACTH或ACTH相关肽：对疾病定位有意义。

8. 艾迪生病

当两侧肾上腺绝大部分被破坏，出现多种皮质激素不足的表现，称肾上腺皮质功能减退症，可分原发性及继发性。原发性慢性肾上腺皮质功能减退症又称艾迪生（Addison）病，比较少见。是一种全身性疾病，表现为皮肤及黏膜色素沉着，多呈弥漫性，以暴露部，经常摩擦部位和指（趾）甲根部、口腔黏膜、结膜等为显著。全身症状明显，乏力、体重减轻、肠胃功能紊乱等。心血管系统也可受累，有体位性低血压、低血糖、眩晕、昏厥，可发生休克。

检查：

（1）血常规检查：有轻度正细胞正色素性贫血，淋巴细胞及嗜酸粒细胞偏高。

（2）生化检查：部分病人血清钠偏低，血清钾偏高。血糖偏低。

（3）葡萄糖耐量试验：呈低平曲线或反应性低血糖。

（4）心电图：低电压和T波低平或倒置，Q-T时间可延长。

（5）X线检查：①小心脏和小肾影；②约10%~25%病例可有肾上腺钙化；③脾增大、外耳钙化或骨化；④龋齿，齿槽周围骨质吸收。

（6）尿17羟皮质类固醇（17-OHCS）和17-酮皮质类固醇（17-KS）：排出量低于正常。其减低程度与肾上腺皮质呈功能平行关系。

（7）血浆皮质醇测定：多明显降低，而且昼夜节律消失。

（8）血浆ACTH基础值测定：原发性肾上腺皮质功能减退者明显增高，而继发性患者血浆ACTH浓度极低。

（9）ACTH兴奋试验：此试验为检查肾上腺皮质的功能贮备。可发现轻型慢性肾上腺皮质功能减退症患者，及鉴别原发性与继发性慢性肾上腺皮质功能减退。

9.原发性醛固酮增多症

原发性醛固酮增多症（简称原醛症），是由于肾上腺皮质发生病变从而分泌过多的醛固酮，导致水钠潴留，血容量增多，肾素－血管紧张素系统的活性受抑制，临床表现为高血压、低血钾为主要特征的综合征。大多数是由肾上腺醛固酮腺瘤引起，也可能是特发性醛固酮增多症。

检查：

（1）生化检查：低血钾：大多数患者血钾低于正常，多在2~3mmol/L，呈持续性。高血钠：轻度增高。碱血症：细胞内

pH下降，细胞外pH升高，血pH和二氧化碳结合力在正常高限或轻度升高。尿钾高：与低血钾不成比例，在低钾情况下每天尿钾排泄量仍>25mmol。胃肠道丢失钾所致低钾血症者，尿钾均低于15mmol/24h。

（2）尿比重及尿渗透压：降低，肾脏浓缩功能减退，夜尿多大于750ml。

（3）血浆醛固酮（PAC）、肾素活性（PRA）测定及卧、立位试验：原醛症患者卧位血浆醛固酮水平升高，而肾素活性受到抑制，并在活动和应用利尿剂刺激后，立位的肾素活性不明显升高。目前多用PAC/PRA来鉴别原醛症与原发性高血压，若此比值>25，高度提示原醛症的可能，比值为50则可确诊原醛症。

（4）尿醛固酮水平测定：明显升高。

（5）生理盐水滴注试验：患者卧位，静脉滴注0.9%生理盐水，按300~500ml/h速度持续4h，正常人及原发性高血压患者，盐水滴注4h后，血浆醛固酮水平被抑制到277pmol/L（10ng/dl）以下，血浆肾素活性也被抑制。原醛症，特别是肾上腺皮质醛固酮瘤患者，血浆醛固酮水平仍大于277pmol/L（10ng/dl），不被抑制。但肾上腺皮质球状带增生患者，可出现假阴性反应，即醛固酮的分泌受到抑制。但应注意对血压较高及年龄较大、心功能不全的患者应禁做此试验。

（6）卡托普利（开博通）试验：正常人或原发性高血压患者，服卡托普利后血浆醛固酮水平被抑制到416pmol/L（15ng/dl）以下，而原醛症患者的血浆醛固酮则不被抑制。

（7）安体舒通试验（螺内酯）：醛固酮增多症患者，一般服药1周以后血钾上升，血钠下降，尿钾减少，症状改善。继续服药 2~3 周多数病人血压可以下降，血钾基本恢复正常，碱中毒纠正。此试验只能用于鉴别有无醛固酮分泌增多，而不能鉴别醛固酮增多是原发还是继发。

（8）血浆 18-羟皮质酮（18-OH-B）测定：肾上腺皮质醛固酮分泌瘤患者此值明显增高，多 >2.7mmol/L（100ng/dl）。

10. 腺垂体功能减退

垂体或下丘脑的多种病损可累及垂体的内分泌功能，当垂体的全部或绝大部分被毁坏后，可产生一系列的内分泌腺功能减退的表现，主要累及的腺体为性腺、甲状腺及肾上腺皮质，临床上称为腺垂体功能减退症，亦称席汉综合征。女性多发，临床表现为多个内分泌靶腺功能减退症候群，各症候群可单独或同时存在（取决于垂体破坏的程度与范围）。

检查：

（1）血电解质、血糖血脂测定：血钠常偏低，血清氯化物亦偏低，血清钾大多正常。血糖降低、血清胆固醇增高、血浆游离脂肪酸较正常人为低。

（2）生长激素（GH）测定：垂体性侏儒的 GH 基础值可测不出，但 GH 于受饥饿、运动等的影响后波动较大，一天中相差亦很大，宜进一步作激发试验。

（3）生长激素激发试验。

（4）泌乳素测定：降低及峰值紊乱。

（5）垂体性腺系统的功能测定：

①性腺功能检查：在女性可测定雌二醇和孕酮，在男性可测定血浆中的睾酮。其他如子宫内膜萎缩和阴道上皮萎缩，可提供间接证据。

②促性腺激素（FSH，LH）测定：本病患者的促卵泡激素和促黄体素均降低。

③促黄体生长素释放激素（LH-RH）兴奋试验：如无反应，表示垂体的储备能力差。继发于下丘脑病变者，此试验呈延迟反应。但本病的少数不典型患者，亦可呈正常反应，可能是由于垂体尚存部分正常细胞，故 LH-RH 兴奋呈低弱反应有助于诊断，但呈正常反应时也不能排除本病的可能。

④氯米芬试验：口服 50~100mg/d，5 天；正常人服药后可见 LH（男性可同时测睾酮）的显著升高，增加量可超过基值的 2~4 倍。其机制可能是该药在下丘脑部位与雌激素竞争受体，从而解除了雌激素对下丘脑的负反馈性抑制作用，故使下丘脑促性腺激素释放激素的分泌增加，使垂体产生更多的 LH。

⑤血浆促甲状腺激素（TSH）测定及促甲状腺素释放激素（TRH）兴奋试验：本症患者血清中 TSH 的基值下降；因部分正常人（约 20%）的 TSH 基值亦可以测不出，故宜作 TRH 兴奋试验以检测垂体的储备能力。本症患者的 TRH 兴奋试验呈低弱反应或无反应，病变在下丘脑者呈延迟反应。

（6）影像学：常规的颅骨后前位和侧位 X 线片：可确定蝶鞍的轮廓。CT 扫描或磁共振（MRI）：是必需的，可确定微小病变。

（六）免疫性疾病

1. 类风湿关节炎

类风湿关节炎是不明原因导致的自身免疫性疾病，为一种慢性的综合征。表现为外周关节的非特异性炎症，患者关节及其周围组织呈现进行性破坏，滑膜炎持久反复发作，可导致关节内软骨和骨破坏，关节功能障碍，甚至残废。病变累及全身各个器官。此病女性多发，特点有：①疼痛；②晨僵；③肿胀；④畸形；⑤皮下结节；⑥体温升高。

检查：

（1）血常规：血红蛋白含量略低于正常，晚期病例则可出现轻度贫血。

（2）血细胞沉降率：大多数患者血细胞沉降率增快，尤其是在急性期。

（3）类风湿因子（RF）：典型的类风湿患者 RF 多为阳性。

（4）免疫球蛋白检查（IgM, IgG）：大约 70% 的类风湿患者可以出现 IgM 异常，IgG 多为阳性。

（5）C 反应蛋白（CRP）：该指标与疾病活动度密切相关。缓解时 CRP 水平下降、可至正常。

（6）抗瓜氨酸化蛋白抗体：包括抗核周因子（APF）、抗角蛋白抗体（AKA）、抗环瓜氨酸多肽（CCP）抗体等，均可增高。

2. 系统性红斑狼疮

系统性红斑狼疮（SLE）是一种累及多系统、多器官并有多种自身抗体出现的自身免疫性疾病。由于体内有大量致病性自身抗体和免疫复合物而造成组织损伤，临床上可出现各个系统和脏器损伤的表现，如颊部红斑、盘状红斑、光过敏、口腔溃疡、关节炎、浆膜炎、肾脏疾病及神经系统异常等症状。女性多发，尤其见于生育期妇女。

检查：

（1）血常规：最常见的是不同程度的贫血，多为正细胞正色素性贫血，少数为溶血性贫血。中性粒细胞或淋巴细胞降低，有继发感染时,白细胞可升高;有轻度血小板下降。

(2)尿常规:可有不同程度的蛋白尿、血尿和管型尿或脓尿。

(3)血沉:1/3 的病人活动期血沉多增速。

(4)生化检查:可有转氨酶升高。当有肾功能不全时,BUN、肌酐可升高。蛋白电泳多示有 γ 球蛋白升高。

(5)免疫学检查:

①狼疮细胞:即 LE 细胞,LE 细胞对 SLE 的诊断并无特异性,还可见于皮肌炎、硬皮病、类风湿关节炎、急性白血病等。

②抗核抗体谱:抗核抗体(ANA):阳性率高达95%,但特异性低,滴定度 >1:80 的 ANA 对 SLE 的诊断意义大。周边型及均质型多见于 SLE,有一定诊断意义。抗 dsDNA 抗体,对 SLE 特异性高,阳性率为 50%~80%,抗体效价随病情缓解而下降。抗 Sm 抗体,特异性高,SLE 病人的阳性率是 20%~30%。本抗体与 SLE 活动性无关。抗 RNP 抗体、抗 SSA 抗体、抗 SSB 抗体、抗组蛋白抗体等,均可出现阳性。

③抗磷脂抗体:包括抗心磷脂抗体、狼疮抗凝物、生物学假阳性反应物(即假阳性的梅毒试验):均针对基本上相同的磷脂抗原,可阳性。

④其他:针对红细胞膜抗原的抗体出现抗人球蛋白试验阳性,还有抗粒细胞抗体、抗血小板抗体和抗淋巴细胞抗体。对高尔基体、核糖体的抗体,针对细胞框架成分、微纤维等的抗体。约 1/3 的病例类风湿因子阳性。

⑤免疫球蛋白:多数病人 IgG、IgM 升高。

⑥补体:半数病人有低补体血症。血清总补体(CH50),C3 含量降低。

3. 强直性脊柱炎

强直性脊柱炎（AS）是一种主要侵犯脊柱，并累及骶髂关节和周围关节的慢性进行性炎性疾病。其特点为腰、颈、胸段脊柱关节和韧带以及骶髂关节的炎症和骨化，髋关节常常受累，其他周围关节也可出现炎症。

检查：

（1）血常规：可大致正常，部分患者可有轻度白细胞和血小板增高，15%的患者可有轻度正细胞正色素性贫血。

（2）血沉：早期或活动期血沉增速，后期则血沉正常。

（3）尿常规：当肾脏发生淀粉样变病时，可出现蛋白尿。

（4）免疫学检查：①类风湿因子阳性率不高；②免疫球蛋白：血清IgA可有轻至中度升高，并与AS病情活动有关，伴有外周关节受累者可有IgG、IgM升高；③补体：C3、C4升高；④抗体：抗肽聚糖抗体、抗果蝇93000抗体、抗肺炎克雷伯杆菌固氮酶还原酶抗体等抗体水平增高，抗组蛋白3亚单位抗体与患者虹膜炎密切相关。

（5）微生物学检查：AS患者大便肺炎克雷伯杆菌的检出率高于正常人。

（6）HLA-B27检测：90%左右的患者阳性。HLA-B27检测对强直性脊柱炎的诊断有一定的帮助，但绝大部分的患者只有通过病史、体征和X线检查才能作出诊断。

4. 多发性肌炎和皮肌炎

多发性肌炎（PM）和皮肌炎（DM）是一组多种病因引起的弥漫性骨骼肌炎症性疾病，发病与细胞和体液免疫异常有关。女性比男性多见，主要病理特征是骨骼肌变性、坏死及淋巴细胞浸润，临床上表现为急性或亚急性起病，对称性四肢近端为主的肌肉无力伴压痛，血肌酶增高，血沉增快，肌电图呈肌源性损害，用糖皮质激素治疗效果好等特点。PM病变仅限于骨骼肌，DM则同时累及骨骼肌和皮肤。

检查：

（1）血常规：急性期白细胞增高。

（2）血沉：增快。

（3）尿常规：可出现蛋白尿、血尿、管型尿。

（4）生化：血清CK、LDH、AST明显增高，可达正常的10倍以上，尤以LDH更为敏感。血清蛋白电泳α、γ球蛋白及血清IgG、IgA、IgM增高。

（5）免疫学检查：肌炎特异性自身抗体阳性，其中抗J0-1抗体最具代表性；1/3患者类风湿因子和抗核抗体阳性，免疫球蛋白及抗肌球蛋白的抗体增高。

（6）24小时尿肌酸：增高，这是肌炎活动期的一个指标。部分患者可有肌红蛋白尿。

（7）肌电图：可见自发性纤颤电位和正向尖波。多相波增多，呈肌源性损害表现。神经传导速度正常。

（8）肌肉组织活检：见肌纤维变性，坏死，再生，炎症细胞浸润，血管内皮细胞增生等。

（9）心电图：Q-T延长，ST段下降。异常率可达40%左右，心动过速，心肌炎样表现，或出现心律不齐等。

5. 干燥综合征

干燥综合征（SS）是一种侵犯外分泌腺体尤以侵犯唾液腺和泪腺为主的慢性自身免疫性疾病。主要表现为口、眼干燥，也可有多器官、多系统损害。受累器官中有大量淋巴细胞浸润，血清中多种自身抗体阳性。本综合征也称为自身免疫性外分泌腺病、斯约格伦综合征、口眼干燥关节炎综合征。女性发病多于男性，常与其他风湿病或自身免疫性疾病重叠。

检查：

（1）血常规：半数病人可出现轻度正细胞性正色素性贫血，个别病人可出现轻度白细胞减少。

（2）生化：半数病人可出现血浆白蛋白降低，球蛋白增高。球蛋白升高为多株峰型，主要在γ球蛋白部分，亦可有α或β球蛋白增高。球蛋白可高达40~60g/L，合并多发性肌炎及系统性硬化症者更为明显。

（3）免疫学检查：IgM、IgA和分泌型IgA升高，个别病人可发现有巨球蛋白和冷凝集素。

（4）抗体：①60%左右患者抗SSA抗体和（或）抗SSB抗体阳性。②半数以上患者类风湿因子阳性。③约有33%的患者抗甲状腺抗体和抗平滑肌抗体阳性，凡是抗甲状腺抗体阳性的病人，都有抗胃壁细胞抗体阳性。④约半数患者抗唾液腺管抗体阳性。⑤约10%的患者狼疮细胞阳性。⑥结核菌素及二硝基氯苯皮肤试验、淋巴细胞转化试验，均提示细胞免疫机能低下。

（5）玫瑰红或荧光素染色试验：1%玫瑰红或2%荧光素行角膜结膜染色，可显示出风湿病的重叠有溃疡。用裂隙灯检查可发现部分剥离的角膜上皮丝、角膜碎片或表浅性角膜基质浸润。

（6）滤纸试验：是检查泪液分泌减少最简单的一种方法。测定滤纸湿浸至折叠处的长度，正常人在15mm以上。

（7）唾液流量测定：正常值为10~20ml，本病患者则减少。

（8）X线检查：①腮腺造影：主导管不规则扩张和狭窄，

边缘不整齐,分支导管亦有不同程度的扩张,3~4级小腺管数目明显减少或消失。严重者显示腮腺体实质破坏,碘油潴留,腺泡呈点状、小球状或棉团样扩张。②胸部摄片或CT检查:肺部改变多种多样,有广泛网状、结节状或斑片状浸润病灶,以肺底部为著,肺门淋巴结肿大,有时可合并肺炎、胸膜炎或肺不张等。③骨骼摄片:四肢小关节改变为骨质疏松。

(9)腮腺ECT检查:本病唾液腺功能低下。

6.硬皮病

硬皮病(scleroderma),是以局限性或弥漫性皮肤及内脏器官结缔组织纤维化、硬化及萎缩为特点的结缔组织病,其主要特点为皮肤,滑膜、骨骼肌、血管和食道出现纤维化或硬化,有些内脏器官,如肺、心脏,肾脏和大小动脉也可有类似的病变。硬皮病分局限性和系统性两型。两者的主要区别在于局限性硬皮病无雷诺现象、无肢端硬化及不发生内脏损害。本病患者以女性较多,发病年龄以20~50岁多见。

检查:

(1)血常规:部分病人可有贫血,血红蛋白降低。微血管病性溶血性贫血病人可有血嗜酸性粒细胞增多,血小板升高。

(2)尿常规:蛋白尿(<500mg/24h),血尿,白细胞尿和各种管型。

(3)生化:血Urea、Scr升高,血Urea>25mg/dl,Ccr下降;血浆肾素水平升高。蛋白电泳约半数患者血清白蛋白降低,球蛋白增高。

(4)血沉:正常或轻度升高。

(5)凝血检查:血中纤维蛋白原含量增高,病人受累或未受累的皮肤感觉时值测定均较正常明显延长,可达正常的5~12倍。

（6）免疫学检查：①50%的病人可有循环免疫复合物增高,补体C3,C4降低；②免疫调节T细胞检测发现：辅助T细胞（Th,CD4）数量增多,抑制T细胞（Ts,CD8）数量减少,体外测试淋巴细胞转化率下降。③可有多克隆γ球蛋白血症,IgG,IgA,IgM升高,冷球蛋白升高。④类风湿因子（RF）：1/3 PSS患者阳性。⑤ANA：70%PSS患者ANA阳性。⑥抗Scl-70抗体：为弥漫型PSS的标记性抗体,见于50%~60%的患者。⑦抗着丝点抗体：为局限型PSS的标记性抗体,70%~80%的局限型PSS患者抗着丝点抗体阳性。⑧抗核仁抗体：30%~40%PSS患者该抗体阳性,弥漫型PSS阳性率高。⑨抗核糖核蛋白抗体（抗RNP抗体）和抗SS-A（Ro）抗体：有时阳性。⑩抗PM-Scl抗体、抗U3RNP抗体：部分患者阳性。

7. 混合性结缔组织病

混合性结缔组织病（MCTD）是一种综合征,其特点为临床上具有系统性红斑狼疮、多发性肌炎及系统性硬化症等结缔组织病的临床表现,但又不符合其中一种疾病的诊断,且在血清中有高效价抗核糖核蛋白（RNP）抗体、而且激素治疗效果良好的一种自身性免疫性疾病。临床表现是皮肤受累、多关节炎、雷诺现象、肺部受累、手肿胀、指（趾）皮肤硬化、肌炎以及食管功能障碍,脱发、皮疹、淋巴结病、肝脾肿大、心包炎、浆膜炎等。

检查：

（1）血常规：部分患者有贫血（呈中、轻度贫血）、白细胞减少及血小板减少。

（2）红细胞沉降率：增快。

（3）Coombs 直接试验：阳性，多见于重症者。

（4）生化检查：约 3/4 患者有高 γ- 球蛋白血症。活动期患者可有 CK、乳酸脱氢酶及谷草转氨酶显著升高。肾脏受累时可见蛋白尿、血尿、肾病综合征或不同程度肾功能不全的改变。

（5）免疫学检查：①抗 RNP 抗体：MCTD 以血清中高浓度抗 RNP 抗体（>1∶1000）为特点，故为特征性抗体。② ANA：阳性，血清 ANA 阳性，表现为高滴度斑点型，但不具有特异性。③抗 sm 抗体和抗 ss 抗体：少数患者可阳性。④类风湿因子（RF）：阳性。⑤免疫印迹法示 68kDa 多肽抗体：阳性率达 78%，具有一定特征性。⑥血循环中 T 淋巴细胞数减少，抑制性 T 淋巴细胞功能降低。⑦循环免疫复合物（CIC）增高，补体正常或增高。

（6）病理：主要改变是广泛的增殖性血管病变，包括动脉和小动脉内膜的增殖和中层肥厚，但无明显炎症细胞浸润。

（7）其他：如病变累及相应脏器，可进行 X 线胸片，股骨头摄片，食管钡餐，心电图，肾穿刺活检术等检查。

8. 韦格纳肉芽肿

韦格纳（WG）肉芽肿一般是一种系统性自身免疫性血管炎，有体液免疫异常和细胞免疫异常参与，它可能是由于遗传或病毒等的感染引起的。有不同程度的局灶性和节段性肾小球肾炎，及小静脉的纤维蛋白沉积等现象。WG 的临床表现多样，主要为复杂、预后不良的系统性坏死性血管炎疾病，可累及多个系统，发病可急可缓。典型表现是鼻和副鼻窦炎、肺病变和进行性肾功能衰竭（即上、下呼吸道、肾脏病变三联征）。

检查：

（1）血常规：1/3 的患者有中度贫血；轻度到中度白细胞增多，有时白细胞总数可达（10~20）×10^9/L，分类计数中性粒细胞明显升高，偶见白细胞减少。可有血小板减少。但在病情活动期血小板增多。偶可出现嗜酸粒细胞增多。

（2）血沉：所有患者血沉均有不同程度的增快。

（3）尿常规：可见有蛋白尿、血尿、管型尿。

（4）大便常规潜血试验：偶见阳性。

（5）生化检查：部分患者有肝功能异常，当出现尿毒症时，血 BUN 升高，并有尿毒症的其他血生化异常。蛋白电泳示 γ 球蛋白升高。

（6）免疫学检查：①半数以上患者类风湿因子阳性。②多见有 IgA 升高，可有 IgE 升高。③补体正常或轻度升高，可测得免疫复合物和 C-反应蛋白阳性。④近 1/3 的患者 HBsAg 阳性。⑤少数患者抗核抗体为阳性和抗 SS-A、SS-B 抗体阳性。⑥抗中性粒细胞浆抗体（ANCA）：阳性，对 WG 的诊断具有特异性，其中 C-ANCA 尤其如此。90% 以上的活动期 WG 可为阳性。经治疗后的缓解期可使 ANCA 转为阴性，由此可通过 ANCA 的检测以作为病情活动性和疗效的观察指标。

9. ANCA 相关小血管炎

原发性小血管炎又称为 ANCA 相关性小血管炎，本病是西方国家最常见的自身免疫性疾病之一。ANCA 相关性血管炎基本病理改变为坏死性小血管炎，临床以坏死性肾小球肾炎和肺毛细血管炎为主要临床表现。

检查：

（1）血常规：白细胞增多，血小板增高及与出血不相称的贫血。

（2）红细胞沉降率：加快。

（3）尿常规：血尿、蛋白尿。

（4）C反应蛋白：增高。

（5）类风湿因子：阳性。

（6）生化：γ-球蛋白升高，血尿素、肌酐升高。

（7）ANCA阳性。

（8）X线检查：早期可发现无特征性肺部浸润影或小泡状浸润影，中晚期可出现肺间质纤维化。

（9）病理检查：①肾活检：肾小球毛细血管丛节段性纤维素样坏死、血栓形成和新月体形成，坏死节段内和周围偶见大量嗜中性粒细胞浸润。②肺活检：肺毛细血管炎、纤维化，无或极少免疫复合物沉积。

（七）神经系统疾病

1. 脑血栓形成

脑血栓形成（cerebralthrombosis，CT）简称为脑血栓，是脑动脉主干或皮质支动脉粥样硬化导致血管增厚、管腔狭窄闭塞和血栓形成，引起脑局部血流减少或供血中断，脑组织缺血缺氧导致软化坏死出现局灶性神经系统症状体征，故而临床上又称为"动脉粥样硬化性脑血栓"，或"血栓性脑梗死"。是急性脑血管病中最常见、发病率最高的一种临床类型。

检查：

（1）脑脊液检查：腰穿只在不能做 CT 检查，临床又难以区别脑梗死与脑出血时进行，通常脑压及 CSF 常规正常。

（2）血尿便常规及生化检查：主要与脑血管病危险因素如高血压，糖尿病，高脂血症，心脏病，动脉粥样硬化等相关。

（3）影像学检查

① CT 检查：应常规进行。多数病例发病 24h 后逐渐显示低密度梗死灶，发病后 2~15 天可见均匀片状或楔形的明显低密度灶，大面积脑梗死伴脑水肿和占位效应，出血性梗死呈混杂密度，应注意病后 2~3 周梗死吸收期，病灶水肿消失及吞噬细胞浸润可与脑组织等密度，CT 上难以分辨，称为"模糊效应"，增强扫描有诊断意义，梗死后 5~6 天出现增强现象，1~2 周最明显，约 90% 的梗死灶显示不均匀的病变组织，但有时 CT 不能显示脑干，小脑较小梗死灶。

② MRI：可清晰显示早期缺血性梗死，脑干及小脑梗死，静脉窦血栓形成等，梗死后数小时即出现 T1 低信号，T2 高信号病灶，出血性梗死显示其中混杂 T1 高信号，钆增强 MRI 较平扫敏感，功能性 MRI 弥散加权成像（DWI）可早期诊断缺血性卒中，发病 2h 内即显示缺血病变，为早期治疗提供重要信息，DSA 可发现血管狭窄及闭塞部位，显示动脉炎，Moyamoya 病，动脉瘤和动静脉畸形等。

③经颅多普勒（TCD）：可发现颈动脉及颈内动脉狭窄，动脉粥样硬化斑或血栓形成。

④超声心动图检查：可发现心脏附壁血栓，心房黏液瘤和二尖瓣脱垂。

2. 脑栓塞

脑栓塞又称为栓塞性脑梗死,是指人体血液循环中各种栓子(血液中异常的固体、液体、气体)随血流进入脑动脉或供应脑的颈部动脉,使血管腔急性闭塞,引起局部脑血流中断,造成局部脑组织缺血、缺氧甚至软化、坏死,故而出现急性脑功能障碍的临床表现。脑栓塞常发生于颈内动脉系统,椎-基底动脉系统相对少见。脑栓塞的发病以年轻人居多,起病急骤,常于数秒或很短时间内症状发展到高峰。脑栓塞急性期病死率为5%~15%,多死于严重脑水肿、脑疝、肺部感染和心力衰竭。心肌梗死所致脑栓塞预后较差,存活的脑栓塞病人多遗留严重后遗症。如栓子来源不能消除,10%~20%的脑栓塞病人可能在病后10d内再发,再发病死率高。

检查:

(1)血尿便常规及生化检查 主要与有栓子可能来源的感染、风心病、冠心病和严重心律失常,或心脏手术、长骨骨折、血管内介入治疗等相关。其他根据患者情况可选择如高血压、糖尿病、高脂血症、动脉粥样硬化等方面的检查。

(2)脑脊液(CSF)检查:脑压正常,脑压增高提示大面积脑梗死。出血性梗死CSF可呈血性或镜下红细胞;感染性脑栓塞如亚急性细菌性心内膜炎引起者,CSF细胞数增高(200×10^6/L或以上),早期中性粒细胞为主,晚期淋巴细胞为主;脂肪栓塞CSF可见脂肪球。

(3)针对脑栓塞的辅助检查

①脑CT扫描:脑CT扫描表现与脑梗死相似,即发病后24~48h后脑CT扫描可见栓塞部位有低密度梗死灶,边界欠清

晰，并有一定的占位效应。在24h内做脑CT扫描，脑栓塞可以是阴性结果。即在这一时期脑CT扫描阴性不能排除脑栓塞。脑CT扫描对明确梗死部位、大小及周围脑水肿情况有较大价值。若为出血性梗死，则在低密度灶内可见高密度出血影。对于患病早期和怀疑病变部位在后颅窝或病变部位较小的，应选择脑MRI检查。

②脑MRI检查：能较早发现梗死灶及小的栓塞病灶，对脑干及小脑病变脑MRI检查明显优于脑CT扫描。脑MRI检查能较早期发现缺血部位，特别是脑干和小脑的病灶。T1和T2弛豫时间延长，加权图像上T1在病灶区呈低信号，T2呈高信号，脑MRI检查能发现较小的梗死病灶，脑MRI弥散成像能反应新的梗死病变。弥散MRI是根据在活体中非创伤性测定分子的弥散系数而诊断，因为所有梗死灶内含水量都增加，在弥散MRI，慢性梗死灶内水分子的表面弥散系数升高，故呈低信号。

③DSA、MRA、经颅多普勒超声检查：是寻找脑血管病的血管方面的病因。能提示栓塞血管，及显示病变血管，如血管腔狭窄、动脉粥样硬化溃疡、血管内膜粗糙等情况。经颅多普勒超声检查价格便宜、方便，能够及早发现较大的血管（如大脑前动脉、大脑中动脉、大脑后动脉及基底动脉等）的异常。脑MRA检查简单、方便，可以排除较大动脉的血管病变，帮助了解血管闭塞的部位及程度。DSA能够发现较小的血管病变，并且可以及时应用介入治疗。

④脑电地形图、脑电图等检查：这些检查无特异性改变，在栓塞部位可以出现异常电波，但阴性者不能排除脑栓塞。

（4）针对栓子来源的辅助检查

①心电图或24h动态心电图：能了解有无心律失常、心肌

梗死等。

②超声心动图检查：能了解心脏瓣膜病变、二尖瓣脱垂、心内膜病变、心肌情况等。

③颈动脉超声检查：能显示颈总动脉及颈内外动脉有无管壁粥样硬化斑及管腔狭窄等。

④X线检查：胸片检查可以发现胸部疾病如气胸、肺脓肿以及心脏扩大等疾病，必要时做胸部CT扫描。

⑤眼底检查：主要是眼底视网膜动脉粥样硬化的表现，有时能够发现眼底动脉血栓病变。

⑥其他检查：可以根据栓子可能的来源选择不同的检查，如肾脏检查和骨骼等检查。

3.脑出血

脑出血是指原发于脑实质内的出血，故称为自发性脑出血；高血压性小动脉硬化和破裂是本病最常见的原因，脑淀粉样血管病、动静脉畸形、动脉瘤、血液病、凝血功能异常、脑动脉炎、药物滥用，以及肿瘤和脑梗死为其他的脑内出血原因。自发性脑出血的出血部位以壳核最多见，其次为丘脑、尾状核、半球白质、脑桥、小脑和脑室等。

根据高血压病史，突然起病，有头痛、呕吐和肢体瘫痪或昏迷等体征，应考虑脑出血的可能。结合头颅CT检查，可以迅速明确诊断。

实验室检查的主要变化有：

（1）急性脑出血患者周围血白细胞可以轻度升高，并以中性粒细胞升高为主。

（2）血糖和尿素：重症脑出血急性期，血糖和尿素可增高。

（3）脑脊液检测：压力一般升高，多为血性；红细胞总数明显增多，白细胞总数轻度增多。

（4）PT 和 APTT：PT 和 APTT 异常提示有凝血功能障碍。

（5）心电图检查多数正常，少数病例可出现心肌缺血、QRS 波增宽、ST 段降低等改变，血清钾降低等。

4. 蛛网膜下腔出血

蛛网膜下腔出血是指颅内血管破裂后，血液流入蛛网膜下腔而致。分为外伤性和自发性两种情况。自发性又分为原发性和继发性两种类型。原发性蛛网膜下腔出血为脑底或脑表面血管病变破裂，血液流入到蛛网膜下腔；因脑实质出血血液穿破脑组织而进入蛛网膜下腔者，称为继发性蛛网膜下腔出血。

突然发生的剧烈头痛和呕吐、脑膜刺激征阳性、伴或不伴意识障碍，检查无局灶性神经系统体征，应高度怀疑蛛网膜下腔出血。同时 CT 证实脑池和蛛网膜下腔高密度征象或腰穿检查示压力增高和血性脑脊液等可临床确诊。

（1）血常规检测：发病初期白细胞增高，可达（20~30）× 10^9/L。

（2）脑脊液检查：可见均匀血性，红细胞明显增多，白细胞轻度增多，压力增高，糖降低，氯化物正常，蛋白质正常或升高。

5. 化脓性脑膜炎

化脓性脑膜炎是由化脓性细菌感染所致的脑脊膜炎症，是中枢神经系统常见的化脓性感染。通常急性起病，好发于婴幼儿和儿童。

化脓性脑膜炎最常见的致病菌为肺炎球菌、脑膜炎双球菌及流感嗜血杆菌B型，其次为金黄色葡萄球菌、链球菌、大肠埃希菌、变形杆菌、厌氧杆菌、沙门菌及铜绿假单胞菌等。

临床主要表现为感染症状、脑膜刺激征和颅内压增高的症状。

根据急性起病的发热、头痛、呕吐，查体有脑膜刺激征，压力升高、白细胞明显升高，即应考虑本病。确诊须有病原学证据，包括细菌涂片检出病原菌、血细菌培养阳性等。

辅助的实验室检查有：

（1）血常规检查：白细胞计数增加，通常为$(10\sim30)\times10^9/L$，以中性粒细胞为主，偶可正常或超过$40\times10^9/L$。

（2）脑脊液检查：压力常升高；外观浑浊或呈脓性；细胞数明显升高，以中性粒细胞为主，通常为$(1000\sim10000)\times10^6/L$；蛋白质升高；糖含量下降，通常低于2.2mmol/L；氯化物降低。涂片革兰染色阳性率在60%以上，细菌培养阳性率在80%以上。

（3）其他：血细菌培养常可检出致病菌；如有皮肤瘀点，应活检并行细菌染色检查。

6. 结核性脑膜炎

结核性脑膜炎是由结核杆菌引起的脑膜和脊膜的非化脓性炎症性疾病。在肺外结核中大约有5%~15%的患者累及神经系统，其中又以结核性脑膜炎最为常见，约占神经系统结核的70%。

临床主要表现为结核中毒症状、脑膜刺激征和颅内压增高，如早期未能及时治疗，可出现脑实质损害症状，如精神萎靡、淡漠、谵妄、癫痫发作、昏睡或意识模糊等。

根据结核病病史或接触史，出现头痛、呕吐等症状，脑膜刺激征，结合脑脊液淋巴细胞数增多、蛋白质增高及糖含量减低等特征性改变，脑脊液抗酸涂片、结核分枝杆菌培养和PCR

检查等可作出诊断。

辅助的实验室检查有:

(1)血沉:部分患者血沉可增高。

(2)结核菌素试验:约半数患者皮肤结核菌素试验阳性(或胸部 X 线片可见活动性或陈旧性结核感染证据)。

(3)脑脊液检查:脑脊液压力增高可达 400mmH$_2$O 或以上,外观无色透明或微黄,静置后可有薄膜形成;淋巴细胞数显著增多,常为(50~500)×10^6/L;蛋白质增高,通常为 1~2g/L,糖及氯化物下降,典型脑脊液改变可高度提示诊断。脑脊液抗酸染色仅少数为阳性,脑脊液培养出结核菌确诊,但需大量脑脊液和数周时间。PCR 检查需要的时间短,且敏感性高。

7. 单纯疱疹病毒性脑炎

单纯疱疹病毒性脑炎是由单纯疱疹病毒(HSV)感染引起的一种急性中枢神经系统感染性疾病,又称为急性坏死性脑炎,是中枢神经系统最常见的病毒感染性疾病。

在中枢神经系统中,HSV 最常侵及大脑颞叶、额叶及边缘系统,引起脑组织出血性坏死和(或)变态反应性脑损害。未经治疗的单纯疱疹病毒性脑炎病死率高达 70% 以上。

临床上常急性起病,通常有前驱期全身中毒症状,早期意识和精神障碍,继之病情加重时有昏迷、惊厥发作等。脑电图、CT 检查,有助于诊断。

实验室检查主要变化有:

(1)血常规:白细胞计数轻度增高。

(2)脑脊液常规:压力正常或轻度增高,重症者可明显增高;有核细胞数增多为(50~100)×10^6/L,可高达 1000×10^6/L,

以淋巴细胞为主；蛋白质呈轻、中度增高，糖与氯化物正常。

（3）脑脊液病原学检查：①检测 HSV 特异性 IgM、IgG 抗体：滴度在 1∶80 以上，病程中 2 次及 2 次以上抗体滴度呈 4 倍以上增加，血与脑脊液的抗体比值 <40，均可确诊；②检测脑脊液中 HSV-DNA：用 PCR 检测病毒 DNA，可早期快速诊断。

（4）脑活检：是诊断单纯疱疹病毒性脑炎的金标准，可发现非特异的炎性改变，细胞核内出现嗜酸性包涵体，电镜下可发现细胞内病毒颗粒。

8. 急性脊髓炎

急性脊髓炎是指各种感染后引起自身免疫反应所致的急性横贯性脊髓炎性病变，又称急性横贯性脊髓炎，是临床上最常见的一种脊髓炎，以病损平面以下肢体瘫痪、传导束性感觉障碍和尿便障碍为特征。

根据急性起病，病前有感染或预防接种史，迅速出现的脊髓横贯性损害的临床表现，结合脑脊液检查和 MRI 检查，可作出诊断。

脑脊液压力正常，外观无色透明，细胞数和蛋白含量正常或轻度增高，以淋巴细胞为主，糖、氯化物正常。若脊髓严重肿胀，MRI 显示病变部脊髓增粗，病变节段髓内多发片状或较弥散的 T2 高信号，强度不均，可有融合。

9. 脊髓亚急性联合变性

脊髓亚急性联合变性是由于维生素 B_{12} 的摄入、吸收、结合、转运或代谢障碍导致体内含量不足而引起的中枢和周围神经系统变性的疾病。病变主要累及脊髓后索、侧索及周围神经等，临床表现为双下肢深感觉缺失、感觉性共济失调、痉挛性瘫痪及周围性神经病变等，常伴有贫血的临床征象。

辅助的实验室检查有：

（1）周围血象及骨髓涂片检查：提示巨细胞低色素性贫血，血网织红细胞数减少，维生素 B_{12} 含量减低（正常值 220~940pg/ml），注射维生素 B_{12} 1000μg/d，10 日后网织红细胞增多有助于诊断。血清维生素 B_{12} 含量正常者应做 Schilling 试验（口服放射性核素 [57] 钴标记维生素 B_{12}，测定其在尿、便中的排泄量），可发现维生素 B_{12} 吸收障碍。

（2）胃液分析：注射组织胺后作胃液分析，可发现抗组胺性胃酸缺乏。

（3）脑脊液检查：多正常，少数可有轻度蛋白增高。

10. 多发性硬化

多发性硬化（MS）是一种免疫介导的中枢神经系统慢性炎性脱髓鞘性疾病。本病最常累及的部位为脑室周围、近皮质、视神经、脊髓、脑干和小脑。其特点为病灶的空间多发性和时间多发性。临床上多为急性起病，可有脑神经损害、运动障碍、感觉障碍、括约肌及性功能障碍等表现。

脑脊液检查、磁共振成像和诱发电位三项检查对多发性硬化的诊断具有重要意义。

脑脊液检查可为原发进展型 MS 临床诊断及 MS 的鉴别诊断提供重要依据。

（1）脑脊液常规：压力一般正常，单个核细胞数轻度增高或正常，一般在 15×10^6/L 以内，约 1/3 急性起病或恶化的病例可轻至中度增高，通常不超过 50×10^6/L，超过此值应考虑其他疾病而非 MS。约 40%MS 病例 CSF 蛋白轻度增高。

（2）IgG鞘内合成检测：MS的CSF-IgG为中枢神经系统内合成，是脑脊液重要的免疫学检查。① CSF-IgG指数：是IgG鞘内合成的定量指标，约70%以上MS患者增高，测定这组指标也可计算中枢神经系统24小时IgG合成率；② CSF-IgG寡克隆区带（OB）：是IgG鞘内合成的定性指标，OB阳性率可达95%以上。应同时检测脑脊液和血清，只有脑脊液中存在OB而血清缺如才支持MS诊断。

11. 帕金森病

帕金森病（Parkinson disease，PD），又名震颤麻痹，是一种常见于中老年的神经系统变性疾病，临床上以静止性震颤、运动迟缓、肌强直和姿势平衡障碍为主要特征。

我国帕金森病诊断标准主要是依据中老年发病，缓慢进展性病程，必备运动迟缓及至少具备静止性震颤、肌强直或姿势平衡障碍中的一项，偏侧起病，对左旋多巴治疗敏感即可作出临床诊断。

血液和脑脊液常规检查均无异常，脑脊液中的高香草酸（HVA）含量可降低；脑脊液多巴胺抗体检测可为阳性，有早期诊断价值。

12. 肝豆状核变性

肝豆状核变性（hepatolenticular degeneration，HLD）又称威尔逊病，是一种遗传性铜代谢障碍所致的肝硬化和以基底核为主的脑部变性疾病。临床特征为进行性加重的锥体外系症状、精神症状、肝硬化、肾功能损害及角膜色素环（K-F环）。

辅助的实验室检查如下：

（1）血清铜蓝蛋白及铜氧化酶活性：血清铜蓝蛋白降低是

重要的诊断依据之一。正常人铜蓝蛋白值为 0.26~0.36g/L，HLD 患者显著降低，甚至为零。但血清铜蓝蛋白值与病情、病程及驱铜治疗效果无关。

（2）血清铜氧化酶活性强弱与血清铜蓝蛋白含量成正比，故测定铜氧化酶活性可间接反映血清铜蓝蛋白含量，其意义与直接测定血清铜蓝蛋白相同。

（3）人体微量铜：①血清铜：正常人血清铜为 14.7~20.5μmol/L，90%HLD 的血清铜降低。血清铜也与病情、治疗效果无关。②尿铜：大多数患者 24 小时尿铜含量显著增加，服用排铜药物后尿铜进一步增高，待体内蓄积铜大量排出后，尿铜量又逐渐降低，这些变化可作为临床排铜药物剂量调整的参考指标。③肝铜量：被认为是诊断 HLD 的金标准之一。经体检及生化检查未确诊的病例测定肝铜量是必要的。

（4）肝肾功能：以肝损害为主要表现者可出现不同程度的肝功能异常，如血清总蛋白降低、γ-球蛋白增高等；以肾功能损害为主者可出现尿素、肌酐增高及蛋白尿。

13. 重症肌无力

重症肌无力是一种神经－肌肉接头传递功能障碍的获得性自身免疫性疾病。主要由于神经－肌肉接头突触后膜上 AchR 受损引起。临床主要表现为部分或全身骨骼肌无力和极易疲劳，活动后症状加重，经休息和胆碱酯酶抑制剂治疗后症状减轻。

根据临床表现，结合药物试验、肌电图以及免疫学等检查的典型表现可以作出诊断。

实验室检查可见到的改变有：

（1）AchR 抗体滴度的检测：对重症肌无力的诊断具有特征

性意义。85%以上全身型重症肌无力患者的血清中AchR抗体浓度明显升高，但眼肌型患者的AchR抗体升高可不明显，且抗体滴度的高低与临床症状的严重程度并不完全一致。

（2）甲状腺功能：5%重症肌无力患者有甲状腺功能亢进，表现为T_3，T_4升高。

（3）自身抗体：部分患者抗核抗体和甲状腺抗体阳性。

14.进行性肌营养不良症

进行性肌营养不良症是一组遗传性肌肉变性疾病，临床特征主要为缓慢进行性加重的对称性肌肉无力和萎缩，无感觉障碍。遗传方式主要为常染色体显性、隐性和X连锁隐性遗传。电生理表现主要为肌源性损害、神经传导速度正常。组织学特征主要为进行性的肌纤维坏死、再生和脂肪及结缔组织增生，肌肉无异常代谢产物堆积。

根据临床表现、遗传方式、起病年龄、家族史，加上血清酶测定及肌电图、肌肉病理检查和基因分析，诊断不难。如基因检测阴性或检测所有基因突变点有困难，用特异性抗体对肌肉组织进行免疫组化检测，可以明确诊断。

（1）血清酶学检测：肌酸激酶、乳酸脱氢酶和肌酸激酶同工酶的活性均可明显升高。ALT和AST等在进展期均可轻度升高。

（2）采用PCR、MLPA、印迹杂交、DNA测序等方法，可以发现基因突变进行基因诊断。

（3）肌电图：具有典型的肌源性受损的表现。

（4）肌肉活检：表现为肌肉的坏死和再生、间质脂肪和结缔组织增生。采用免疫组化法使用特异性抗体可以用来鉴别各种类型的肌营养不良症。

（八）代谢性疾病

1. 糖尿病

糖尿病（diabetes mellitus，DM）是一组常见的以葡萄糖和脂肪代谢紊乱、血浆葡萄糖水平增高为特征的代谢内分泌疾病。急性并发症有糖尿病酮症酸中毒、高渗性高血糖状态和乳酸性酸中毒。糖尿病可并发多种慢性并发症，导致器官功能障碍和衰竭，甚至致残或致死。

糖尿病分为Ⅰ型糖尿病、Ⅱ型糖尿病、其他特殊类型糖尿病和妊娠糖尿病四种。其中Ⅰ型糖尿病绝大多数为自身免疫性病因。大多数Ⅱ型糖尿病为多基因和多环境因素共同参与并相互作用的结果，其基本特征是胰岛素分泌不足和胰岛素抵抗。

糖尿病诊断标准（WHO,1999）：糖尿病症状加随机血糖≥11.1mmol/L（200mg/dl）（典型症状包括多饮、多尿和不明原因的体重下降；随机血糖指不考虑上次用餐时间，一天中任意时间的血糖）或空腹血糖≥7.0mmol/L（126mg/dl）（空腹状态指至少8小时没有进食热量）或75g葡萄糖负荷后2小时血糖≥11.1mmol/L（200mg/dl）（无糖尿病症状者，需另日重复测定血糖明确诊断）。

实验室检查：

（1）尿液检查：①尿糖测定：尿糖阳性是诊断糖尿病的重要线索，但是尿糖阴性不能排除糖尿病，尤其是在2型糖尿病患者。②蛋白尿：一般无并发症患者阴性或偶有白蛋白尿，低于30 mg/d或20 μg/min，白蛋白尿排泄率在30~300 mg/d时称微量白蛋白尿，表明患者已有早期糖尿病肾病；白蛋白尿排泄

率 >300mg/d 时，称临床或大量白蛋白尿，常规尿检可出现蛋白尿，此时病变已非早期，随病变发展尿蛋白量较多，每日丢失蛋白质可在 3g 以上（正常人 <30mg/d），常引起严重低蛋白血症和肾病综合征。③酮尿：见于重症或饮食失调伴酮症酸中毒时，也可因感染、高热等进食很少（饥饿性酮症）。④管型尿：往往与大量蛋白尿同时发现，大都属透明管型及颗粒管型。

（2）血液检查：①血糖：血糖升高是诊断糖尿病的依据，也是评价疗效的主要指标。②糖化血红蛋白（HbA1c）和糖化血浆蛋白测定：HbA1c 在总血红蛋白中所占的比例能反映近 8~12 周的平均血糖水平，与点值血糖相互补充，作为血糖控制的监测指标，并已经成为判断糖尿病控制的金标准。糖化血红蛋白可反映近 2~3 周的平均血糖水平。③口服葡萄糖耐量试验（OGTT）：受试者饮用含有 75g 葡萄糖粉的液体 250~300ml，5 分钟内饮完，在服糖后 2h 测定血浆葡萄糖。④ OGTT-胰岛素（或 C-肽）释放试验：在 OGTT 同时测定血浆胰岛素和 C-肽，能了解胰岛 β 细胞功能，有助于糖尿病的分型、病情判断及治疗指导。⑤自身免疫抗体测定：1 型糖尿病患者胰岛细胞抗体（ICA）、胰岛素抗体（IAA）、谷氨酸脱羧酶抗体（GADA）可呈阳性，早期阳性率高，对诊断有帮助。

2. 糖尿病酮症酸中毒

糖尿病酮症酸中毒（DKA）是糖尿病常见的急性并发症之一。是由于胰岛素活性重度缺乏及升糖激素不适当升高，引起糖、脂肪和蛋白质代谢紊乱，以致水、电解质和酸碱平衡失调，出现高血糖、酮症，代谢性酸中毒和脱水为主要表现的临床综合征。

高血糖和酮尿强烈提示 DKA，而 DKA 的确诊需要进行一系列详细的实验室检查，主要包括：

（1）尿液检查：尿糖、尿酮常呈强阳性。

（2）血糖和血酮：血糖升高，一般在 16.7~33.3mmol/L，超过 33.3mmol/L 时多伴有高渗状态或有肾功能障碍。血酮体增高，多在 4.8mmol/L 以上。

（3）血电解质及尿素、肌酐：入院时患者血钠水平多降低，而严重脱水时血钠可升高。血钾可表现为升高、正常或降低。而胰岛素治疗和纠正酸中毒后，出现低血钾。血尿素（BUN）和肌酐可轻、中度升高，经治疗后仍高者提示肾功能受损。

（4）血酸碱度：最常见的酸碱平衡紊乱是代谢性酸中毒，血 pH 和二氧化碳结合力及 HCO_3^- 下降，阴离子间隙明显增大。但也能出现其他情况，如高氯性酸中毒（AG 正常），合并明显呕吐时可能出现代谢性碱中毒。

（5）其他：血常规检查白细胞可增多，无感染时也可高达 10×10^9/L，尤以中性粒细胞增高更为显著。血游离脂肪酸、甘油三酯、脂蛋白可升高。

3. 高渗性高血糖状态

高渗性高血糖状态（HHS）是糖尿病的严重急性并发症之一，临床以严重高血糖而基本上无酮症酸中毒、血浆渗透压升高、失水和意识障碍为特征。多发生于那些已有数周多尿、体重减轻和饮食减少病史的老年 2 型糖尿病患者。

高渗性高血糖状态的诊断并不困难，关键要提高对本病的认识和警惕，及早发现，及时治疗。

实验室检查:

(1) 尿液检查:尿糖强阳性,尿酮阴性或弱阳性;可有蛋白尿和管型。

(2) 血液检查:血糖明显增高,多为33.3~66.6mmol/L。血钠多升高,可达155mmol/L以上。血浆渗透压显著增高是HHS的重要特征和诊断依据,一般在350mOsm/L以上。血酮体正常或略高,一般不超过4.8mmol/L。血尿素、肌酐常增高。

4.低血糖症

低血糖症是一组由多种病因引起的以血中葡萄糖浓度过低为特点的综合征。一般以血浆葡萄糖浓度低于2.8mmol/L作为低血糖症的标准。

临床症状主要为交感神经兴奋和神经缺糖症状,前者包括出汗、饥饿感、乏力、心率加快、感觉异常等,后者包括精神行为异常、抽搐、意识改变(轻者表现为嗜睡、意识模糊,重者昏迷)。

一般根据Whipple三联征确立低血糖症的诊断,其中病因诊断是关键。

实验室检查:

(1) 血糖:血糖测定是低血糖症最基本的检查。

(2) 胰岛素:对低血糖症的鉴别诊断,尤其是胰岛素瘤的诊断非常重要。低血糖时相应的胰岛素浓度 $>3\mu U/ml$ 就认为存在胰岛素分泌过多(免疫化学发光法)。

(3) C肽:结合胰岛素测定,可协助判断胰岛素来源。低血糖时,C肽超过200pmol/L(ICMA法)表示内源性胰岛素分泌过多;如胰岛素明显增高而C肽降低,提示外源性胰岛素的应用。

（4）72小时饥饿实验：低血糖症的经典诊断实验。以明确是否存在低血糖，并探讨低血糖症的病因。

5. 代谢综合征

代谢综合征（metabolic syndrome, MS）是指肥胖、高血压、高血糖、血脂异常等多种心血管疾病的危险因素在一个个体中同时存在的临床症候群。

目前，国际上有关代谢综合征中的高血糖、高血压及血脂异常的判断切点已基本达成共识。但是，作为代谢综合征的核心指标——肥胖，尤其是中心型肥胖的诊断标准各不相同。

《中国成人血脂异常防治指南》（2016修订版）基于我国人群的研究证据，对代谢综合征诊断标准制定如下（具备以下3项或更多项）：

（1）中心型肥胖和（或）腹型肥胖：腰围男性≥90cm，女性≥85cm；

（2）高血糖：空腹血糖≥6.10mmol/L（110mg/dl）或糖负荷后2h血糖≥7.80mmol/L（140mg/dl）及（或）已确诊为糖尿病并治疗者；

（3）高血压：血压≥130/85mmHg及（或）已确诊为高血压并治疗者；

（4）空腹TG≥1.7mmol/L（150mg/dl）；

（5）空腹HDL-C<1.0mmol/L（40mg/dl）。

6. 痛风

痛风是嘌呤代谢障碍所致的一组异质性慢性代谢性疾病。其临床特点为高尿酸血症，并可由此引起反复发作性痛风性急性关节炎、痛风石沉积、痛风石性慢性关节炎和关节畸形,常累及肾脏引起慢性间质性肾炎和尿酸肾结石形成。

根据诱因、家族史、泌尿道尿酸结石史、典型的关节炎表现以及实验室检查,即可做出诊断。

主要的实验室检查有:

(1) 血清尿酸盐测定:国外男性正常值尿酸酶法一般为420μmol/L (7mg/dl),女性比男性约低60μmol/L (1mg/dl)左右。痛风患者都伴有血尿酸盐的增高。

(2) 尿液尿酸测定:通过尿液检查了解尿酸排泄情况,对选择药物及鉴别尿路结石是否是由于尿酸增高引起有所帮助。正常饮食24小时尿酸排出在3.6mmol (600mg) 以下。

(3) 滑囊液检查:旋光显微镜检查于白细胞内可见双折光的针形尿酸钠结晶,有诊断意义。滑囊液分析也有帮助,白细胞计数一般在 $(1\sim7)\times10^9/L$ 之间,可达 $50\times10^9/L$,主要是分叶核粒细胞。

7. 维生素 D 缺乏症

维生素 D 缺乏引起钙、磷代谢紊乱,骨样组织钙化不良,导致骨骼生长障碍,在儿童时即骨骺尚未闭合以前发病的称佝偻病,在骨骺板已闭的成人中则发生骨钙化障碍,引起骨软化病。

应根据有维生素 D 缺乏的病史、临床表现、血液生化检查及X线骨骼检查。后两者检查时非典型病例及佝偻病分期更有诊断意义。

主要的血液生化检查变化如下:

(1) 血钙、血磷:佝偻病、骨软化病活动期血钙可正常或偏低，血磷降低，钙磷乘积<30（正常40）。

（2）血碱性磷酸酶：增高。是诊断佝偻病常用的指标，但缺乏特异性，且受肝疾病影响较大。

（3）骨碱性磷酸酶：当维生素D缺乏时成骨细胞活跃，血清中骨碱性磷酸酶升高，对佝偻病早期诊断有参考价值。正常参考值为≤200μg/L。

（4）血清25-（OH）D测定：血清25-（OH）D正常12~200nmol/L（5~80ng/ml），如果低下可确诊为佝偻病。

8. 骨质疏松症

骨质疏松症系由各种原因引起的一组以骨强度受损，骨折危险增加为特征的骨骼代谢性疾病。主要临床特征为因骨骼荷载能力减弱，从而产生腰背、四肢疼痛，脊柱畸形甚至骨折。

根据临床表现及必要的内分泌功能测定、生化、骨形成与骨吸收指标、骨骼X线、骨密度检测，可对骨质疏松症作出诊断。

常见的实验室检查改变有：

（1）骨形成指标：①血清骨源性AKP：由成骨细胞生成和分泌，其活性度可以反映成骨细胞的活性。②骨钙素：是由成骨细胞合成的非胶原蛋白，可代表骨形成功能，反映成骨细胞的活性。③Ⅰ型前胶原前肽：包括Ⅰ型前胶原羧基端前肽（PICP）和Ⅰ型前胶原氨基端前肽（PNCP），其血中水平可作为成骨细胞活性和骨形成的指标。

（2）骨吸收指标：①空腹尿钙/肌酐比值：正常为0.13±0.01。空腹尿钙/肌酐比值增高说明骨吸收增加。②空腹尿羟脯氨酸/肌酐比值：正常为0.006~0.016，比值增高说明骨吸收率增加。

③尿吡啶啉（PYD）和脱氧吡啶啉（DPD）：PYD集中分布在骨和软骨，DPD仅分布于骨和牙质，是骨吸收的特异指标，比尿羟脯氨酸更敏感，不受食物和运动的影响。其排泄存在昼夜节律性并受到肾功能影响，测定与尿肌酐的比值可更好反映骨吸收的程度。④血抗酒石酸酸性磷酸酶（TRAP）：主要来源于骨，是存在于破骨细胞为主的一种同工酶，可反映骨吸收的程度。⑤Ⅰ型胶原交联氨基末端肽：是敏感性和特异性均较好的骨吸收指标。

（九）传染病

1. 流行性感冒

流行性感冒（influenza），简称流感，是由流感病毒引起、经飞沫传播的急性呼吸道传染病，临床上有急起畏寒、高热、头痛、乏力、全身肌肉酸痛和轻度呼吸道症状，传染性强，但病程短，常呈自限性。

当流感流行时诊断较易，可根据：①接触史和集体发病史；②典型的症状和体征。散发病例则不易诊断，如单位在短期内出现较多的上呼吸道感染患者，则应考虑流感的可能，应作进一步检查，予以确定。

主要的实验室检查有：

（1）血常规：白细胞减少，淋巴细胞相对增加，嗜酸性粒细胞消失。合并细菌性感染时，白细胞总数和中性粒细胞增多。

（2）流感病毒抗原检测：该方法快速且灵敏度高，有助于早期诊断。如应用单克隆抗体检测抗原则能鉴别甲、乙、丙型流感。

（3）流感病毒RNA检测：应用多聚酶链反应（PCR）可直

接从患者分泌物中检测病毒 RNA。是甲型 HIN1 流感主要确诊手段。

（4）抗流感病毒抗体检测：采集患者急性期（病后 5 日之内）和恢复期（病后 3~4 周）的血清，如效价有 4 倍以上增长，即可诊断为流感病毒感染。

2. 人禽流行性感冒

人禽流行性感冒，简称人禽流感，是由禽甲型流感病毒某些亚型中的一些毒株引起的急性呼吸道传染病。

甲型禽流感病毒（H5N1 亚型）感染患者早期表现类似普通型流感，典型临床表现为暴发性重症病毒性肺炎，且常迅速发展为急性呼吸窘迫综合征。

根据流行病学接触史、临床表现及实验室检查结果，可作出人 H5N1 亚型禽流感的诊断。

实验室检查：

（1）外周血检测：白细胞总数一般不高或降低。重症患者多有白细胞总数及淋巴细胞减少，并有轻至中等度的血小板降低和转氨酶升高。淋巴细胞减少和乳酸脱氢酶的升高常提示预后不良。其他异常表现有肌酸磷酸激酶的升高、低白蛋白血症和提示弥散性血管内凝血的 D- 二聚体的升高。

（2）病毒抗原及基因检测：阳性提示现症感染。单次呼吸道标本检测结果阴性，并不能排除甲型禽流感病毒（H5NI 亚型）感染。推荐重复收集多种类型的标本，包括咽喉标本和鼻拭子标本。

（3）病毒分离：从患者呼吸道标本中分离出甲型禽流感病毒（H5N1 亚型）。

（4）血清学检查：发病初期和恢复期双份血清禽流感病毒亚型毒株抗 H5 抗体滴度 4 倍或以上升高，或单次抗体滴度在 1∶80 以上，有助于回顾性诊断和用于流行病学调查。

3. 乙型病毒性肝炎

乙型病毒性肝炎是由乙型肝炎病毒（hepatitis B virus，HBV）引起的肝脏疾病，简称乙型肝炎。主要通过血液、母婴和性接触途径传播。

HBV 感染的潜伏期为 30~160 天，临床类型呈多样化，可表现为急性肝炎、慢性肝炎、肝衰竭、淤胆型肝炎或 HBV 慢性携带等。95% 的成人 HBV 感染可以最终痊愈，伴有血清 HBsAg 消失和抗 HBs 抗体的出现。

根据流行病学资料、临床症状、体征和实验室检查等，很容易诊断出 HBV 感染。对诊断不明的患者应争取作肝组织学检查。

实验室检查主要有：

（1）常规检查：①血常规：白细胞总数正常或偏低，淋巴细胞增多，可出现异型淋巴细胞。少数患者可出现血小板减少。②尿常规：有黄疸者，可出现尿胆红素阳性，尿胆原和尿胆素增多。部分患者可出现蛋白尿、血尿。

（2）生化学检查：① ALT 和 AST：血清 ALT 和 AST 水平一般可反映肝细胞损伤程度，最为常用。②血清胆红素：通常与肝细胞坏死程度有关。③凝血酶原时间（PT）及凝血酶原活动度（PTA）：近期内 PTA 进行性降至 40% 以下为肝衰竭的重要诊断标准之一，<20% 者提示预后不良。

（3）血清学检测 HBV 标志物：① HBsAg 和 HBsAb 的检测：

HBsAg 阳性是 HBV 感染的主要标志。血清 HBsAb 的出现，是 HBV 感染恢复的标志。② HBeAg 和 HBeAb 的检测：血清 HBeAg 阳性，提示有 HBV 复制，亦在 HBV 感染的早期出现。HBeAb 阳性是既往感染 HBV 的标志。③ HBcAb：血清 HBcAb 阳性，提示感染过 HBV，可能为既往感染，也可能为现症感染。

（4）血清 HBV DNA 的检测 血清 HBV DNA 是 HBV 复制和传染性的直接标记。血清 HBV DNA 的定量检测不仅用于 HBV 感染的诊断，还可作为疗效监测的指标。

（5）HBV 基因分型和耐药变异的检测：为临床抗病毒治疗提供重要依据。

4. 丙型病毒性肝炎

丙型病毒性肝炎是由丙型肝炎病毒（hepatitis C virus, HCV）引起的肝脏疾病。丙型肝炎主要经血源性传播，临床症状较轻或无明显症状，病程进展缓慢，易慢性化，可导致肝硬化和肝癌。

丙型肝炎的诊断需综合流行病学资料、临床表现和病原学检查等，并与其他疾病鉴别。如近期有 HCV 暴露史，临床上有急性肝炎的症状、体征，ALT 升高，血清抗 HCV 抗体阳性，血清 HCV RNA 阳性，可诊断为急性丙型肝炎；如 HCV RNA 阳性持续半年以上，并有反复 ALT 异常，可诊断为慢性丙型肝炎。

主要的实验室诊断有：

（1）血清生化检测：ALT、AST 水平变化可反映肝细胞损害程度，但 ALT、AST 水平与 HCV 感染引起的肝组织炎症分度和病情的严重程度不一定平行；ALT 水平下降是抗病毒治疗中出现应答的重要指标之一。凝血酶原时间可作为慢性丙型肝炎患者病情进展的监测指标。

（2）抗HCV抗体检测：该检测适用于高危人群筛查，也可用于HCV感染者的初筛。但抗HCV抗体阴转与否不能作为抗病毒疗效的指标。

（3）HCV RNA检测：HCV感染的确认试验。在暴露后1~3周内即可阳性，阳性结果可早于血清学检测数周。HCV RNA如为阳性，即可诊断为活动性HCV感染（即使抗HCV抗体阴性）；HCV RNA如为阴性，一般可认为HCV的清除。

（4）HCV的基因分型：临床上常用于指导治疗。

5. 传染性单核细胞增多症

传染性单核细胞增多症是一种单核-巨噬细胞系统增生性疾病，多为急性、自限性病程。多见于青春期初次感染EBV后发病。

以不规则发热、淋巴结肿大、咽痛、周围血液单核细胞增多、出现异常淋巴细胞为主要表现，预后良好。少数可出现噬血综合征等严重并发症。

诊断以临床症状、典型血象以及阳性嗜异性凝集试验为主要依据，尤以后两者较为重要，当出现流行时，流行病学资料有重大参考价值。

实验室检查：

（1）外周血象：发病后10~12日白细胞总数常有升高，高者可达（30~60）×10^9/L，第3周恢复正常。可出现异常淋巴细胞（>10%)，血小板计数可减少，极个别患者有粒细胞缺乏或淋巴细胞减少。

（2）骨髓象：缺乏诊断意义，但可除外其他疾病如血液病等。可有异常淋巴细胞出现。中性粒细胞核左移,网状细胞可能增生。

(3)嗜异性凝集试验:阳性率达80%~90%。较晚出现嗜异性抗体者常常恢复较慢。少数病例嗜异性凝集试验始终阴性,大多属轻型,尤以儿童患者为多。

(4)EB病毒抗体测定:人体感染EB病毒后,可以产生抗衣壳抗原(CA)抗体、抗早期抗原(EA)抗体、抗核抗原(NA)抗体等。抗CA-IgM抗体阳性是原发EB病毒感染的诊断依据。

6. 细菌性痢疾

细菌性痢疾(简称菌痢),是由志贺菌引起的急性肠道传染病。菌痢主要通过消化道传播,终年散发,夏、秋季可引起流行。

主要表现为腹痛、腹泻、排黏液脓血便以及里急后重等,可伴有发热及全身毒血症状,严重者可出现感染性休克和(或)中毒性脑病。

通常根据流行病学史,症状体征及实验室检查进行综合诊断,确诊依赖于病原学的检查。

实验室检查:

(1)血常规:急性菌痢白细胞总数可轻至中度增多,以中性粒细胞为主,可达$(10~20)\times 10^9$/L。慢性患者可有贫血表现。

(2)粪便常规:粪便外观多为黏液脓血便,镜检可见白细胞(≥15个/HP)、脓细胞和红细胞,如有巨噬细胞则有助于诊断。

(3)细菌培养:粪便培养出痢疾杆菌可以确诊。在抗菌药物使用前采集新鲜标本,取脓血部分及时送检和早期多次送检均有助于提高细菌培养阳性率。

(4)特异性核酸检测:利用核酸杂交或聚合酶链反应(PCR)可直接检查粪便中的痢疾杆菌核酸,具有灵敏度高、特异性强、快速简便、对标本要求低等优点,但临床较少使用。

7. 伤寒

伤寒是伤寒沙门菌引起的一种急性肠道传染病。临床特征为持续发热、表情淡漠、相对缓脉、腹痛、腹泻、谵妄、玫瑰疹、肝脾大和白细胞减少等,有时合并肠出血与肠穿孔。

伤寒可依据流行病学资料、临床表现及免疫学检查结果作出临床诊断,但确诊则以检测出伤寒杆菌为依据。

主要的实验室检查及意义如下:

(1)血常规:血白细胞总数多在$(3\sim4)\times10^9/L$,同时伴有中性粒细胞减少和嗜酸性粒细胞减少乃至消失,后者随病情的好转逐渐回升。儿童伤寒白细胞数升高相对较多。

(2)尿常规:从病程第2周开始可有轻度蛋白尿或少量管型。

(3)粪便常规:腹泻患者粪便可见少许白细胞。并发肠出血可出现潜血试验阳性或肉眼血便。

(4)细菌性检查:①血培养:是确诊的依据。病程早期即可阳性,第7~10病日阳性率可达90%,第3周降为30%~40%,第4周时常阴性。②骨髓培养:骨髓培养较血培养阳性率高,第7~10病日阳性率可达80%~95%,尤其适合于已用抗菌药物治疗而血培养阴性者。③粪便培养:从潜伏期起即可获阳性,第3~4周阳性率最高,可高达80%,病后6周阳性率迅速下降。

(5)免疫学检查:肥达反应即伤寒血清凝集试验,对伤寒、副伤寒有辅助诊断价值。一般从第 2 周开始阳性率逐渐增高，至第 4 周可达 90%，病愈后阳性反应可持续数月之久。

8. 军团菌肺炎

军团菌肺炎是军团杆菌感染引起的细菌性肺部炎症。其起病急骤，以肺炎为主要表现，常伴多系统损害。诊断主要依靠临床表现、胸部 X 片以及实验室检查发现军团菌的证据。

主要的实验室检查有：

（1）血常规：白细胞增多，并伴有核左移，淋巴细胞减少。严重者可有白细胞及血小板减少。

（2）尿常规：可见轻微血尿、蛋白尿。

（3）生化检查：半数患者有低血钠、低血磷。其他改变包括 PaO_2 降低，尿素、肌酐升高，和肝功能异常。

（4）病原学检查：①呼吸道分泌物涂片染色检查：痰革兰染色军团菌常不着色，或呈革兰阴性小而细长的杆菌。痰涂片革兰染色具有较多中性粒细胞而无细菌时要考虑军团菌感染存在的可能。②细菌培养：痰、气管内吸出物、胸腔积液、血，以及经纤维支气管镜采取的各种标本均可用于培养。

（5）抗军团菌抗体检测：一般情况下需 6~9 周才能达到有诊断意义的水平，仅 25%~40% 患者病程第 1 周呈有意义升高。急性期及恢复期双份血清的抗体滴度有 ≥4 倍以上的变化，并达某一阈值，才有意义。

（6）核酸检测技术的应用：目前已有军团菌种和属的特异性基因探针应用于临床。

9. 水痘和带状疱疹

水痘和带状疱疹是由同一种病毒即水痘－带状疱疹病毒感

染所引起的、临床表现不同的两种疾病。

水痘为原发性感染,多见于儿童,临床特征是同时出现的全身性丘疹、水疱及结痂;带状疱疹是潜伏于感觉神经节的水痘-带状疱疹病毒再激活后发生的皮肤感染,以沿身体一侧周围神经出现呈带状分布的、成簇出现的疱疹为特征,多见于成人。

典型水痘根据临床皮疹特点诊断多无困难,非典型水痘须依赖于实验室检查确定;典型带状疱疹根据单侧性、呈带状排列的疱疹和伴有神经痛,诊断多无困难,非典型病例有赖于实验检查。

实验室检查:

(1)血常规:血白细胞总数正常或稍增高,淋巴细胞可以升高。

(2)疱疹刮片:刮取新鲜疱疹基底组织涂片,用瑞特或吉姆萨染色可见多核巨细胞,用苏木素-伊红染色可查见核内包涵体。

(3)特异性抗体检测:抗水痘-带状疱疹病毒抗体于出疹后1~4天出现,2~6周达高峰,6~12个月后逐渐下降。

(4)病毒分离:取病程3~4天疱疹液种于人胚成纤维细胞,分离出病毒后可作进一步鉴定。

(5)抗原检查:对病变皮肤刮取物,用免疫荧光法检查病毒抗原。

(6)核酸检测:用聚合酶链反应(PCR)检测患者呼吸道上皮细胞和外周血白细胞中的病毒DNA,系敏感、快速的早期诊断方法。

10. 流行性乙型脑炎

流行性乙型脑炎（简称乙脑），是由乙型脑炎病毒引起的以脑实质炎症为主要病变的中枢神经系统急性传染病。该病乃经蚊传播，流行于夏秋季，主要分布于亚洲和东南亚地区。

临床上起病急，以高热、意识障碍、抽搐、病理反射及脑膜刺激征为特征，病死率高，部分病例可留有严重后遗症。

诊断主要依靠流行病学资料、临床表现和实验室检查。

主要的实验室检查及变化如下：

（1）血常规：白细胞总数$(10\sim20)\times10^9/L$，儿童可达$40\times10^9/L$。病初中性粒细胞可高达80%以上，1~2日后，淋巴细胞占优势。

（2）脑脊液检查：呈无色透明，压力增高，白细胞计数$(50\sim500)\times10^6/L$，个别高达$1000\times10^6/L$。病初1~2日以中性粒细胞为主，以后则单核细胞增多。蛋白质轻度增高，糖及氯化物正常。

（3）特异性IgM抗体测定：该抗体在病后3~4天即可出现，脑脊液中最早在病程第2天即可检测到，2周时达高峰，可作为早期诊断指标。

（4）病毒分离：乙脑病毒主要存在于脑组织中，血及脑脊液不易分离出病毒。

（5）病毒抗原或核酸的检测：在组织、血液或其他体液中通过直接免疫荧光或聚合酶链反应（PCR）可检测到乙脑病毒抗原或特异性核酸。

11. 流行性脑脊髓膜炎

流行性脑脊髓膜炎（简称为流脑），是由脑膜炎奈瑟菌引起的急性化脓性脑膜炎。

其主要临床表现是突发高热、剧烈头痛、频繁呕吐,皮肤黏膜瘀点、瘀斑及脑膜刺激征,严重者可有败血症休克和脑实质损害,常可危及生命。

凡在流行季节突起高热、头痛、呕吐,伴神志改变,皮肤和黏膜发现有瘀点、瘀斑,以及脑膜刺激征阳性者,临床诊断即可初步成立。确诊有赖于脑脊液检查、生化常规检查及病原菌的涂片和培养,免疫学及分子生物学检查亦有利于及早确立诊断。

主要的实验室检查及意义如下:

(1)血常规:白细胞总数明显增加,一般在 20×10^9/L 左右,高者达 40×10^9/L 或以上,中性粒细胞占 80%~90%。

(2)脑脊液检查:病程初期仅有压力增高,外观正常。典型脑膜炎期,压力高达 200mmH$_2$O 以上,外观呈浑浊或脓样。白细胞数可达 10000/ml 以上,以中性粒细胞为主。蛋白含量显著增高,糖及氯化物明细减少。若临床有脑膜炎症状及体征而早期脑脊液检查正常,应于 12~24 小时后复验。

(3)细菌学检查:是确诊的重要手段。涂片阳性率约 60%~80%。瘀点涂片简便易行,应用抗生素早期亦可获得阳性结果,是早期诊断的重要方法;细菌培养应在使用抗菌药物前收集标本,如有脑膜炎奈瑟菌生长,应做药物敏感性试验。

(4)脑膜炎奈瑟菌抗原检测:主要用于早期诊断,阳性率在 90% 以上。

(5)PCR 检测病原菌。

（十）泌尿系统疾病

1. 急性肾小球肾炎

以急性肾炎综合征为主要临床表现的一组原发性肾小球肾炎；特点为急性起病，血尿、蛋白尿、水肿和高血压；患者早期肾功能可一过性受损，表现为轻度氮质血症，急性期可诱发充血性心力衰竭。

诊断：

（1）根据链球菌感染后 1~3 周、有肾炎综合征表现、一过性血清 C3 下降，临床可诊断本病。

（2）肾小球滤过率进行性下降或病情 2 个月未见全面好转者应及时行肾活检明确诊断。

（3）泌尿系 B 超观察肾脏大小有助于判断肾病的进程。

（4）胸片和超声学方面检查有助于发现胸水和腹水等。

（5）实验室检查：尿常规可用于初步观察尿蛋白、潜血、白细胞、管型、细菌、酸碱度和比重等；尿相差显微镜观察红细胞的形态，评价血尿是否来源于肾脏；24 小时尿蛋白定量有助于判断蛋白尿量的变化，多为 +~+++，可见多种管型。

（6）血液常见轻度贫血，多为血液稀释所致；红细胞沉降率（ESR）多轻度增快。

（7）血清补体测定：早期血清 C3 明显降低，4~8 周恢复正常。8 周后仍低者应考虑其他肾小球疾病可能。

（8）抗链球菌溶血素：ASO 多升高，早期使用青霉素者和由脓皮病引起者可不升高，一般 3~6 个月后恢复正常。

（9）肾功及电解质：合并急性肾功能不全时，肾功能和血电解质出现异常。

2. 急进性肾小球肾炎

一组表现为血尿、蛋白尿及进行性肾功能减退的临床综合征，肾活检病理通常表现为新月体肾炎，起病急骤，病情发展迅速，是肾小球肾炎中最严重的类型。

诊断：

（1）临床上有急进性肾炎综合征的临床表现。

（2）肾活检病理有大量肾小球新月体形成（>50%）。

（3）除外其他原发性肾小球疾病。

（4）除外继发性肾小球疾病。

（5）实验室检查：①尿液常见血尿、异形红细胞尿和红细胞管型，常伴蛋白尿；尿蛋白量不等，可像肾病综合征那样排出大量的蛋白尿，但明显的肾病综合征表现不多见；②其他可溶性人肾小球基底膜抗原的酶联免疫吸附法检查抗肾小球基底膜抗体，最常见的类型是 IgG 型。

3. 慢性肾小球肾炎

简称慢性肾炎，系指蛋白尿、血尿、高血压、水肿为基本临床表现，起病方式各有不同，病情迁延，病变缓慢进展，可有不同程度的肾功能减退，具有肾功能恶化倾向和最终将发展为慢性肾衰竭的一组肾小球疾病。由于本组疾病的病理类型及病期不同，主要临床表现可各不相同，呈多样化。

诊断：尿化验异常（蛋白尿、血尿、管型尿）、水肿及高血压病史达一年以上，无论有无肾功能损害均应考虑此病，在除外继发性肾小球肾炎及遗传性肾小球肾炎后，临床上可诊断为慢性肾炎。

实验室检查：

（1）尿液：尿常规可用于初步观察尿蛋白、潜血、白细胞、管型、细菌、酸碱度和比重等；尿相差显微镜观察红细胞的形态，用于观察血尿是否来源于肾脏；24小时尿蛋白定量有助于判断蛋白尿的多少。

（2）血液：贫血、低蛋白血症、血脂增高。

（3）肾功能检查：早期肾功能正常，随肾损害加剧，尿素、肌酐升高，晚期尿浓缩功能及排泄功能障碍。

（4）其他：血清补体测定、放射性核素肾图及肾扫描、肾脏B超、肾活组织检查等有助于诊断。

4. 肾病综合征（NS）

多种病因引起，以肾小球基膜通透性增加，表现为大量蛋白尿、低蛋白血症、高度水肿、高脂血症的一组临床症候群。

诊断：

（1）尿蛋白大于 3.5 g/d。

（2）血浆白蛋白低于 30 g/L。

（3）水肿。

（4）高脂血症。

（5）排除继发性和遗传性疾病，才能确诊为原发性 NS；肾活检明确病理类型。

（6）实验室检查：尿常规尿蛋白定性多为阳性；24h 定量超过 0.1 g/kg，偶有短暂性少量红细胞，偶见镜下或肉眼血尿。

（7）血生化低蛋白血症，A/G 倒置，血清蛋白电泳显示球蛋白增高；血胆固醇显著增高。

（8）肾功：少尿期可有暂时性轻度氮质血症，血肌酐和尿素的升高。

（9）补体：单纯性肾病补体正常，肾炎性肾病常有不同程度的低补体血症、C3持续降低。

（10）免疫抗核抗体、抗双链DNA抗体、抗Sm抗体、抗RNP抗体、抗组蛋白抗体，乙肝病毒标志物以及类风湿因子、循环免疫复合物等，区别原发性与继发性肾病综合征。

（11）尿酶：尿溶菌酶、N-乙酰-β-氨基葡萄糖苷酶（NAG）等有助于判断是否存在肾小管-间质损害。

5. IgA肾病

反复发作性肉眼或镜下血尿，肾小球系膜细胞增生，基质增多，伴广泛IgA沉积为特点的原发性肾小球疾病；肾活检免疫荧光检查肾小球系膜区有大量颗粒状IgA沉积为特征。

诊断：肾活检证实方可诊断，典型病理表现在光镜下常见系膜细胞增生、基质增多，常局灶节段性分布，轻微者则只有轻微系膜增生，若新月体超过50%肾小球，则为急进性IgA肾病；免疫荧光镜下，可见在肾小球系膜中呈弥漫分布的颗粒或团块状IgA沉积物（主要是IgA1）；约60%~90%的病例伴C3和IgG沉积，但强度较弱；电镜下几乎都可见到细小均一的颗粒状电子致密物，分布于系膜区，若在上皮下或内皮下出现，则常病情严重。

实验室检查：

（1）尿液检查可表现为镜下血尿或肉眼血尿，尿红细胞位相检查多为畸形红细胞；约60%的病人伴有少量蛋白尿（尿蛋白常<1.0g/24h），部分病人可表现为肾病综合征。

（2）30%~50%患者血清IgA增高，以多聚体IgA为主，血补体成分大多正常。

6. 糖尿病肾病

糖尿病全身微血管病性合并症之一，由遗传因素、肾脏血流动力学异常、高血糖、高血压、血管活性物质代谢异常共同参与致病，发生糖尿病肾病时也往往同时合并其他器官或系统的微血管病如糖尿病视网膜病变和外周神经病变，随着病程的延长出现持续蛋白尿、水肿、高血压、肾小球滤过率降低，进而肾功能不全、尿毒症，是糖尿病主要的死亡原因之一。

诊断：

（1）计算尿白蛋白排泄率（UAE），这是早期糖尿病肾病的诊断重要指标之一；UAE 持续大于 200μg/min 或常规检查尿蛋白阳性（尿蛋白定量大于 0.5g/24h），即诊断为糖尿病肾病；尿沉渣一般改变不明显，较多白细胞时提示尿路感染；有大量红细胞，提示可能有其他原因所致的出血。

（2）眼底检查：倘若患者在诊断时有必要，那么就还可作荧光眼底造影，可见微动脉瘤等糖尿病变。

（3）一旦患者体内的核素肾动态肾小球滤过率（GFR）增加和 B 超测量肾体积增大，那么病情就是符合早期糖尿病肾病。在尿毒症时 GFR 明显下降，但肾脏体积往往无明显缩小。

（4）尿糖定性检查：该检查方法是为了及早的筛选糖尿病肾病，是一种较简易的方法，但在糖尿病肾病可出现假阴性或假阳性，故测定血糖是诊断的主要依据。

（5）一旦患者体内的内生肌酐清除率下降和血尿素、肌酐增高，那代表患者的病情已是糖尿病肾病晚期。

实验室检查：

（1）尿糖定性试验：筛选糖尿病，轻型者空腹血糖可阴性，餐后阳性。

（2）血生化：低肾素血症、低醛固酮血症，持续性高钾血症及代谢性酸中毒。

（3）病变早期，24h尿蛋白一般<150mg，且呈间歇性。

（4）尿NAG排出增高。

（5）肾活检，眼底视网膜病变及肾脏形态学检查可辅助诊断。

7. 狼疮性肾病

系统性红斑狼疮（SLE）合并双肾不同病理类型的免疫性损害，同时伴有明显肾脏损害临床表现的一种疾病；其发病与免疫复合物形成、免疫细胞和细胞因子等免疫异常有关；除SLE全身表现外，肾脏亦有受累表现：单纯性血尿或蛋白尿，血尿、蛋白尿伴水肿、腰酸或高血压，即肾炎样表现；大量蛋白尿、低蛋白血症、水肿，即肾病综合征样表现；血尿、蛋白尿伴肾功能急剧减退，呈急进性肾炎表现；肾间质病变及慢性肾功能衰竭。

诊断：

SLE诊断明确的患者，存在肾脏受累表现，即可诊断狼疮性肾炎，肾活检不仅有助于狼疮性肾炎的确诊，还可了解病理类型、病变活动性、肾脏受损程度和决定治疗方案。

实验室检查：

（1）尿常规：不同程度的尿蛋白、镜下血尿、白细胞、红细胞及管型尿。

（2）血常规：溶血性贫血白细胞计数 <4.0×10^9/L，血小板 <100×10^9/L，血沉较快。

（3）免疫学检查：血清多种自身抗体阳性，γ-球蛋白显著增高，血循环免疫复合物阳性，低补体血症。

（4）可逆性的肌酐清除率（Ccr）不同程度下降、血尿素和肌酐升高；终末期狼疮性肾炎 Ccr 明显下降和血肌酐、尿素显著升高。

8. 尿路感染（URI）

又称泌尿系统感染，是尿路上皮对细菌侵入导致的炎症反应，常多发于女性，通常伴随有菌尿和脓尿，临床表现主要有急性单纯性膀胱炎、急性单纯性肾盂肾炎、无症状菌尿及复杂性尿路感染。

诊断：

（1）病史采集：临床表现尿路感染相关症状的特点、持续时间及伴随症状；既往史、药物史及相关疾病史等寻找发病的可能原因、伴随疾病、曾经的药物治疗史及可能影响疾病发展、转归的因素等。

（2）体格检查：泌尿外生殖器的检查；腹部和肾区的体检；盆腔和直肠指诊对鉴别是否合并其他疾病有意义。

（3）实验室及影像学辅助检查。

实验室检查：

（1）尿常规：清晨第 1 次尿液待测，凡每个高倍视野下超过 5 个（>5 个/HP）白细胞称为脓尿，常可发现白细胞管型、菌尿，有时可伴镜下血尿或肉眼血尿。

（2）尿细菌培养：临床症状符合尿路感染，且尿菌落计数在 1000~10 万 /ml。

（3）菌尿的化学检测：硝酸盐还原法、氯化三苯四氮唑试验、葡萄糖氧化酶法和过氧化物酶试验。

9. 急性肾损伤

突发（1~7d 内）和持续（>24h）的肾功能突然下降，血清肌酐（Scr）至少上升 0.5mg/dl，表现为氮质血症、水电解质和酸碱平衡以及全身各系统症状，可伴有少尿（<400ml/24h 或 17ml/h）或无尿（<100ml/24h），根据病变部位和病因不同，急性肾损伤可分为肾前性、肾性和肾后性三大类。

诊断：

急性肾损伤的诊断需要详细回顾患者的病史和入院前的病史、治疗史和用药史，合理地应用实验室及辅助检查，必要时，行肾活检明确诊断。根据患者的病情变化，绘制既往和近期 Scr 的变化曲线，及其与药物和各项干预性措施之间的关系，对于明确诊断具有重要意义。

实验室检查：

（1）血生化：轻、中度贫血，BUN 和 Scr 可进行性上升，血钙可降低，血磷、钾升高。

（2）尿液：外观多呈浑浊，尿色深。根据病情不同，尿蛋白定性可为阴性 ~++++；尿沉渣检查可发现肾小管上皮细胞、上皮细胞管型、颗粒管型、红细胞、白细胞和晶体存在，有助于急性肾损伤的鉴别诊断；尿钠、钠滤过分数、肾衰指数、尿/血渗量、尿和血尿素氮或肌酐比值等，有助于肾前性氮质血症和急性肾小管坏死的鉴别。

10. 慢性肾脏病（CKD）

各种原因引起的慢性肾脏结构和功能障碍（肾脏损害病史大于3个月），包括肾GFR正常和不正常的病理损伤、血液或尿液成分异常，及影像学检查异常，或不明原因GFR下降（<60ml/min·1.73m^2）超过3个月，即为CKD；根据GFR可以将慢性肾脏病分为5期，早期发现和早期干预可以显著的降低CKD患者的并发症，明显的提高生存率，当CKD患者进展至5期时，应及时进行肾脏替代治疗。

诊断（具有以下两条任何一条者，可以诊断为CKD）

（1）肾损害（病理，血，尿，影像学异常）≥3个月。

（2）肾小球滤过率<60ml/min/1.73m^{2}时间≥3个月，伴有或不伴有肾脏损伤。

实验室检查：

（1）尿常规：尿蛋白（+）；尿糖（+）；血尿（-~+）；尿路感染。

（2）尿蛋白定量：大量蛋白尿（尿蛋白定量>3.5g/d）。

（3）尿红细胞形态：鉴别变形红细胞性血尿及均一红细胞性血尿。

（4）肌酐清除率（GFR）：肾小球功能损伤早期变化最敏感。

（5）血清肌酐：肾小球功能损害至肾功能不全失代偿期时升高。

（6）血尿素氮（BUN）：肾功能不全失代偿期时将增高。

（7）$β_2$微球蛋白（$β_2$-MG）、$α_1$-微球蛋白（$α_1$-MG）、胱蛋白酶抑制物（Cystatin C）升高。

（8）近端肾小管功能试验：尿溶菌酶、尿$β_2$-MG、尿$α_1$-

MG、视黄醇结合蛋白（RBP）升高提示近端肾小管重吸收障碍。

（9）远端肾小管功能试验：尿比重、渗透压增高，尿浓缩、自由水清除率降低。

（10）肾小管酸化功能降低，尿 pH<5.5。

（11）尿酶增多，提示肾小管损伤。

（十一）外科疾病

1. 失血性休克

大量失血引起休克称为失血性休克，常见于外伤引起的出血，消化性溃疡出血、食管曲张静脉破裂、妇产科疾病所引起的出血等，失血后是否发生休克不仅取决于失血的量，还取决于失血的速度。休克往往是在快速、大量（超过总血量的30%~35%）失血而又得不到及时补充的情况下发生的。

诊断：

（1）根据病史和体征都能反映出血管内容量不足和肾上腺能的补偿性反应。

（2）失血时间稍长，血液呈现浓缩，为血红蛋白增高，血细胞比容上升，尿素氮与肌酐的比例增大。

（3）失血量较大，引起严重的低容量性休克；通过中心测压可以观察到中心静脉压（CVP）和肺动脉楔压（PCWP）降低，心排出血量降低，静脉血氧饱和度（SVO2）降低，和全身血管阻力增高。

实验室检查：

（1）失血前期无明显变现。

（2）随着失血时间延长及失血量增加，可出现血液浓缩，尿素氮与肌酐的比例增大；血清钠增高，可根据实验室血液检查准确地估计失血量。

2. 感染性休克

是指由微生物及其毒素等产物所引起的脓毒病综合征伴休克,是微生物因子和机体防御机制相互作用的结果。

诊断:

(1)有明确感染灶。

(2)全身炎症反应存在。

(3)收缩压低于 90mmHg 或较原来基础值下降 40mmHg,液体复苏后 1 小时不能恢复。

(4)伴有器官组织低灌注或有意识障碍。

(5)血培养可能有致病微生物生长。

实验室检查:

(1)血常规:白细胞计数大多增高,在 $15 \times 10^9/L \sim 30 \times 10^9/L$ 之间,中性粒细胞增多伴核左移现象。血细胞压积和血红蛋白增高为血液浓缩的标志。并发弥散性血管内凝血(DIC)时血小板进行性减少。

(2)病原学检查:在抗菌药物治疗前常规进行血(或其他体液、渗出物)和脓液培养(包括厌氧菌培养)。分离得致病菌后作药敏试验。溶解物试验(LLT)有助于内毒素的检测。

(3)尿常规及肾功:发生肾功能衰竭时,尿比重由初期的偏高转为低而固定(1.010 左右);血尿素氮和肌酐值升高;尿/血肌酐之比 <20;尿渗透压降低、尿/血渗透压比值小于 1.5;肾衰指数 >1;Na^+ 排泄分数 >1%。

(4)血生化:血 pH、动脉血 $PaCO_2$、标准 HCO_3^- 和实际 HCO_3^-、缓冲碱与碱剩余;钠多偏低,血钾高低不一,取决于肾功能状态。

(5) 血清酶：ALT、CK、LDH 同工酶的测量可反映肝、心等脏器的损害情况。

(6) 血流变及 DIC 相关检查：休克初期血液呈高凝状态，其后纤溶亢进而转为低凝；DIC 的检查包括消耗性凝血障碍和纤溶亢进两方面，前者有血小板计数、凝血酶原时间、纤维蛋白原、白陶土凝血活酶时间等，后者包括凝血酶时间、纤维蛋白降解产物（FDP）、血浆鱼精蛋白副凝（3P）和乙醇胶试验以及优球蛋白溶解试验等。

3. 痈

由金黄色葡萄球菌感染引起的多个临近毛囊的深部感染，常发生于抵抗力低下者，好发颈部、背部、肩部，临床表现为大片浸润性紫红斑，可见化脓、组织坏死。本病伴有发热、畏寒、头痛、食欲不振等全身症状，严重者可继发毒血症、败血症导致死亡。

诊断：

(1) 痈常为单个发生；肿势范围较大，局部顶高色赤，表皮紧张光亮；有明显的全身症状。

(2) 颜面部疔疮初起为粟粒样脓头，根脚深，肿势散漫；出脓较晚而有脓栓；大多数患者初起即有全身症状。

(3) 有头疽红肿范围多在 9~12cm 以上，有多个粟粒状脓头；溃后状如蜂窝；有较重的全身症状；病程较长。

实验室检查：

(1) 血常规：白细胞总数明显增高，中性粒细胞增加。

(2) 组织细菌涂片：可见革兰阳性球菌，血液及组织的细菌培养金黄色葡萄球菌阳性。

（3）组织病理：表现为多个相邻毛囊、毛囊周围组织及皮下组织密集的中性粒细胞浸润，可见组织坏死和脓肿形成。

4. 急性蜂窝组织炎

皮下、筋膜下、肌间隙或深部疏松结缔组织的急性、弥漫性、化脓性感染。

诊断：

（1）临床表现及体征，根据典型的局部和全身表现和体征可作出诊断。

（2）实验室检查，白细胞计数升高，脓液的细胞学检查有助于诊断。

（3）影像学检查，对感染程度及病原菌判断有帮助。

实验室检查：

（1）血常规：一般感染时，白细胞计数升高；若白细胞计数>（20~30）×10^9/L，或<$4×10^9$/L，或未成熟白细胞>0.1%，或出现毒性颗粒时，应警惕并发感染性休克和脓毒血症；分类计数常伴有中性粒细胞升高。

（2）细菌学检查：对多发、反复感染者，可由脓肿直接抽取脓液进行细菌培养，阳性结果有助于诊断；在脓液细菌培养的同时，行药物敏感性试验可为临床药物治疗提供科学依据。

5. 脓毒症与菌血症

脓毒症（sepsis）是病原菌产生的内毒素、外毒素和它们介导的多种炎症介质吸收后，对机体组织造成的损害；若细菌侵入血液循环，血培养阳性，则称为菌血症（bacteremia），常继发于严重创伤后的感染和各种化脓性感染。

诊断：主要依据实验室检查进行诊断。

实验室检查：

（1）白细胞计数：明显增高，一般常可达（20~30）×10^9/L以上。

（2）细菌学培养：血细菌和脓液细菌培养。

（3）骨髓细菌培养：血细菌培养阴性，而高度怀疑菌血症时，可行骨髓细菌培养。

（4）真菌培养：疑有真菌性菌血症者，可做尿和血液真菌检查和培养。

（5）血生化：脓毒症病人可出现氮质血症。

（6）血气分析：脓毒症病人可有不同程度的酸中毒。

（7）肾功能检测：脓毒症病人合并肾功能损害时，尿中可出现蛋白、血细胞、酮体等。

（8）免疫学检测：活化补体、白三烯、血栓素、TNF-1炎症介质升高。

6. 急性乳腺炎

乳腺的急性化脓性感染，是乳腺管内和周围结缔组织炎症，多发生于产后哺乳期的妇女，尤其初产妇更为多见。

诊断：

（1）乳房红肿热痛，体温高达39℃~40℃，血象白细胞数升高，即可做出诊断。

（2）脓肿位置较深，脓腔位于腺体后间隙，皮肤红肿往往不明显，此时需要穿刺抽出脓液，才能证实。

实验室检查：

（1）血常规：白细胞总数及中性粒细胞数增加。

（2）细菌学检查：抽取脓液行涂片，培养及药敏试验。

（3）血液细菌培养：急性乳腺炎并发脓毒败血症时，一般应隔天1次，抽血做细菌培养，直到阴性为止。

（4）其他：局部穿刺，X线钼靶摄片及B超检查可辅助诊断。

7. 脓胸

胸膜腔被致病菌侵入，发生感染积脓，依据症状出现及病程长短分为急性和慢性。

诊断：

根据症状、体征、X线表现，特别是胸穿结果，均能明确诊断。

实验室检查：

（1）血液：白细胞计数增高，中性粒细胞比例增多，核左移，可见中毒颗粒，慢性期有贫血，血红蛋白和白蛋白降低。

（2）胸腔穿刺液：渗出液脓性，白细胞计数达（10~15）×10^9/L，以中性粒细胞为主；蛋白质含量>3g/dl，葡萄糖<20mg/dl，涂片染色镜检可找到致病菌。

（3）胸部X线检查：胸腔积液征或包裹性胸腔积液相像，或有容积缩小，肋间隙变窄，纵隔移位等。

（4）肺功能：慢性期为限制性通气功能障碍，肺活量减低。

8. 急性化脓性腹膜炎

按发病机制分原发性腹膜炎和继发性腹膜炎；原发性由细菌进入腹腔感染引起，继发性由腹内脏器穿孔、炎症、损伤、破裂或手术污染所造成。

诊断：

（1）症状：持续性腹痛，可局限或弥漫至全腹，并伴有恶心、呕吐，体温常升高，脉搏增快。感染严重时出现中毒症状，如高热、脉速、呼吸浅快、口唇发绀、血压下降、神志恍惚或不清。

（2）体征：腹胀，腹式呼吸减弱或消失。腹部压痛、腹肌紧张和反跳痛是腹膜炎的标志性体征。肝浊音界缩小或消失。腹腔内积液较多时移动性浊音阳性，肠鸣音减弱或完全消失。直肠指诊有直肠前窝饱满和触痛。

（3）结合实验室检查及腹部X线检查明确诊断。

实验室检查：白细胞计数和中性粒细胞比例增多，或有中毒颗粒。

9.急性阑尾炎

急腹症的首位，持续伴阵发性加剧的右下腹痛、恶心、呕吐，右下腹阑尾区（麦氏点）压痛，则是该病重要体征，可分为急性单纯性阑尾炎，急性化脓性阑尾炎，坏疽及穿孔性阑尾炎和阑尾周围脓肿四种类型。

诊断：

（1）转移性右下腹痛。

（2）右下腹有固定的压痛区和不同程度的腹膜外刺激征。

（3）实验室检查结合右下腹B超检查。

（4）青年女性和有停经史的已婚妇女对急性阑尾炎诊断有怀疑时，应请妇科会诊以便排除宫外孕和卵巢滤泡破裂等疾病。

实验室检查：

（1）血常规：白细胞计数增多，严重者甚至可超过20×

10^9/L。

（2）尿常规：无特殊，偶可见少量红、白细胞。

10. 急性胰腺炎

多种病因导致胰酶在胰腺内被激活后引起胰腺组织自身消化、水肿、出血甚至坏死的炎症反应，以急性上腹痛、恶心、呕吐、发热和血胰酶增高等为特点。

诊断：

（1）急性发作的剧烈而持续上腹部疼痛、恶心、呕吐、发热伴上腹部压痛。

（2）血、尿淀粉酶显著升高超过正常值3倍以上。

（3）B超或CT提示胰腺炎的典型改变。

（4）排除其他急腹症。

实验室检查：

（1）血常规白细胞计数增多及中性粒细胞核左移。

（2）血清淀粉酶超过正常3倍可确诊。

（3）血清脂肪酶持续升高。

（4）生化：暂时性血糖升高，持久的空腹血糖高于10mmol/L反映胰腺坏死，提示预后不良。

11. 肠梗阻

肠内容物通过障碍统称肠梗阻。它是常见的外科急腹症之一，腹痛、呕吐、腹胀、排便排气停止是常见症状，严重时可出现休克。

诊断：根据腹痛、呕吐、腹胀、肛门不排便不排气四大症状；腹部可见肠蠕动波或肠形，肠鸣音亢进，结合实验室检查一般可做出诊断。

实验室检查:

(1) 白细胞计数增多,中性粒细胞核左移,血液浓缩。

(2) 尿比重增高。

(3) 代谢性酸中毒及水电解质平衡紊乱。

(4) 血清肌酸激酶升高。

12. 肝脓肿

细菌、真菌或溶组织阿米巴原虫等多种微生物引起的肝脏化脓性病变;其中细菌性肝脓肿常为多种细菌所致的混合感染,约为80%,阿米巴性肝脓肿约为10%,而真菌性肝脓肿低于10%。

诊断:

(1) 患者多有不规则的脓毒性发热,肝区持续性疼痛,随深呼吸及体位移动而剧增。

(2) 肝脏多有肿大,部分病人可出现黄疸。

(3) 肝穿刺、X线检查、B超及CT等辅助检查可帮助确诊。

实验室检查:

(1) 白细胞及中性粒细胞升高。

(2) 阿米巴肝脓肿粪中偶可找到阿米巴包囊或滋养体。

(3) 酶联免疫吸附(ELISA)测定血中抗阿米巴抗体,可帮助确定脓肿的性质。

(4) 肝穿刺阿米巴肝脓肿可抽出巧克力色脓液;细菌性可抽出黄绿色或黄白色脓液,培养可获得致病菌。脓液应做AFP测定,以除外肝癌液化。

13. 急性胆囊炎

胆囊管阻塞和细菌侵袭而引起的胆囊炎症;其典型临床特

征为右上腹阵发性绞痛，伴有明显的触痛和腹肌强直；依据病因可分为机械性、化学性及细菌性炎症。

诊断：

（1）右上腹突发性疼痛，并向右肩背部放射，伴有发热、恶心、呕吐，体检右上腹压痛和肌卫，Murphy征阳性，白细胞计数增高，B超示胆囊壁水肿，即可确诊为本病，如以往有胆绞痛病史，则可有助于确诊。

（2）15%~20%的病例其临床表现较轻，或症状发生后随即有所缓解，但实际病情仍在进展时，可增加诊断上的困难。

实验室检查：

（1）白细胞总数及中性粒细胞约80%患者白细胞计数增高，平均在（10~15）$\times 10^9$/L；总数在20×10^9/L以上时，应考虑有胆囊坏死或穿孔存在。

（2）单纯急性胆囊炎病人血清总胆红素一般不超过34μmol/L，若超过85.5μmol/L时应考虑有胆总管结石并存；当合并有急性胰腺炎时，血、尿淀粉酶含量亦增高。

（3）血清转氨酶：40%左右的病人血清转氨酶不正常，但多数在400u/L以下。

14. 血管闭塞性脉管炎

血管闭塞性脉管炎简称脉管炎，是一种进行缓慢的、主要累及四肢中小动脉和静脉的血管病变。病理变化为血管壁的阶段性、非化脓性炎症伴腔内血栓形成，管腔阻塞，导致肢体缺血，引起疼痛和肢端坏疽。病程呈周期性发作，病变多在下肢。

诊断：

（1）年龄20~40岁青壮年男性。

（2）有漫长的持续数年的病程。早期患肢发凉，怕冷麻木，疼痛，间歇性跛行，以后静息痛逐渐加重，严重时发生溃疡或坏疽。

（3）患肢皮肤苍白、潮红、紫红或青紫。

（4）足部和小腿反复发作游走性血栓性浅静脉炎。

（5）患肢足背动脉，胫后动脉搏动减弱或消失，甚至累及腘动脉，股动脉搏动减弱或消失。侵犯上肢者，尺动脉，桡动脉搏动减弱或消失。

（6）除外闭塞性动脉粥样硬化症，大动脉炎，肢端动脉痉挛，糖尿病性坏疽等疾病。

实验室检查：

（1）跛行距离和跛行时间。

（2）皮肤温度测定双侧肢体对应部位皮肤温度相差2℃以上，提示皮温降低侧有动脉血流减少。

（3）患肢远侧动脉搏动减弱或不能扪及。

（4）肢体抬高试验（Buerger试验），试验阳性者，提示患肢有严重供血不足。

15. 前列腺炎

泌尿外科的常见病，少数患者有急性病史，多表现为慢性、复发性经过，是多种疾病的共同表现，而且临床表现复杂多变，可产生各种并发症，也可自行缓解。

诊断：

（1）病史：发病前是否患过全身它处感染病灶，如有无皮肤化脓性感染，或上呼吸道感染等，或急性尿道炎病史，以及有否尿道器械操作病史。

（2）症状：起病急骤，全身症状有高热、寒战、厌食、乏力等，局部症状有尿频、尿急、尿痛及直肠刺激症状。

（3）实验室及直肠指诊。

实验室检查：

（1）EPS常规检查前列腺液的白细胞数量>10个/视野，就高度怀疑为前列腺炎，特别是前列腺液中发现含有脂肪的巨噬细胞，基本可确诊。

（2）尿常规分析及尿沉渣检查是排除尿路感染，诊断前列腺炎的辅助方法。

（3）精液质量异常，如白细胞增多，精液不液化，血精和精子活力下降等改变。

16. 尿石症

泌尿系统的常见病之一，分为上尿路结石（肾输尿管结石）和下尿路结石（膀胱、尿道结石），是人体异常矿化的一种表现；病因较复杂，可由种族遗传、饮食与营养、代谢异常、药物、尿路感染、自然及社会环境等多种因素共同作用导致。

诊断：

（1）主要表现为排尿困难，排尿费力，可呈滴沥状，有时出现尿流中断及尿潴留。

（2）B超和X线检查有助于明确诊断。

实验室检查：

（1）镜下血尿是诊断本病的重要线索，伴随绞痛发作或因剧烈活动而加重。

（2）X线平片可了解结石的大小、形状、数目、部位，观察结石的性状和致密度有助于对结石成分的估计。

（3）B超最适于筛选和随诊尿石症患者，可发现可透过X线的结石，了解有无肾积水，了解肾实质厚度，发现某些成石病因，提供鉴别诊断资料。

17. 骨髓炎

由需氧或厌氧菌，分枝杆菌及真菌引起骨的感染和破坏，主要指化脓性细菌感染骨髓、骨皮质和骨膜而引起的炎症性疾病。急性骨髓炎起病时高热、局部疼痛，转为慢性骨髓炎时会有溃破、流脓、有死骨或空洞形成，临床上常见有反复发作，严重影响身心健康和劳动能力。

诊断：

（1）患者常出现局限性骨痛，发热和不适则提示骨髓炎可能。

（2）血白细胞计数可以正常，ESR和C-反应蛋白增高。

（3）X线变化在感染后3~4周出现，可见骨破坏，软组织肿胀，软骨下骨板侵袭，椎间盘间隙变窄和骨质破坏伴椎骨变短；若X线表现不明确，可行CT检查以确定病变。

实验室检查：血白细胞计数可以正常，但ESR和C-反应蛋白增高。

18. 关节炎

泛指发生在人体关节及其周围组织的炎性疾病，临床表现为关节的红、肿、热、痛、功能障碍及关节畸形，严重者导致关节残疾，病因复杂，主要与炎症、自身免疫反应、感染、代谢紊乱、创伤、退行性病变等因素有关。

诊断：

（1）疼痛是关节炎最主要的表现，肿胀是关节炎症的常见表现，可出现关节活动受限及神经根受压等体征。

(2) X线片可见软组织肿胀、骨质疏松及病情进展后的关节面囊性变、侵袭性骨破坏、关节面模糊、关节间隙狭窄、关节融合及脱位；MRI检查：关节的 MRI 检查对发现类风湿关节炎患者的早期关节病变很有帮助；超声：关节超声是简易的无创性检查，对于滑膜炎、关节积液以及关节破坏有鉴别意义。

实验室检查：

(1) 外周血白细胞计数升高。

(2) 血沉和 C-反应蛋白升高。

(3) 关节液检查，常为渗出液，轻者白细胞计数可接近正常，重者明显升高，多数为中性粒细胞细菌培养阴性。

(4) 类风湿因子和抗核抗体均为阴性。

(十二) 妇产科疾病

1. 闭经

闭经（amenorrhea）是多种疾病导致的女性体内病理生理变化的外在表现，可分为原发性和继发性，生理性和病理性，按生殖轴病变和功能失调的部位分为下丘脑性闭经、垂体性闭经、卵巢性闭经、子宫性闭经以及下生殖道发育异常性闭经。生理性闭经是指青春期前、妊娠期、哺乳期和绝经期后的无月经。病理性闭经是直接或间接由中枢神经－下丘脑－垂体－卵巢轴以及靶器官子宫的各个环节的功能性或器质性病变引起的闭经。

以下化验检查有助于病理性闭经的鉴别诊断。

(1) 血雌激素、卵泡刺激素（FSH）及黄体生成素（LH）测定：若三者含量均降低，可能是垂体或下丘脑性闭经；若雌激素水平降低,而卵泡刺激素和黄体生成素值升高,可能为卵巢性闭经。

(2)雌激素、孕激素试验:若雌激素试验呈阴性,可能为卵巢性闭经;若雌激素、孕激素试验均为阴性,可能为子宫性闭经。

(3)甲状腺功能测定:若血清总三碘甲状腺原氨酸(TT_3)、总甲状腺素(TT_4)、游离三碘甲状腺原氨酸(FT_3)及游离甲状腺素(FT_4)均升高,闭经可能由甲状腺功能亢进引起;若以上各值均降低,则可能由甲状腺功能低下引起。

(4)垂体兴奋试验:若结果呈阳性,可能为下丘脑性闭经。

(5)雄激素水平测定:雄激素水平增高性疾病可导致闭经,如多囊卵巢综合征、先天性肾上腺皮质增生症、分泌雄激素的肿瘤及卵泡膜细胞增殖症等。

2. 多囊卵巢综合征

多囊卵巢综和合征(PCOS)是生育年龄妇女常见的一种复杂的内分泌及代谢异常所致的疾病,以慢性无排卵(排卵功能紊乱或丧失)和高雄激素血症(妇女体内男性激素产生过剩)为特征,主要临床表现为月经周期不规律(如闭经、月经稀少或功血等)、不孕、多毛和/或痤疮、肥胖等,超声检查和化验检查可辅助诊断,常见化验检查如下:

(1)血黄体生成素(LH)及卵泡刺激素(FSH)测定:黄体生成素升高,若黄体生成素和卵泡刺激素比值大于3,有诊断意义。

(2)血雌酮(E_1)/雌二醇(E_2)测定:如其比值大于1,有诊断价值。

（3）基础体温测定：基础体温曲线一般持续单相。

（4）雄激素测定：高雄激素的临床表现和高雄激素血症有助于诊断。

3. 阴道炎

阴道炎，指当阴道的自然防御功能受到破坏时，病原体易于侵入，导致阴道炎症的疾病。患者常可出现外阴瘙痒、灼热、分泌物增多等不适症状。临床上常见有：细菌性阴道病、念珠菌性阴道炎、滴虫性阴道炎、老年性阴道炎、幼女性阴道炎。常见以下化验检查：

（1）真菌性阴道炎检测：80%~90%病原体为白假丝酵母菌，酸性环境易于生长，为双相菌（酵母相、菌丝相）。

（2）滴虫性阴道炎检测：阴道分泌物涂片可观察到滴虫。

（3）细菌性阴道炎检查：阴道分泌物涂片可见革兰阴性杆菌明显增多，可观察到线索细胞。

（4）老年性阴道炎：雌激素水平降低，阴道内pH增高，其他致病菌过度繁殖或容易入侵引起炎症，以需氧菌为主。

（5）幼女性阴道炎：多为继发感染所致，涂片可见病原体有大肠埃希菌及葡萄球菌、链球菌等。

4. 子宫颈炎

子宫颈炎是妇科常见疾病之一，包括子宫颈阴道部炎症及子宫颈管黏膜炎症。临床多见的子宫颈炎是急性子宫颈管黏膜炎，若急性子宫颈炎未经及时诊治或病原体持续存在，可导致慢性子宫颈炎症。大部分患者无症状。有症状者主要表现为阴道分泌物增多，呈黏液脓性，分泌物刺激可引起外阴瘙痒及灼热感，可出现月经间期出血、性交后出血等症状。根据患者的症状、体征及化验检查可以做出初步诊断。

以下化验有助于诊断：

（1）白细胞检测：子宫颈管分泌物或阴道分泌物涂片白细胞数增多。

（2）病原体检测：分泌物应做衣原体及淋病奈瑟菌的检测，若阳性有助于诊断。

5. 盆腔炎性疾病

盆腔炎性疾病是指女性上生殖道的一组感染性疾病，主要包括子宫内膜炎、输卵管炎、输卵管卵巢脓肿、盆腔腹膜炎。临床表现可因炎症轻重及范围大小而有不同的临床表现。轻者无症状或症状轻微。常见症状为下腹痛、发热、阴道分泌物增多；腹痛为持续性、活动或性交后加重。若病情严重可有寒战、高热、头痛、食欲缺乏。月经期发病可出现经量增多，经期延长。若有腹膜炎，则出现消化系统症状。若有脓肿形成，可有下腹部包块及局部压迫刺激症状。根据病史、症状、体征及实验室检查可做出初步诊断。阴道超声或磁共振检查显示输卵管增粗、输卵管积液，伴或不伴有盆腔积液、输卵管卵巢肿块；腹腔镜检查及化验检查有助于诊断。

常见化验检查如下：

（1）宫颈或阴道异常黏液脓性分泌物涂片检查：大量白细胞可提示炎性改变。

（2）红细胞沉降率：升高有助于诊断。

（3）C反应蛋白、降钙素原检测：升高有助于诊断。

（4）微生物学检查：细菌或淋病奈瑟菌或衣原体阳性可协助诊断。

(5)聚合酶链反应(PCR)检测：可为阳性。

(6)子宫内膜活检组织学检查：病理学提示炎症改变。

6. 子宫内膜异位症

子宫内膜异位症（endometriosis）是指有活性的内膜细胞种植在子宫内膜以外的位置而形成的一种女性常见妇科疾病。本病多发生于生育年龄的女性，青春期前不发病，绝经后异位病灶可逐渐萎缩退化。常见临床表现为痛经，月经异常，不孕，性交疼痛等。根据本病的特点，凡在生育年龄的妇女有进行性加剧的痛经或伴不孕史，妇科检查可扪得盆腔内有不活动包块或痛性结节者，一般即可初步诊断为盆腔子宫内膜异位症。影像学检查(B超、核磁共振、腹腔镜)及实验室检查有助于诊断。

常见化验检查如下：

(1) CA125（癌抗原125）值测定：在子宫内膜异位症患者，CA125值可升高，且随内膜异位症期增加，阳性率也上升，其敏感性和特异性都很高，因此对于子宫内膜异位症的诊断有一定的帮助，同时可以监测子宫内膜异位症的疗效。

(2) 抗子宫内膜抗体（EMAb）：血清EMAb的检测为子宫内膜异位症患者的诊断及疗效观察的有效检查方法。

7. 葡萄胎

葡萄胎是指妊娠后胎盘绒毛滋养细胞增生，间质高度水肿，形成大小不一的水疱，水疱间相连成串，形如葡萄，亦称水疱状胎块（HM）。分为完全性葡萄胎和部分性葡萄胎。常见临床表现为停经后阴道流血、腹痛等。根据停经后不规则阴道流血，子宫异常增大变软，子宫5个月妊娠大小时尚摸不到胎体，听不到胎心，无胎动，应疑诊为葡萄胎。若在阴道排出物中见到水疱状组织，葡萄胎的诊断基本可以确定。超声检查及实验室检查有助于诊断。

常见化验检查如下：

（1）HCG测定：血清中HCG浓度大大高于正常妊娠时相应月份值，因此利用这种差别可作为葡萄胎的辅助诊断。

（2）流式细胞计数（FCM）：完全性葡萄胎的染色体核型为二倍体，部分性葡萄胎为三倍体。

（3）阴道血检测：发现水疱样物，可以确诊。

8. 异位妊娠

受精卵在子宫腔外着床发育的异常妊娠过程，也称"宫外孕"。以输卵管妊娠最常见。病因常由于输卵管管腔或周围的炎症，引起管腔通畅不佳，阻碍孕卵正常运行，使之在输卵管内停留、着床、发育，导致输卵管妊娠流产或破裂。在流产或破裂前往往无明显症状，也可有停经、腹痛、少量阴道出血。破裂后表现为急性剧烈腹痛，反复发作，阴道出血，以至休克。检查常有腹腔内出血体征，子宫旁有包块，超声检查可助诊。

常见化验检查如下：

（1）HCG测定。异位妊娠时多升高，是目前早期诊断异位妊娠的重要方法。

（2）孕酮测定。异位妊娠的血清水平偏低，但在孕5~10周时相对稳定，单次测定即有较大的诊断价值。如血清孕酮水平低于10ng/ml（放免测定），常提示异常妊娠，其准确率在90%左右。

（3）血清AFP及E_2测定。如AFP水平升高，E_2水平低下的异位妊娠者，两者与血清HCG、孕酮联合测定，在异位妊娠检测中优于单项测定。

（4）后穹窿穿刺液检测。常可抽出非凝固性血液，含有小凝血块；有时可抽出脓液，涂片检查细菌为阳性。

9. 妊娠期高血压病

妊娠期高血压是产科常见疾患，占全部妊娠的 5%~10%，是孕产妇死亡的第二大原因。其主要症状有高血压、蛋白尿、水肿等。血压测定可用于疾病的诊断。按发病基础、脏器损害程度将妊娠期高血压疾病分为五类，即妊娠期高血压、子痫前期、子痫、慢性高血压伴子痫前期、慢性高血压。

常见的化验检查如下：

（1）尿蛋白定量测定：蛋白尿升高及严重程度有助于疾病的分型。

（2）血肌酐测定：血肌酐升高有助于重度子痫的诊断。

（3）血小板计数：减低有助于子痫的分型。

（4）血尿酸测定：增高有助于诊断。

10. 妊娠期糖尿病

妊娠期间的糖尿病有两种情况，一种为妊娠前已确诊患糖尿病，称"糖尿病合并妊娠"；另一种为妊娠前糖代谢正常或有潜在糖耐量减退、妊娠期才出现或确诊的糖尿病，又称为"妊娠期糖尿病（GDM）"。临床表现多为妊娠期有三多症状（多饮、多食、多尿），或外阴、阴道假丝酵母菌感染反复发作，孕妇体重 >90kg，本次妊娠并发羊水过多或巨大胎儿。化验检查有助于疾病的诊断。

常见的化验检查如下：

（1）尿糖测定：尿糖阳性者不要仅考虑妊娠期生理性糖尿，

应进一步做空腹血糖检查及糖耐量筛查试验。

（2）空腹血糖测定：两次或两次以上空腹血糖≥5.8mmol/L者，可诊断为糖尿病。

（3）OGTT试验：其中有两项或两项以上达到或超过正常值，可诊断为妊娠期糖尿病。仅1项高于正常值，诊断为糖耐量异常。

（4）糖化血红蛋白测定：若升高，有助于疾病的诊断。

（5）胰岛素及C肽测定：如异常有助于疾病的诊断。

（十三）儿科疾病

1. 新生儿黄疸

新生儿黄疸是指新生儿时期，由于胆红素代谢异常，引起血中胆红素水平升高，而出现以皮肤、黏膜及巩膜黄染为特征的病症，是新生儿中最常见的临床问题。本病有生理性和病理性之分。生理性黄疸是指单纯因胆红素代谢特点引起的暂时性黄疸，在出生后2~3天出现，4~6天达到高峰，7~10天消退，早产儿持续时间较长，除有轻微食欲不振外，无其他临床症状。若生后24小时即出现黄疸，每日血清胆红素升高超过5mg/dl或每小时>0.5mg/dl；持续时间长，足月儿>2周，早产儿>4周仍不退，甚至继续加深加重或消退后重复出现或生后一周至数周内才开始出现黄疸，均为病理性黄疸。临床表现除黄疸外可有其他表现：溶血性黄疸多伴有贫血、肝脾大、出血点、水肿、心衰。感染性黄疸多伴发热、感染中毒症状及体征。梗阻性黄疸多伴肝肿大，大便色发白，尿色黄。重症黄疸时表现反应差、精神萎靡、厌食、肌张力低，继而易激惹、高声尖叫、呼吸困难、惊厥或角弓反张、肌张力增高等。

常见的化验如下：

（1）胆红素检测：皮肤检测是新生儿黄疸诊断的重要指标，可作为筛查用，一旦达到一定的界限值，需检测血胆红素。

（2）红细胞、血红蛋白、网织红细胞、有核红细胞：在新生儿黄疸时必须常规检查，有助于新生儿溶血病的筛查。有溶血病时红细胞计数和血红蛋白减低，网织红细胞增多。

（3）血型：包括父、母及新生儿的血型（ABO 和 Rh 系统），特别是可疑新生儿溶血病时，非常重要。必要时进一步作血清特异型抗体检查以助确诊。

（4）红细胞脆性试验：怀疑黄疸由于溶血引起，但又排除血型不合溶血病，可做本试验。若脆性增高，考虑遗传性球形红细胞增多症，自身免疫性溶血症等。若脆性降低，可见于地中海贫血等血红蛋白病。

（5）高铁血红蛋白还原率：正常 >75%，G-6PD（6-磷酸葡萄糖脱氢酶）缺陷者此值减低，须进一步查 G-6PD 活性测定，以明确诊断。

（6）血、尿、脑脊液培养，血清特异性抗体，C 反应蛋白及血沉检查：疑为感染所致黄疸，血、尿、脑脊液培养，血清特异性抗体，C 反应蛋白及血沉检查多增高，血常规白细胞计数增高或降低，有中毒颗粒及核左移。

（7）肝功能检查：测血总胆红素和结合胆红素，谷丙转氨酶是反映肝细胞损害较为敏感的方法，碱性磷酸酶在肝内胆道梗阻或有炎症时均可升高。

2. 新生儿呼吸窘迫综合征

新生儿呼吸窘迫综合征，又称新生儿肺透明膜病。指新生儿出生后不久即出现进行性呼吸困难和呼吸衰竭等症状，主要是由于缺乏肺泡表面活性物质所引起，导致肺泡进行性萎陷。临床表现为患儿于生后4~12小时内出现进行性呼吸困难、呻吟、发绀、吸气三凹征，严重者发生呼吸衰竭。X线和实验室检查有助于疾病诊断。常见化验如下：

（1）血气检查：血气检查PaO_2低，$PaCO_2$增高；代谢性酸中毒血pH降低，碱剩余减少，二氧化碳结合力下降。疾病过程中血液易出现低Na^+、K^+、和高Cl^-，因此需测血电解质。

（2）胃液泡沫稳定试验：无泡沫，为阴性，可助于诊断肺透明膜病。

3. 苯丙酮尿症（PKU）

苯丙酮尿症是一种常见的氨基酸代谢病，是由于苯丙氨酸（PA）代谢途径中的酶缺陷，使得苯丙氨酸不能转变成为酪氨酸，导致苯丙氨酸及其酮酸蓄积，并从尿中大量排出。临床表现不均一，主要临床特征为智力低下、精神神经症状、湿疹、皮肤抓痕征及色素脱失和鼠气味等，脑电图异常。脑电图、X线检查及实验室检查有助于本病的诊断。

常见化验如下：

（1）新生儿期苯丙氨酸测定：若升高，有助于疾病诊断。

（2）尿三氯化铁试验或二硝基苯肼试验：若阳性表明尿中苯丙氨酸浓度增高。

（3）血浆氨基酸分析和尿液有机酸分析：可为本病提供生化诊断依据，同时，也可鉴别其他的氨基酸、有机酸代谢病。

（4）尿蝶呤分析：典型PKU患儿尿中蝶呤总排出量增高，新蝶呤与生物蝶呤比值正常。

(5) DNA 分析：近年来广泛用于 PKU 诊断，杂合子检出的产前诊断。

(6) 四氢生物嘌呤负荷试验：血浆苯丙氨酸浓度不下降。

4. 婴幼儿急疹

婴幼儿急疹又称幼儿玫瑰疹，是婴幼儿常见的一种急性发热出疹性疾病，由人类疱疹病毒6、7型感染引起。其特点是在发热3~5天后热度突然下降，皮肤出现玫瑰红色的斑丘疹，病情减轻，如无并发症可很快痊愈。2岁以下的婴幼儿突然高热，无其他系统症状，热退时出现皮疹，应该考虑此病。实验室检查有助于疾病诊断。常见化验如下：

(1) 血常规检查：在发病的第1~2天，白细胞计数可增高，但发疹后则明显减少，而淋巴细胞计数增高，最高可达90%以上。

(2) 病毒分离：病毒分离是HHV-6、7型感染的确诊方法。由于病毒分离培养费时，不适于早期诊断，一般只用于实验室研究。

(3) 病毒抗原的检测：病毒抗原检测适于早期诊断，抗原阳性结果可作为确诊的依据。

(4) 病毒抗体的测定：IgM 抗体阳性，高滴度 IgG 以及恢复期 IgG 抗体4倍增高等均可说明 HHV-6、7 感染的存在。当从脑脊液内测到 IgM 抗体或 IgG 抗体时，提示中枢神经系统感染的存在。IgM 抗体一般产生于感染后5天，可持续存在2~3周，IgG 抗体于感染后7天产生，4周后达高峰，可持续长时间。

(5) 病毒核酸检测：可用定量、半定量 PCR 来测定 DNA 的量，明确是否存在活动性感染。高浓度的病毒 DNA 提示活动性感染的存在。

5. 流行性腮腺炎

流行性腮腺炎简称流腮,俗称痄腮。四季均有流行,以冬、春季常见。是儿童和青少年期常见的呼吸道传染病。它是由腮腺炎病毒引起的急性、全身性感染,以腮腺肿痛为主要特征,有时亦可累及其他唾液腺。常见的并发症为病毒脑炎、睾丸炎、胰腺炎及卵巢炎。流行性腮腺炎前驱症状较轻,主要表现为一侧或两侧以耳垂为中心,向前、后、下肿大,肿大的腮腺常呈半球形边缘不清,表面发热,有触痛。7~10天消退。根据流行情况及接触史,以及腮腺肿大的特征,诊断并不困难。

常见化验如下:

(1)血、尿常规检查:白细胞计数正常或稍低,有肾炎并发症者可出现蛋白尿及红、白细胞。

(2)血清和尿淀粉酶测定:90%患者的血清淀粉酶有轻度和中度增高,有助诊断。淀粉酶增高程度往往与腮腺肿胀程度成正比。

(3)补体结合抗体检查:即抗S和抗V抗体,抗S抗体可作为早期感染证据,6~12个月逐渐下降消失;抗V抗体在发病1个月达高峰,6个月后逐渐下降,2年后达低水平并持续存在。恢复期双份血清测定V抗体效价4倍以上升高,也可确诊。

(4)病毒分离:早期患者可在唾液、尿、血、脑脊液中分离到病毒。

6. 脊髓灰质炎

脊髓灰质炎是由脊髓灰质炎病毒引起的严重危害儿童健康的急性传染病。患者多为1~6岁儿童,主要症状是发热,全身不适，严重时肢体疼痛，发生分布不规则和轻重不等的迟缓性瘫痪，俗称小儿麻痹症。脊髓灰质炎临床表现多种多样，包括程度很轻的非特异性病变，无菌性脑膜炎和各种肌群的弛缓性无力。同时伴有肌肉，皮下脂肪，肌腱等萎缩。脊髓灰质炎出现典型瘫痪症状时，诊断并不困难。瘫痪出现前多不易诊断，血清和大便病毒分离阳性可确诊。

常见化验如下：

（1）血常规检查：白细胞总数及中性粒细胞百分比大多正常。

（2）脑脊液检查：瘫痪前期及瘫痪早期可见细胞数增多（以淋巴细胞为主），蛋白增加不明显，呈细胞蛋白分离现象，对诊断有一定的参考价值。至瘫痪第3周，细胞数多已恢复正常，而蛋白质仍继续增高，4~6周后方可恢复正常。

（3）病毒分离：病毒分离是本病最重要的确诊性试验。

（4）血清学抗体检查：检测患者血液及脑脊液中抗脊髓灰质炎病毒特异性免疫球蛋白M（IgM）抗体，可帮助早期诊断；恢复期患者血清中特异性免疫球蛋白G（IgG）抗体滴度较急性期有4倍以上增高，有诊断意义。

7. 疱疹性口炎

疱疹性口炎是一种由单纯疱疹病毒所致的口腔黏膜感染性疾病。有原发性和复发性口炎。临床上以出现簇集性小水疱为特征，有自限性，易复发。大多数病例，根据临床表现都可做出诊断。实验室检查只是用于最终确诊。

常用的化验检查如下：

（1）疱疹病毒血清学检查：若病毒相关抗体检查阳性，有助于疾病诊断。

（2）疱疹病毒核酸检测：若阳性，则可确诊。

8. 婴幼儿腹泻

婴幼儿腹泻是婴幼儿期的一种胃肠道功能紊乱，以腹泻、呕吐为主的综合征，以夏秋季节发病率最高。临床主要表现为大便次数增多、排稀便和水电解质紊乱。根据临床表现及相关检查作出诊断。

常见的化验如下：

（1）血常规检查：白细胞增多有助于诊断。

（2）大便镜检：消化不良者有脂肪滴或少量黏液，肠炎者有白细胞及偶见红细胞及吞噬细胞，真菌性肠炎可见真菌孢子及菌丝，培养可分离出致病菌。

（3）电解质检查：评估患儿疾病严重程度。

9. 小儿肺炎（包括新生儿肺炎）

小儿肺炎是婴幼儿时期的常见病，我国北方地区以冬春季多见。肺炎是由病原体感染或吸入羊水及过敏反应等所引起的肺部炎症，主要临床表现为发热、咳嗽、呼吸急促、呼吸困难以及肺部啰音等。根据临床表现及影像学检查可做出诊断。依靠病原学检测以明确病因，指导治疗与估计预后。

常见化验检查如下：

（1）血常规检查。细菌性肺炎时，白细胞计数通常增高，中性粒细胞比例增高。重症金黄色葡萄球菌肺炎和流感杆菌肺炎，有时白细胞总数反而减低。病毒性肺炎的白细胞计数常为正常或减少，淋巴细胞比例正常或增高。

（2）C反应蛋白试验。在细菌性感染、败血症等时C反应蛋白值上升，升高与感染的严重程度呈正比，病毒及支原体感染时通常不增高，但也并非完全如此。

（3）病原学检查。直接涂片镜检及细菌分离鉴定。标本可为痰、咽拭子、胸腔积液、肺泡灌洗液等。若细菌或是病毒抗原的检测、核酸的检测以及抗体的检测阳性可明确病因。

10. 先天性心脏病

先天性心脏病是先天性畸形中最常见的一类，指在胚胎发育时期由于心脏及大血管的形成障碍或发育异常而引起的解剖结构异常，或出生后应自动关闭的通道未能闭合（在胎儿属正常）的情形。临床表现主要取决于畸形的大小和复杂程度。复杂而严重的畸形在出生后不久即可出现严重症状，甚至危及生命。主要症状为：经常感冒、反复呼吸道感染，易患肺炎；生长发育差、消瘦、多汗；吃奶时吸吮无力、喂奶困难，或婴儿拒食、呛咳，平时呼吸急促；儿童诉说易疲乏、体力差；口唇、指甲青紫或者哭闹、或活动后青紫，杵状指趾（甲床如锤子一样隆起）；喜欢蹲踞、晕厥、咯血；听诊发现心脏有杂音。一般通过症状、体征、心电图、X线和超声心动图即可作出诊断，并能估计其血液动力学改变、病变程度及范围，以确定治疗方案。对合并多种畸形、复杂疑难的先天性心脏病，专科医生会根据情况，有选择地采取三维CT检查、心导管检查或心血管造影等检查手段，了解其病变程度，类型及范围，综合分析作出明确的诊断。

11. 病毒性心肌炎

病毒性心肌炎是指病毒感染引起的心肌局限性或弥漫性的急性或慢性炎症病变，属于感染性心肌疾病。病毒性心肌炎患者临床表现取决于病变的广泛程度和部位，轻者可无症状，重者可出现心力衰竭、心源性休克和猝死。患者常在发病前1~3周有上呼吸道或肠道感染史，表现为发热、全身酸痛、咽痛、倦怠、恶心、呕吐、腹泻等症状，然后出现心悸、胸闷、胸痛或心前区隐痛、头晕、呼吸困难、水肿，甚至发生Adams-Stokes综合征；极少数患者出现心力衰竭或心源性休克。临床诊断主要依据：发病前有肠道感染或呼吸道感染病史、心脏损害的临床表现、心肌损伤标志物阳性、其他辅助检查显示心肌损伤、病原学检查阳性等，应考虑病毒性心肌炎的临床诊断。确诊有赖于心内膜心肌活检。辅助检查有心电图、超声心动、X线检查、放射性心肌核素显像等。

常见的化验如下：

（1）血液生化检查：急性期可出现白细胞计数增高、血沉增快、C反应蛋白、血清肌酸激酶、血清肌钙蛋白T、血清肌钙蛋白I增加。

（2）病毒学检查：可从咽拭子、粪便、心肌组织中分离病毒或用PCR技术检测病毒RNA；血清中检测特异性抗病毒抗体滴定度。

12. 川崎病

川崎病又称小儿皮肤黏膜淋巴结综合征，是一种以全身血管炎为主要病变的急性发热出疹性小儿疾病。临床表现可有发热、皮疹、颈部非脓性淋巴结肿大、眼结合膜充血、口腔黏膜弥漫充血、杨梅舌、掌跖红斑、手足硬性水肿等。根据患儿临床表现及相关检查可作初步诊断。

常见化验如下：

（1）血常规检查：若白细胞升高，血小板增多可协助诊断。

（2）C反应蛋白：若阳性，可协助诊断。

（3）血细胞沉降率。若升高可协助诊断。

（4）尿常规：可见蛋白尿、红细胞、白细胞等。

（5）血清免疫学检测：急性期，免疫球蛋白IgM、IgG，免疫复合物可升高；T抑制细胞绝对计数明显减少，活化的T辅助细胞增多。

（6）血栓烷A_2代谢产物测定：可增高。

13. 生长激素缺乏症

生长激素缺乏症是指儿童身高低于同种族、同年龄、同性别正常健康儿童平均身高的2个标准差以上，或者低于正常儿童生长曲线第三百分位。患儿因生长激素缺乏所导致的身材矮小，又称垂体性侏儒症。临床表现为出生时身长正常，出生后5个月起出现生长减慢，1~2岁明显。随年龄的增长，生长缓慢程度也增加，体形较实际年龄幼稚。自幼食欲低下。典型者矮小，皮下脂肪相对较多，腹脂堆积，圆脸，前额略突出，小下颌，肢体匀称，高音调声音。学龄期身高年增长率不足5cm，严重者仅2~3cm，身高偏离在正常均数-2SD（标准差）以下。患儿智力正常。出牙、换牙及骨龄落后。青春期发育大多延缓。根据临床表现可进行初步诊断。X线检查、颅脑磁共振检查及实验室检查有助于疾病的诊断。

常用化验检查如下：

（1）血生长激素GH测定：血清GH值较低，呈脉冲式分泌，若GH峰值<5μg/L，为完全性GH缺乏症；GH峰值在5.1~9.9μg/

L为部分性GH缺乏；GH峰值≥10μg/L为正常反应。

（2）IGF-1测定：IGF-1测定有一定的鉴别诊断意义，如矮小儿童GH增高，而IGF-1值低下，应该考虑有对GH抵抗。

（3）类胰岛素生长因子结合蛋白3（IGFBP3）测定：循环血中95%的IGF-1与IGFBP3结合，结合有高度亲和力和特异性，可调整IGF-1对细胞的增殖、代谢和有丝分裂的影响。

（4）染色体检查：对女性矮小伴青春期发育延迟者应常规作染色体检查，以排除染色体病。

14. 性早熟

性早熟是指女童在8岁前，男童在9岁前呈现第二性征发育的异常性疾病。多为中枢性性早熟，常见临床表现为女性表现有乳房发育、小阴唇变大、阴道黏膜细胞的雌激素依赖性改变、子宫、卵巢增大，阴毛出现，月经初潮。男性表现为睾丸和阴茎增大，阴毛出现，肌肉发达，声音变粗。男女性均有生长加速，骨成熟加速，最终可导致终身高低于靶身高。在伴有颅内肿瘤等中枢神经系统病变时，可有头痛、呕吐、视力改变或其他神经系统症状、体征。临床表现、性腺超声检查、骨龄测定及实验室检查有助于诊断。

常见化验检查如下：

（1）促性腺激素基础值：如果第二性征已达青春中期程度时，血清促黄体生成素（LH）基础值可作为初筛，如>5.0IU/L，即可确定其性腺轴已发动，不必再进行促性腺激素释放激素（GnRH）激发试验。

（2）GnRH激发试验：本试验对性腺轴功能已启动而促性腺激素基础值不升高者是重要的诊断手段，GnRH可使促性腺激素分泌释放增加,其激发峰值即可作为诊断依据。

(3)血清性激素水平测定:若升高至青春期水平可明确诊断。

(4)尿激素水平测定:女性特发性真性性早熟,尿促卵泡生成素、促黄体生成素、雌二醇可显著升高;男性特发性真性性早熟,尿睾酮明显升高。

(十四)皮肤性病

1. 银屑病

银屑病俗称牛皮癣,是一种慢性炎症性皮肤病,病程较长,有易复发倾向,该病发病以青壮年为主,对患者的身体健康和精神状况影响较大。临床表现以红斑,鳞屑为主,全身均可发病,以头皮,四肢伸侧较为常见,多在冬季加重。可分为寻常型银屑病、脓疱型银屑病、红皮病型银屑病及关节病型银屑病。根据本病的临床表现,皮损特点,好发部位,季节性可诊断。

常见的化验检查如下:

(1)血常规:白细胞升高可见于红皮病型银屑病。

(2)类风湿因子测定:多为阴性。

(3)血沉、C-反应蛋白:多为阳性,有助于诊断脓疱型银屑病。

2. 白癜风

白癜风是一种常见的后天性局限性或泛发性皮肤色素脱失病。临床表现为皮损为色素脱失斑,常为乳白色,也可为浅粉色,表面光滑无皮疹。白斑境界清楚,边缘色素较正常皮肤增加,白斑内毛发正常或变白。病变好发于受阳光照射及磨擦损伤部位，病损多对称分布。白斑还常按神经节段分布而呈带状排列。除皮肤损害外，口唇、阴唇、龟头及包皮内侧黏膜也常受累。可伴局部瘙痒感。根据临床表现可诊断该病。无特异性化验检查。

3. 过敏性紫癜

过敏性紫癜，是一种侵犯皮肤和其他器官细小动脉和毛细血管的过敏性血管炎，常伴腹痛、关节痛和肾损害，但血小板不减少。好发于儿童及青少年，开始可有发热、头痛、关节痛、全身不适等。皮损表现为针头至黄豆大小瘀点、瘀斑或荨麻疹样皮疹，严重者可发生水疱、血疱，甚至溃疡。好发于四肢伸侧，尤其是双下肢和臀部。皮损对称分布，成批出现，容易复发。仅有皮肤损害者称单纯性紫癜，伴有腹痛、腹泻、便血，甚至胃肠道出血者称为胃肠型紫癜；伴有关节肿胀、疼痛、甚至关节积液者称为关节型紫癜；伴血尿、蛋白尿，肾损害者称为肾型紫癜。双下肢紫癜、伴腹痛、关节痛或肾脏损害，可以初步诊断。

常见化验如下：

（1）血白细胞计数及分类检查：白细胞增多，以中性粒细胞和嗜酸性粒细胞为主，可辅助诊断。

（2）束臂试验：半数以上阳性。

4. 梅毒

梅毒是由梅毒螺旋体引起的慢性、系统性性传播疾病。主要通过性途径传播，临床上可表现为一期梅毒、二期梅毒、三期梅毒、潜伏梅毒和先天梅毒（胎传梅毒）等。一期梅毒标志性临床特征是硬下疳及近卫淋巴结肿大；二期梅毒以二期梅毒疹为特征，有全身症状，一般在硬下疳消退后相隔一段无症状期再发生；三期梅毒可至皮肤黏膜、心血管、近关节结节及神经梅毒等。根据流行病学史，临床表现及实验室检查可以诊断。

常见实验室检查如下：

（1）暗视野显微镜检查：取患者的可疑皮损（如硬下疳、扁平湿疣、湿丘疹等），在暗视野显微镜下检查，见到可运动的梅毒螺旋体，可作为梅毒的确诊依据。

（2）梅毒血清学试验：梅毒血清学试验方法很多，所用抗原有非螺旋体抗原（心磷脂抗原）和梅毒螺旋体特异性抗原两类。前者有快速血浆反应素环状卡片试验（RPR）、甲苯胺红不加热血清学试验（TRUST）等，可做定量试验，用于判断疗效、判断病情活动程度。后者有梅毒螺旋体颗粒凝集试验（TPPA）、梅毒螺旋体酶联免疫吸附试验（TP-ELISA）等，特异性强，用于TP感染的确证。

（3）脑脊液检查：梅毒患者出现神经症状者，或者经过驱梅治疗无效者，应作脑脊液检查。这一检查对神经梅毒的诊断、治疗及预后的判断均有帮助。检查项目应包括：细胞计数、总蛋白测定、RPR及TPPA试验等。

（4）血清聚合酶链反应测定：可为阳性，有助于诊断。

5. 淋病

淋病是淋病奈瑟菌（简称淋球菌）引起的以泌尿生殖系统化脓性感染为主要表现的性传播疾病。淋病多发生于性活跃的青年男女。淋病的主要症状有尿频、尿急、尿痛、尿道口流脓或宫颈口、阴道口有脓性分泌物等，或有淋菌性结膜炎、直肠炎、咽炎等表现，或有播散性淋病症状。根据流行病学史、临床表现及实验室检查可以诊断。

常见的实验室检查如下：

（1）分泌物涂片检查：阳性可诊断。

（2）淋球菌培养：阳性可诊断。

（3）淋球菌核酸检测：阳性可诊断。

6. 非淋菌性尿道炎

非淋菌性尿道炎是指由淋菌以外的其他病原体，主要是沙眼衣原体和支原体等引起的一种性传播疾病。在临床上有尿道炎的表现，但在分泌物中查不到淋球菌，细菌培养也无淋球菌生长。女性患者常合并子宫颈炎等生殖道炎症。根据临床表现、不洁性生活史及实验室检查可诊断。

常见化验如下：

（1）直接免疫荧光法：如标本中有衣原体，则和抗体结合，在荧光镜下可见苹果绿色的荧光，一张涂片中衣原体数在10个以上时为阳性，特异性>97%，敏感性为70%~92%。

（2）酶联免疫法：用光谱测相仪检测泌尿生殖道中的衣原体抗原，敏感性为60%~90%，特异性为92%~97%。

（3）沙眼衣原体培养：如阳性则可诊断。

（4）解脲脲原体培养：如阳性可诊断。

聚合酶链反应（PCR）：敏感性和特异性均优于其他方法，但要注意防止污染造成的假阳性。

7. 尖锐湿疣

尖锐湿疣是由人乳头瘤病毒（HPV）感染所致的以肛门生殖器部位增生性损害为主要表现的性传播疾病。

常见的症状和体征：

典型的尖锐湿疣，好发于生殖器和肛周，损害初起为细小淡红色丘疹，后逐渐增大增多，红色或污灰色，湿润柔软，表面凹凸不平，呈乳头样、鸡冠状或菜花样突起，根部常有蒂，且易发生糜烂渗液，触之易出血。皮损裂缝间常有脓性分泌物郁积，有恶臭，且可因搔抓而引起继发感染。本病常无自觉症状，部分病人可出现异物感、痛、痒感或性交痛。直肠内尖锐湿疣可发生疼痛、便血、里急后重感。

检查：

（1）醋酸白试验：用3%~5%醋酸液局部外涂或湿敷5~10分钟可在HPV感染区域发白，即所谓"醋酸白现象"。特异性不高，一些慢性炎症均可导致假阳性。

（2）细胞学检查：用阴道或宫颈疣组织涂片染色，对尖锐湿疣有诊断价值。

（3）组织病理检查：是诊断HPV感染的重要证据。

（4）聚合酶链反应（PCR）：是目前检出HPV感染的最敏感的方法，最常引起尖锐湿疣的HPV有6型、11型等。

8. 生殖器疱疹

生殖器疱疹是由单纯疱疹病毒（HSV）引起的性传播疾病，是常见的性病之一。

常见的症状和体征：

（1）初发生殖器疱疹：外生殖器或肛门周围有群簇或散在的小水疱，2~4天后破溃形成糜烂或溃疡，自觉疼痛；腹股沟淋巴结常肿大，有压痛；可出现发热、头痛等全身症状；病程2~3周。

（2）复发性生殖器疱疹：指原发皮损消退后皮疹反复发作。起疹前局部有烧灼感，针刺感或感觉异常；外生殖器或肛门周围群簇小水疱，很快破溃形成糜烂或浅溃疡，自觉症状较轻；病程7~10天。

检查：

（1）细胞学检查：以玻片在疱底作印片，染色后显微镜下可见到特征性的多核巨细胞或核内病毒包涵体。

（2）免疫学检查：从皮损处取标本，检测病毒抗原。

（3）聚合酶链反应（PCR）：是检测HSV感染的敏感方法。引起生殖器疱疹的主要是HSV-2型，少数为HSV-1型。

9. 软下疳

软下疳是由杜克嗜血杆菌感染引起的主要发生于生殖器部位的痛性溃疡，多伴有腹股沟淋巴结化脓性病变的一种性传播疾病。

常见的症状和体征：

（1）本病好发于生殖器部位，在接触病原体后，感染部位出现小的炎性丘疹，以后迅速变为脓疱，3~5日后损害继续侵袭患处形成剧烈疼痛的深溃疡。溃疡呈圆形或卵圆形，质地柔软，容易出血，边缘粗糙不整齐，表面覆有恶臭的黄灰色渗出物。

（2）大多数病人在出现溃疡以后，继而出现腹股沟化脓性淋巴结炎，有疼痛。

检查：

（1）显微镜检查：直接涂片检查发现杜克嗜血杆菌，此法敏感性差。

（2）培养法：杜克嗜血杆菌培养阳性，为诊断的"金标准"。

（3）病理学检查：有符合软下疳溃疡的组织病理表现。组织切片中有时可找到杜克嗜血杆菌。

（4）核酸检测：聚合酶链反应法等检测杜克嗜血杆菌核酸阳性。

10. 性病性淋巴肉芽肿

性病性淋巴肉芽肿是由是沙眼衣原体引起的生殖器部位的一过性水疱性损害和局部淋巴结肿大。

常见的症状和体征：

（1）早期症状：男性初疮多发生于生殖器、尿道周围，出现5~6mm的小水疱，无明显症状，愈后不留瘢痕。

（2）中期症状：初疮出现1~4周后，男性腹股沟淋巴结肿大、疼痛，可见"槽沟征"（腹股沟韧带将肿大的淋巴结上下分开，皮肤呈现出槽沟状）；数周后淋巴结软化、破溃，排出黄色浆液或血性脓液，形成多发性瘘管，似"喷水壶状"，数月不愈，愈后留下瘢痕。女性初疮多发生于阴道下部，向髂及直肠淋巴结回流，引起直肠炎和直肠周围炎，可有便血、腹痛、腹泻、里急后重等表现。

（3）晚期症状：数年或数十年后，长期反复性的腹股沟淋巴管（结）炎可致阴部象皮肿、直肠狭窄等。

（4）全身症状：淋巴结肿大化脓期间可有寒战、高热全身症状。

检查：

（1）血清抗体检测：检出高滴度的抗沙眼衣原体对诊断该病有重要意义。

（2）衣原体培养：衣原体培养是诊断该病最特异的方法，

但敏感性不高。

（3）抗原检测法：抗原检测法较为简便、快速，但敏感性也不高。

（4）核酸检测法：核酸检测法十分敏感和特异，也可用于该病的实验室检查。

（5）组织病理学检查：有该病的相对特异的组织病理学改变，在诊断上有一定的参考价值。

（6）应同时进行梅毒、生殖器疱疹、软下疳等溃疡性疾病的实验室检测，以排除合并感染的可能。

11. 艾滋病

艾滋病是由感染艾滋病病毒（HIV病毒）引起的一种危害性极大的传染病。HIV以人体免疫系统中最重要的$CD4^+T$淋巴细胞作为主要攻击目标，使人体丧失免疫功能。因此，艾滋病患者易发生各种感染性疾病和恶性肿瘤，病死率较高。

常见的症状和体征：

（1）HIV感染后，最开始的数年至10余年可无任何临床表现。

（2）一旦发展为艾滋病，病人就可以出现各种临床表现：①一般症状：持续发烧、虚弱、盗汗，持续广泛性全身淋巴结肿大。②呼吸道症状：长期咳嗽、胸痛、呼吸困难、严重时痰中带血。③消化道症状：食欲下降、厌食、恶心、呕吐、腹泻、严重时可便血。通常用于治疗消化道感染的药物对这种腹泻无效。④神经系统症状：头晕、头痛、反应迟钝、智力减退、精神异常、抽搐、偏瘫、痴呆等。⑤皮肤和黏膜损害：单纯疱疹、带状疱疹、口腔和咽部黏膜炎症及溃烂。⑥肿瘤：可出现多种恶性肿瘤，位于体表的卡波西肉瘤可见红色或紫红色的斑疹、丘疹和浸润性肿块。

检查：

（1）机体免疫功能检查：主要是细胞免疫缺陷，包括 $CD4^+T$ 淋巴细胞耗竭、外周血淋巴细胞显著减少、CD4<200/μl、CD4/CD8<1.0（正常人为 1.25~2.1）、迟发型变态反应皮试阴性、有丝分裂原刺激反应低下、NK 细胞活性下降等。

（2）各种致病性感染的病原体检查：如用 PCR 方法检测感染相关病原体，恶性肿瘤的组织病理学检查等。

（3）HIV 抗体检测：采用酶联免疫吸附法、明胶颗粒凝集试验、免疫荧光检测法、免疫印迹检测法、放射免疫沉淀法等，其中前三项常用于筛选试验，后二者用于确证试验。

（4）PCR 技术检测 HIV 病毒。

（十五）肿瘤科疾病

1. 脑胶质瘤

脑胶质瘤是由于大脑和脊髓胶质细胞癌变所产生的、最常见的原发性颅脑肿瘤。

常见的症状和体征：脑胶质瘤所导致的症状和体征，主要取决其占位效应以及所影响的脑区功能。

（1）胶质瘤由于其在空间的"占位"效应，可以使患者产生头痛、恶心及呕吐、癫痫、视物模糊等症状；

（2）视神经胶质瘤可以导致患者视觉的丧失；

（3）脊髓胶质瘤可以使患者产生肢体的疼痛、麻木以及力弱等症状；

（4）中央区胶质瘤可以引起患者运动与感觉的障碍；语言区胶质瘤可以引起患者语言表达和理解的困难。

（5）胶质瘤由于恶性程度不同，其所产生症状的速度也不同。例如，低级别胶质瘤患者的病史往往在几个月甚至上年，而高级别胶质瘤患者的病史往往在几个星期至几个月。

检查：

（1）头颅 CT：可以初步判定是否有颅内占位；在发现肿瘤是否有出血以及钙化方面，优于磁共振。

（2）磁共振：在显示肿瘤的部位、性质等方面，要优于 CT 检查。

（3）功能磁共振检查：明确病变与周围脑组织功能的关系。

2. 鼻咽癌

鼻咽癌是指发生于鼻咽腔顶部和侧壁的恶性肿瘤，是我国高发恶性肿瘤之一。

常见的症状和体征：

（1）涕血和鼻出血：用力向后吸鼻腔或鼻咽部分泌物时，轻者可引起涕血（即后吸鼻时"痰"中带血），重者可致鼻出血。

（2）耳部症状：耳鸣、听力下降等，临床上不少鼻咽癌患者即是因耳部症状就诊而被发现的。

（3）鼻塞：原发癌浸润至后鼻孔区可致机械性堵塞。

（4）头痛：多表现为单侧持续性疼痛，部位多在颞、顶部，是鼻咽癌常见症状。

（5）眼部症状：视力障碍、视野缺损、复视、眼球突出及活动受限等，有部分患者以此症状就诊。

（6）颈淋巴结转移：颈部淋巴结无痛性肿大、质硬，早期可活动，晚期与皮肤或深层组织粘连而固定。

检查：

（1）前鼻镜检查：少数病例可发现新生物侵入后鼻孔。

（2）鼻咽镜检查：对诊断极为重要。

（3）病理检查：包括活检、颈淋巴结摘除活检或颈淋巴结细胞学穿刺涂片检查、鼻咽脱落细胞学诊断、细针抽吸细胞学（FNA）检查等。

（4）CT扫描：能显示鼻咽部表层结构的改变，还能显示鼻咽癌向周围结构及咽旁间隙浸润的情况，对颅底骨质及向颅内侵犯情况亦显示较清晰、准确。

（5）磁共振（MRI）检查：MRI对软组织的分辨率比CT高。MRI检查可以确定肿瘤的部位、范围及对邻近结构的侵犯情况。

（6）EB病毒壳抗原–IgA抗体检测：鼻咽癌患者血清中以EB病毒壳抗原–IgA抗体（VCA–IgA抗体）升高最为显著。

3. 肺癌

肺癌是发病率和死亡率增长最快，对人群健康和生命威胁最大的恶性肿瘤之一。

常见的症状和体征：

（1）局部症状：是指由肿瘤本身在局部生长时刺激、阻塞、浸润和压迫组织所引起的症状。主要包括咳嗽、痰中带血或咯血、胸痛、胸闷、气急、声音嘶哑等。

（2）全身症状：发热、消瘦和恶病质等。

（3）肺外症状：肺癌所产生的某些特殊活性物质（包括激素、抗原、酶等），患者可出现一种或多种肺外症状，常可出现在其他症状之前，并且可随肿瘤的消长而消退或出现。主要包括以肺源性骨关节增生症、肿瘤有关的异位激素分泌综合征、黑棘皮病、皮肤炎等。

（4）外侵和转移症状：淋巴结转移、胸膜受侵和/或转移、上腔静脉综合征、肾脏转移、消化道转移、骨转移和中枢神经系统转移等出现的相关症状。

检查：

（1）X线检查：了解肺癌的部位和大小。

（2）支气管镜检查：可直接窥察支气管内膜及管腔的病变情况。可采取肿瘤组织供病理检查，以明确诊断和判定组织学类型。

（3）细胞学检查：是肺癌普查和诊断的一种简便有效的方法。

（4）ECT检查：可以较早地发现骨转移灶。

（5）纵隔镜检查：主要用于伴有纵隔淋巴结转移，不适合于外科手术治疗，而其他方法又不能获得病理诊断的病人。纵隔镜检查需在全麻下进行。

（6）肿瘤标志物检测：与肺癌相关的肿瘤标记物如CYP2可能升高，但均为非特异性指标。

4. 食管癌

食管癌是常见的消化道肿瘤，我国是世界上食管癌高发地区之一。

常见的症状和体征：

（1）早期：症状常不明显，但在吞咽粗硬食物时可能有不同程度的不适感觉，包括咽下食物梗噎感，胸骨后烧灼样、针刺样或牵拉摩擦样疼痛。食物通过缓慢，并有停滞感或异物感。

（2）中晚期：典型的症状为进行性咽下困难，先是咽干的食物困难，继而是半流质食物，最后水和唾液也不能咽下，最后出现恶病质状态。

检查：

（1）食管吞稀钡X线双重对比造影：诊断意义大。

（2）实验室检查：血常规、癌胚抗原检测。

（3）B超检查：明确有无肝脏等脏器转移。

（4）CT检查：明确有无脑部、肺部等处转移。

5. 胃癌

胃癌在我国各种恶性肿瘤中居首，发病有明显的地域性差别。

常见的症状和体征：

（1）早期：多数胃癌病人早期无明显症状。

（2）进展期：疼痛与体重减轻是胃癌最常见的临床症状。病人常有较为明确的上消化道症状，如上腹不适、进食后饱胀，随着病情进展上腹疼痛加重，食欲下降、乏力。

检查：

（1）X线钡餐检查：常采用气钡双重造影，为诊断胃癌的常用方法。

（2）纤维胃镜检查：是诊断胃癌的最有效方法。

（3）腹部超声：观察胃的邻近脏器（特别是肝、胰）受浸润及淋巴结转移的情况。

（4）螺旋CT：有助于胃癌的诊断和术前临床分期。

（5）正电子发射成像检查（PET）：协助判断淋巴结与远处

转移病灶情况,准确性较高。

6. 大肠癌

大肠癌是常见的恶性肿瘤,包括结肠癌和直肠癌。大肠癌的发病率从高到低依次为直肠、乙状结肠、盲肠、升结肠、降结肠及横结肠,近年有向近端(右半结肠)发展的趋势。

常见的症状和体征:大肠癌早期无症状,或症状不明显,随着癌肿发展,症状逐渐出现。大肠癌因其发病部位不同而表现出不同的临床症状及体征。

(1)右半结肠癌:主要临床症状为食欲不振、恶心、呕吐、贫血、疲劳、腹痛。

(2)左半结肠癌:容易引起部分性或完全性肠梗阻。肠阻塞导致大便习惯改变,出现便秘、便血、腹泻、腹痛、腹部痉挛、腹胀等。

(3)直肠癌:主要临床症状为便血、排便习惯的改变及梗阻。

(4)肿瘤浸润及转移症:大肠癌最常见的浸润形式是局部侵犯,肿瘤侵及周围组织或器官,造成肛门失禁、下腹及腰骶部持续疼痛等症状。

检查:

(1)实验室检查:血常规、生化全项(肝肾功能+血清铁)、大便常规+便潜血等化验检查,有助于了解有无缺铁性贫血、肝肾功能等基本情况。进行血肿瘤标记物癌胚抗原(CEA)检测,有助于肿瘤的诊断。

(2)结肠镜检查:非常重要,有助于明确诊断和治疗。

(3)活体组织检查:对早期癌和息肉癌变的确诊以及对病

变进行鉴别诊断有决定性意义,可明确肿瘤的性质、组织学类型及恶性程度、判断预后和指导临床治疗。

7. 小肠肿瘤

小肠肿瘤是指从十二指肠起到回盲瓣止的小肠肠管所发生的肿瘤。

常见的症状和体征:

(1)腹痛:是最常见的症状。

(2)肠道出血:常为间断发生的柏油样便或血便,甚至大量出血。

(3)肠梗阻:肿瘤引起的肠腔狭窄和压迫邻近肠管是发生肠梗阻的原因。

(4)包块:一般肿块活动度较大,位置多不固定。

(5)肠穿孔:多见于小肠恶性肿瘤,急性穿孔导致腹膜炎,慢性穿孔则形成肠瘘。

(6)类癌综合征:主要表现为阵发性面、颈部和上躯体皮肤潮红(毛细血管扩张),腹泻,哮喘和因纤维组织增生而发生心瓣膜病。

检查:

(1)X线钡餐:对疑有十二指肠的肿瘤采用弛张性十二指肠钡剂造影。

(2)纤维十二指肠镜、纤维小肠镜检查:可提高小肠肿瘤的诊断率。

(3)测定尿中 5-羟吲哚乙酸:5-羟吲哚乙酸是 5-羟色胺的降解物,对怀疑类癌的病例,测定患者尿中的 5-羟吲哚乙酸,有助于确定肿瘤的性质。

8.原发性肝癌

原发性肝癌是我国常见的恶性肿瘤之一,高发于东南沿海地区。

常见的症状和体征:

(1)肝区疼痛:半数以上病人肝区疼痛为首发症状,多为持续性钝痛、刺痛或胀痛。

(2)全身和消化道症状:主要表现为乏力、消瘦、食欲减退、腹胀等。部分病人可伴有恶心、呕吐、发热、腹泻等症状。

(3)肝肿大:肝肿大呈进行性,质地坚硬,边缘不规则,表面凹凸不平呈大小结节或巨块。

(4)肝癌转移症状:肝癌如发生肺、骨、脑等处转移,可产生相应症状。

(5)并发症主要有肝性昏迷、上消化道出血、癌肿破裂出血及继发感染。

检查:

(1)肝癌血清标记物检测:①血清甲胎蛋白(AFP)测定:对诊断原发性肝癌有相对的特异性。②血液酶学及其他肿瘤标记物检查:肝癌病人血清中 γ-谷氨酰转肽酶及其同工酶、异常凝血酶原、碱性磷酸酶、乳酸脱氢酶同工酶可高于正常,但缺乏特异性。

(2)影像学检查:①超声检查:可显示肿瘤的大小、形态、所在部位,是有较好诊断价值的无创性检查。②CT检查:CT具有较高的分辨率,对肝癌的诊断符合率可达90%以上,可检出直径1.0cm左右的微小癌灶。③磁共振成像(MRI):诊断价值与CT相仿,对良、恶性肝内占位病变,特别与血管瘤的鉴别优于 CT。④选择性腹腔动脉或肝动脉造影检查：由于属创伤性检查，必要时才考虑采用。⑤肝穿刺行针吸细胞学检查：在 B 型超声导引下行细针穿刺，有助于提高阳性率。

9. 胰腺癌

胰腺癌是一种恶性程度很高，诊断和治疗都很困难的消化道恶性肿瘤。其发病率和死亡率近年来明显上升。5 年生存率 <1%，是预后最差的恶性肿瘤之一。

常见的症状和体征：胰腺癌临床表现取决于癌的部位、病程早晚、有无转移以及邻近器官累及的情况。其临床特点是整个病程短、病情发展快和迅速恶化。

（1）腹痛：疼痛是胰腺癌的主要症状。

（2）黄疸：是胰腺癌，特别是胰头癌的重要症状。

（3）消化道症状：最多见的为食欲不振，其次有恶心、呕吐，可有腹泻或便秘甚至黑便，腹泻常常为脂肪泻。

（4）消瘦、乏力：胰腺癌和其他癌不同，常在初期即有消瘦、乏力。

（5）症状性糖尿病：少数病人起病的最初表现为糖尿病的症状，即在胰腺癌的主要症状如腹痛、黄疸等出现以前，先患糖尿病，以至伴随的消瘦和体重下降被误为是糖尿病的表现，而不去考虑胰腺癌。

检查：

（1）超声检查：可显示肿瘤的大小、形态、所在部位，有较好诊断价值。

（2）肿瘤标记物：CA19-9、CEA，可作为筛选性检查。CT 具有较高的分辨率，对肝癌的诊断符合率可达 90% 以上，可检出直径 1.0cm 左右的微小癌灶。

（3）CT 检查：一旦怀疑胰腺癌，CT 检查是必要的。

（4）ERCP 和 PTCD 检查：病人有黄疸而且比较严重，经 CT 检查后不能确定诊断时，可选择上述检查，并置管引流。

（5）腹腔镜检查：对已确诊为胰腺癌但又无法判断能否手术切除时，该检查有意义。

10. 甲状腺癌

甲状腺癌是最常见的甲状腺恶性肿瘤，约占全身恶性肿瘤的 1%。

常见的症状和体征：甲状腺内发现肿块，质地硬而固定、表面不平是各型癌的共同表现。腺体在吞咽时上下移动性小。未分化癌可在短期内出现上述症状，除肿块增长明显外，还伴有侵犯周围组织的特性。晚期可产生声音嘶哑、呼吸、吞咽困难和交感神经受压引起 Horner 综合征及侵犯颈丛出现耳、枕、肩等处疼痛和局部淋巴结及远处器官转移等表现。

检查：

（1）实验室检查：查明甲状腺功能有无异常，协助明确甲状腺肿物性质。

（2）甲状腺超声检查：探测甲状腺肿块的形态、大小、数目及与颈动脉鞘的位置关系；明确颈部淋巴结的情况。

（3）颈部 CT、磁共振成像（MRI）：可清楚显示甲状腺肿瘤的大小、形态及与气管、食管、血管甚至神经的位置关系，充分明确癌肿侵犯范围，为手术实施提供科学依据。

（4）细针穿刺：进行病理学检查以确诊。

11. 肾癌

肾癌是起源于肾实质泌尿小管上皮系统的恶性肿瘤。

常见的症状和体征：

（1）大多数肾癌无明显症状，约占肾癌患者总数的50%~60%以上。

（2）有症状的肾癌患者中，最常见的症状是腰痛和血尿。部分患者出现副瘤综合征，表现为高血压、贫血、体重减轻、恶病质等改变。肿瘤转移可导致骨痛、骨折、咳嗽、咯血等症状。

检查：

（1）实验室检查：实验室检查的目的是作为对患者术前一般状况、肝肾功能以及预后判定的评价指标。目前，尚无公认的可用于临床诊断肾癌的肿瘤标记物。

（2）影像学检查：肾癌临床诊断的主要依据。

（3）病理学检查：确诊依据。

12. 膀胱癌

膀胱癌是指发生在膀胱黏膜上的恶性肿瘤。是泌尿系统最常见的恶性肿瘤，在我国是泌尿生殖系发病最高的恶性肿瘤。

常见的症状和体征：

（1）血尿：绝大多数膀胱癌患者最初的临床表现是血尿，通常表现为无痛性、间歇性、肉眼全程血尿，有时也可为镜下血尿。血尿可能仅出现1次或持续1天至数天，出血量与血尿持续时间的长短，与肿瘤的恶性程度、大小、范围和数目并不一定成正比。

（2）膀胱刺激症状：少数患者以此为首发症状。表现为尿频、尿急、尿痛和排尿困难,而无明显的肉眼血尿。

检查:

(1)实验室检查:尿常规检查、尿脱落细胞学、尿肿瘤标记物等检测。

(2)影像学检查:腹部和盆腔B超、盆腔CT或/和盆腔MRI等检查。

(3)膀胱镜检查:是诊断膀胱癌的最主要方法。

13. 前列腺癌

前列腺癌是指发生在前列腺的上皮性恶性肿瘤,前列腺腺癌占95%以上。

常见的症状和体征:前列腺癌早期常无症状,随着肿瘤的发展,前列腺癌引起的症状主要包括:

(1)压迫症状:前列腺腺体压迫尿道可引起进行性排尿困难;肿瘤压迫直肠可引起大便困难或肠梗阻;压迫输精管引起射精缺乏;压迫神经引起会阴部疼痛,并可向坐骨神经放射。

(2)转移症状:前列腺癌可侵及膀胱、精囊、血管神经束,引起血尿、血精、阳痿。盆腔淋巴结转移可引起双下肢水肿。前列腺癌常易发生骨转移,引起骨痛或病理性骨折、截瘫。前列腺癌也可侵及骨髓引起贫血或全血象减少。

检查:

(1)前列腺特异性抗原(PSA):是目前前列腺癌最常用的标志物。血清总PSA正常值为小于4ng/ml,其值在10ng/ml以上时对前列腺癌有诊断价值。

(2)经直肠彩超:重要的筛查方法。

(3)前列腺核磁共振检查:直观的了解肿瘤发生部位、大小、浸润范围以及是否侵犯周围器官。

（4）病理学诊断：确诊依据。

14. 睾丸肿瘤

睾丸肿瘤是青年男性最常见的恶性肿瘤，绝大多数为原发性肿瘤。

常见的症状和体征：

（1）睾丸肿大：多数患者的睾丸呈不同程度肿大，有时睾丸完全被肿瘤取代，质地坚硬，正常的弹性消失。

（2）疼痛：绝大多数患者睾丸感觉消失，无痛感。但有少数患者出现急剧疼痛性的睾丸肿瘤。

（3）转移症状：睾丸肿瘤以淋巴结转移为主，常见于髂内、髂总、腹主动脉旁及纵隔淋巴结，转移灶可以很大，腹部可以触及。睾丸绒毛癌患者，可出现乳房肥大，乳头乳晕色素沉着。

检查：

（1）肿瘤标记物检测：甲胎蛋白（AFP）和绒毛膜促性腺激素（HCG）是睾丸肿瘤的诊断灵敏度高和较有特异性指标。

（2）尿促性腺激素和尿液胶乳试验：如为阳性，则对诊断有决定性意义。

（3）CT检查：腹部CT可鉴别睾丸肿块是囊性或实性，并能区别肿瘤中心坏死液化与囊肿。

（4）MRI检查：可减少临床分期的误差。

15. 卵巢癌

卵巢癌是女性生殖器官常见的恶性肿瘤之一，发病率仅次于子宫颈癌和子宫体癌而列居第三位。但卵巢上皮癌死亡率却占各类妇科肿瘤的首位，对妇女生命造成严重威胁。

常见的症状和体征：

（1）疼痛：卵巢恶性肿瘤可能由于瘤内的变化，如出血、坏死、迅速增长而引起相当程度的持续性胀痛。

（2）双侧下腹包块：恶性卵巢瘤双侧生长者占75%。

（3）腹腔积液：卵巢癌合并腹腔积液者较多。如果恶性肿瘤细胞穿出包膜或已转移至腹膜，腹腔积液可呈血性。

（4）消瘦：晚期呈进行性消瘦，最终出现恶病质症状。

检查：

（1）甲胎蛋白（AFP）检测：AFP升高，对卵巢内胚窦瘤有特异性价值；对未成熟畸胎瘤、混合性无性细胞瘤中混有卵黄囊成分者，均有意义；对监测卵巢癌复发或转移，敏感度高。

（2）人绒毛膜促性腺素检查：可帮助诊断卵巢绒毛膜癌和伴有绒毛膜癌成分的生殖细胞肿瘤；亦可作为观察病情变化及抗癌治疗效果的指标。

（3）X线检查：可了解肿瘤的位置、大小、及与肠道的关系。

（4）B超：可明确肿瘤的大小、形态、囊实性、部位及与周围脏器的关系，鉴别巨大卵巢囊肿及腹水。

16. 乳腺癌

乳腺癌是发生在乳腺腺上皮组织的恶性肿瘤，绝大多数发生在女性。

常见的症状和体征：早期乳腺癌往往不具备典型的症状和体征，不易引起重视，常通过体检或乳腺癌筛查发现。典型体征主要包括：

（1）乳腺肿块：多为单发，质硬，边缘不规则，表面欠光滑。大多数乳腺癌为无痛性肿块，仅少数伴有不同程度的隐痛或刺痛。

（2）乳头溢液：单侧单孔的血性溢液应进一步检查，若伴有乳腺肿块更应重视。

（3）皮肤改变：乳腺皮肤出现一个小凹陷，像小酒窝一样。

（4）乳头湿疹样癌：表现为乳头皮肤瘙痒、糜烂、破溃、结痂、脱屑、伴灼痛，以致乳头回缩。

（5）腋窝淋巴结肿大：初期可出现同侧腋窝淋巴结肿大，肿大的淋巴结质硬、散在、可推动。随着病情发展，淋巴结逐渐融合，并与皮肤和周围组织粘连、固定。晚期可在锁骨上和对侧腋窝摸到转移的淋巴结。

检查：

（1）乳腺 X 线摄影：是近年来国际上推荐的乳腺癌筛查中的主要方法。

（2）乳腺彩超：对年轻女性、致密型乳腺均较理想。

（3）磁共振（MBI）检查：可以发现多灶、多中心的小病灶，也不失为一种早期诊断的影像学检查方法。

（4）细胞病理学和组织病理学检查：确诊依据。

17. 宫颈癌

宫颈癌是最常见的妇科恶性肿瘤，近年来其发病有年轻化的趋势。

常见的症状和体征：

（1）阴道流血：早期多为接触性出血；中晚期为不规则阴道流血。年轻患者也可表现为经期延长、经量增多；老年患者常为绝经后不规则阴道流血。

（2）阴道排液：多数患者有阴道排液，液体为白色或血性，可稀薄如水样或米泔状，或有腥臭。晚期患者因癌组织坏死伴感染，可有大量米汤样或脓性恶臭白带。

（3）晚期症状：根据癌肿累及范围出现不同的继发症状。如癌肿压迫或累及输尿管时，可引起输尿管梗阻、肾盂积水及尿毒症；晚期可有贫血、恶病质等全身衰竭症状。

检查：

（1）宫颈刮片细胞学检查：是宫颈癌筛查的主要方法。

（2）宫颈碘试验：不染色区说明该处可能有病变，在碘不染色区取材活检可提高诊断率。

（3）阴道镜检查：宫颈刮片细胞学检查巴氏Ⅲ级及Ⅲ级以上、TBS分类为鳞状上皮内瘤变，均应在阴道镜观察下选择可疑癌变区行宫颈活组织检查。

（4）宫颈和宫颈管活组织检查：为确诊宫颈癌及宫颈癌前病变的可靠依据。

（5）宫颈锥切术：适用于宫颈刮片检查多次阳性而宫颈活检阴性者；或宫颈活检为宫颈上皮内瘤变需排除浸润癌者。

18. 子宫内膜癌

子宫内膜癌是发生于子宫内膜的一组上皮性恶性肿瘤，好发于围绝经期和绝经后女性。子宫内膜癌是最常见的女性生殖系统肿瘤之一，是导致死亡的第三位常见妇科恶性肿瘤（仅次于卵巢癌和宫颈癌）。

常见的症状和体征：极早期患者可无明显症状，一旦出现症状，多表现为：

（1）出血：不规则阴道出血是子宫内膜癌的主要症状，常为少量至中等量的出血。

（2）阴道排液：在早期可表现为稀薄的白色分泌物或少量血性白带，如果合并感染或癌灶坏死，可有脓性分泌物伴有异味，可伴有组织样物。

（3）疼痛：癌灶和其引发的出血或感染可刺激子宫收缩，引起阵发性下腹痛。

（4）其他：肿瘤晚期病灶浸润压迫髂血管可引起同侧下肢水肿疼痛；病灶浸润压迫输尿管引起同侧肾盂、输尿管积水，甚至导致肾萎缩；持续出血可导致继发贫血；长期肿瘤消耗可导致消瘦、发热、恶病质等全身衰竭表现。

检查：

（1）B超检查：是诊断子宫内膜癌最常规的检查。

（2）分段诊刮：是确诊子宫内膜癌最常用、最有价值的方法。

（3）宫腔镜检查：有助于发现较小的或较早期的病变，减少了对子宫内膜癌的漏诊率。

（4）磁共振成像（MRI）：用于评估肿瘤分期。

（5）肿瘤标志物CA125：在早期内膜癌患者中一般无升高，有子宫外转移者，CA125可明显升高，并可作为该患者的肿瘤标志物，检测病情进展和治疗效果。

19. 骨肿瘤

骨肿瘤是发生于骨骼或其附属组织的肿瘤。恶性骨肿瘤发展迅速，预后不佳，死亡率高。

常见的症状和体征：

（1）疼痛：为骨肿瘤早期出现的主要症状，病初较轻，呈间歇性，随病情的进展，疼痛可逐渐加重，发展为持续性。多数患者在夜间疼痛加剧。

（2）肿胀或肿块：位于骨膜下或表浅的肿瘤出现较早，可触及骨膨胀变形。

（3）功能障碍：骨肿瘤后期，因疼痛肿胀而患部功能受到障碍。

（4）压迫症状：向颅腔和鼻腔内生长的肿瘤，可压迫脑和鼻的组织，出现颅脑受压和呼吸不畅的症状；盆腔肿瘤可压迫直肠与膀胱，产生排便及排尿困难；脊椎肿瘤可压迫脊髓而产生瘫痪。

（5）畸形：因肿瘤影响肢体骨骼的发育及坚固性而合并畸形，以下肢为明显。

（6）病理性骨折：肿瘤部位只要有轻微外力就易引起骨折，骨折部位肿胀疼痛剧烈，脊椎病理性骨折常合并截瘫。

（7）全身症状：骨肿瘤后期可出现一系列全身症状，如进行性消瘦、贫血、恶病质等。

检查：

（1）放射学检查：是骨肿瘤重要的检查方法。

（2）病理检查：病理组织学检查是准确率最高的诊断方法。

（3）放射性核素检查：可用于骨转移瘤的早期诊断。

（4）CT与磁共振检查：能较早发现病变组织，准确率高。

（5）其他：骨肉瘤时血沉加快，成骨性转移性骨肿瘤碱性磷酸酶可增高。

20. 淋巴瘤

淋巴瘤是起源于淋巴造血系统的恶性肿瘤，属于全身性疾病，几乎可以侵犯到全身任何组织和器官。

常见的症状和体征：恶性淋巴瘤是具有相当异质性的一大类肿瘤，临床表现既具有一定的共同特点，同时按照不同的病理类型、受侵部位和范围又存在着很大的差异。

（1）淋巴结肿大：包括浅表及深部淋巴结肿大，多为无痛性、表面光滑、活动，扪之质韧、饱满、均匀，早期活动，孤立或散在于颈部、腋下、腹股沟等处，晚期则互相融合，与皮肤粘连，不活动，或形成溃疡。

（2）血液系统表现：主要包括贫血、白细胞计数、血小板增多，血沉增快，个别患者可有类白血病反应，中性粒细胞明显增多。

（3）皮肤病变：可有一系列非特异性皮肤表现，皮损呈多形性，红斑、水疱、糜烂等，晚期恶性淋巴瘤患者免疫状况低下，皮肤感染常经久破溃、渗液，形成全身性散在的皮肤增厚、脱屑。

（4）全身症状：恶性淋巴瘤在发现淋巴结肿大前或同时可出现发热、瘙痒、盗汗及消瘦等全身症状。

检查：

（1）血常规及血涂片：血常规一般正常，可合并慢性病贫血；霍奇金淋巴瘤可出现 PLT 增多、WBC 增多、嗜酸性粒细胞增多；非霍奇金淋巴瘤侵犯骨髓可出现贫血、WBC 及 PLT 减少，外周血可出现淋巴瘤细胞。

（2）血生化：LDH 增高与肿瘤负荷有关，为预后不良的指标。

（3）骨髓涂片及活检：诊断非霍奇金淋巴瘤的主要指标。霍奇金淋巴瘤罕有骨髓受累。

（4）脑脊液检查：中枢神经系统受累的非霍奇金淋巴瘤患者适用。

（5）组织病理检查：霍奇金淋巴瘤和非霍奇金淋巴瘤的重要诊断依据。

（6）TCR或IgH基因重排：可阳性。

21. 急性淋巴细胞白血病

急性淋巴细胞白血病是一种起源于淋巴细胞的B系或T系细胞在骨髓内异常增生的恶性肿瘤性疾病。

常见的症状和体征：ALL一般起病急骤。临床表现与白血病细胞的增生与浸润有关。

（1）贫血：绝大多数患者伴有贫血，表现的程度主要与贫血的严重程度和下降的速度相关。

（2）发热与感染：发病时多有发热；粒细胞缺乏及功能异常导致感染，如不能及时控制易发展为败血症。

（3）出血：出血是常见的表现，可以发生在全身各部位。

（4）器官组织浸润表现：淋巴结、肝、脾肿大；骨及关节痛，胸骨中下段压痛具有较强的特异性；中枢神经系统白血病较多见。

（5）睾丸白血病：多见于儿童ALL，表现为睾丸无痛性肿大、阴茎异常勃起。

检查：

（1）血常规：异常的严重程度反映了白血病细胞侵及的程

度。大部分患者在末梢血涂片中可以见到数量不等的幼稚淋巴细胞。

（2）骨髓检查：急性淋巴细胞白血病的确诊依据。

（3）细胞化学检查：辅助骨髓检查结果，急性淋巴细胞白血病的重要诊断依据。

（4）免疫分型：可以用于诊断并可将 ALL 分为不同的亚型，对判断预后及指导治疗有一定价值。

（5）细胞遗传学及分子生物学：不仅可以佐证骨髓检查结果，而且对 ALL 的诊断和治疗、生物学行为、预后判断、残留白血病细胞检测起到非常重要作用。

22. 慢性淋巴细胞白血病

慢性淋巴细胞白血病（CLL）是一种原发于造血组织的恶性肿瘤。肿瘤细胞为单克隆的 B 淋巴细胞，形态类似正常成熟的小淋巴细胞，蓄积于血液、骨髓及淋巴组织中。

常见的症状和体征：早期常无症状，常因发现无痛性淋巴结肿大或不明原因的淋巴细胞绝对值升高而就诊。

（1）无痛性淋巴结肿大：可为全身性，轻至中度肿大，与皮肤不粘连，常累及颈部、锁骨上、腋下及腹股沟等处。

（2）脾大：轻至中度脾脏肿大，伴腹部饱胀感，可发生脾梗死或脾破裂。

（3）贫血和出血：病情进展时可出现贫血或血小板减少。

（4）结外浸润：淋巴细胞可浸润至皮肤、结膜、肺、胸膜、胃肠道、骨骼、神经系统、肾脏等。

（5）并发症：免疫缺陷及免疫紊乱表现，如条件致病性病原体感染、自身免疫性疾病和继发肿瘤等。

检查：

（1）血常规：异常的严重程度反映了白血病细胞侵及的程度。

（2）骨髓检查：重要诊断依据，有助于判断骨髓受累的程度。

（3）淋巴结活检：重要诊断依据。

（4）染色体检查：大约50%的患者有染色体数目及结构异常，多为12、14和13号染色体异常。

（5）免疫学检查：确定细胞是否是克隆性增殖并提供进一步分型。

23. 急性髓细胞白血病

急性髓细胞性白血病是髓系造血干/祖细胞恶性疾病。

常见的症状和体征：

（1）贫血：正细胞正色素性贫血，常是发病时的首发症状。

（2）出血：皮肤黏膜（鼻、口腔及牙龈）出血最常见；眼底、球结膜出血较易见；血尿较少见；严重的胃肠、呼吸道和颅内出血虽不多见却常是致死的原因。M3型常合并严重的出血和DIC。

（3）发热和感染：常有不规则发热；若长时间，持续38℃以上的发热，提示有感染存在。

（4）白血病细胞浸润表现：M4型、M5型可出现皮肤浸润，口腔牙龈、肝、脾、淋巴结肿大多见于M5型；眼部症状绿色瘤多见于M1、M2型多见。

检查：

（1）血常规及末梢血涂片：最常用的筛查方法。

（2）骨髓检查：重要诊断依据，有助于判断骨髓受累的程度。

（3）细胞组织化学染色：AML 不同亚型细胞化学染色特点不尽相同，对该病的诊断十分重要。

（4）染色体检查：有助于分型及预后的判断。

24. 慢性粒细胞白血病

慢性粒细胞白血病是一种影响血液及骨髓的恶性肿瘤，它的特点是产生大量不成熟的白细胞，这些白细胞在骨髓内聚集，抑制骨髓的正常造血；并且能够通过血液在全身扩散，导致病人出现贫血、容易出血、感染及器官浸润等。

常见的症状和体征：慢性粒细胞白血病进展缓慢，多数病人早期没有症状，随着疾病的进展，白血病破坏骨髓正常造血功能，浸润器官，引起了明显但非特异的症状。包含有：

（1）贫血：表现为乏力、头晕、面色苍白或活动后气促等；

（2）感染：反复感染且不易治好；

（3）出血倾向：容易出血、出血不止、牙龈出血、大便出血及月经不规则出血等，由于血小板减少引起；

（4）脾大、不明原因的消瘦及盗汗等。

检查：

（1）血常规及末梢血涂片：最常用的筛查方法。

（2）骨髓检查：重要诊断依据，有助于判断骨髓受累的程度。

25. 多发性骨髓瘤

多发性骨髓瘤是一种恶性浆细胞病，其肿瘤细胞起源于骨髓中的浆细胞。

常见的症状和体征：多发性骨髓瘤起病徐缓，早期无明显症状，容易被误诊。后期的临床表现多样，主要有：

（1）骨痛、骨骼变形和病理骨折：骨骼疼痛是最常见的症状；出现骨质溶解、破坏；病理学骨折可多处骨折同时存在。

（2）贫血和出血：贫血常为首发症状，晚期可出现血小板减少，引起出血症状。皮肤黏膜出血较多见，严重者可见内脏及颅内出血。

（3）肝、脾、淋巴结和肾脏病变：肝、脾肿大，颈部淋巴结肿大，肾脏损害。

（4）神经系统症状：神经系统髓外浆细胞瘤可出现肢体瘫痪、嗜睡、昏迷、复视、失明、视力减退。

（5）感染：多见细菌感染，亦可见真菌、病毒感染，最常见为细菌性肺炎、泌尿系感染、败血症等。

（6）肾功能损害：患者尿检可发现蛋白、红细胞、白细胞、管型，出现慢性肾功能衰竭、高磷酸血症、高钙血症、高尿酸血症等合并症。

（7）高黏滞综合征：可发生头晕、眼花、视力障碍，并可突发晕厥、意识障碍。

（8）淀粉样变：常发生于舌、皮肤、心脏、胃肠道等部位。

（9）包块或浆细胞瘤：一般认为合并软组织包块或浆细胞瘤的患者预后不良，生存期短。

（10）血栓或梗塞：患者可出现血液透析造瘘管梗塞、深静脉血栓或心肌梗死等表现，发生的原因与肿瘤患者易栓及高黏滞综合征等因素有关。

检查：

（1）生化常规检查：血清异常球蛋白增多，而白蛋白正常或减少,常规筛查方法之一。

(2)血常规检查:贫血多呈正细胞、正色素性,血小板正常或偏低,常规筛查方法之一。

(3)骨髓检查:重要确诊依据。

(4)骨骼 X 线检查:多发性溶骨性穿凿样骨质缺损区或骨质疏松、病理性骨折,为本病的诊断依据之一。

(5)染色体、荧光原位杂交技术(FISH)等生物学检查:提高检验的阳性率,并可用于预后判断。

(6)血清游离轻链检查:较普通的血或尿轻链检查敏感性高,已被国际骨髓瘤工作组(IMWG)专家定义为严格完全缓解(sCR)的疗效标准。

索 引

1 小时尿细胞排泄率测定	49
24 小时尿蛋白定量	54
24 小时尿游离皮质醇	141
25-羟维生素 D_3/1,25-羟维生素 D_3	287
50% 血氧饱和度时的氧分压	219
^{51}Cr 标记红细胞寿命测定	212
Ⅲ型前胶原（PC Ⅲ）	251
Ⅳ型胶原（Ⅳ-C）	252
A-L-岩藻糖苷酶（AFU）	254
BNP 或 NT-proBNP	232
BRAF 基因检测	405
BRCA1 基因、BRCA2 基因检测	406
B 淋巴细胞亚群（CD5/CD19）	317
CYP2C19 基因检测	401
CYP2C9&VKORC1 基因检测	402
C-反应蛋白（CRP）	227
EB 病毒（EBV）	376
EB 病毒抗体（EBV-Ab）	363
EGFR 基因检测	407

索引

KRAS 基因检测 ·················· 408

SARS 冠状病毒（SARS-CoV）········ 394

T 淋巴细胞亚群（CD3/CD4/CD8）···· 315

UGT1A1 基因检测 ················ 403

Y 染色体微缺失检测 ·············· 409

α_1- 微球蛋白（α_1-MG）············ 268

α- 羟丁酸脱氢酶（HBD）··········· 230

β_2- 微球蛋白（β_2-MG）············ 269

A

癌胚抗原（CEA）················ 159

B

白带一般性状检测 ················ 115

白蛋白（ALB）·················· 280

白蛋白/球蛋白比值（A/G）········· 281

白细胞计数（WBC）·············· 6

白细胞介素 2（IL-2）和白细胞介素 2 受体（IL-2R）··· 319

白血病/淋巴瘤免疫分型 ··········· 327

半胱氨酸蛋白酶抑制蛋白 C（CysC）··· 267

苯丙氨酸羟化酶基因检测·········· 410

鼻病毒（HRV）·················· 385

变性珠蛋白小体测定·············· 210

丙氨酸氨基转移酶（ALT）、天门冬氨酸氨基转移酶（AST）
································ 243

丙型肝炎病毒（HCV）············ 370

丙型肝炎病毒基因分型检测········ 372

丙型肝炎病毒抗体（HCV-Ab）	351
波-蒽茨小体计数	211
补体 C1q	314
补体 C3	312
补体 C4	313
不稳定血红蛋白加热试验	197
布氏杆菌凝集试验	345

C

层黏连蛋白（LN）	253
产 KPC 细菌核酸测定	397
常染色体病	414
超敏 C 反应蛋白（hs-CRP）	228
超氧化物歧化酶（SOD）	234
成分输血	214
雌二醇（E_2）	151
雌三醇（E_3）	152
促甲状腺激素（TSH）	118
促甲状腺激素释放激素（TRH）	120
促肾上腺皮质激素（ATCH）	120
促胰液素	148

D

大便艰难梭菌毒素检测	433
大便艰难梭菌培养	432
大便细菌培养	431
单胺氧化酶（MAO）	254

单纯疱疹病毒（HSV）………………………… 387

单核细胞（M）………………………………… 10

胆碱酯酶（CHE）……………………………… 247

低密度脂蛋白胆固醇（LDL-C）……………… 257

淀粉酶（AMY）………………………………… 233

丁型肝炎病毒（HDV）………………………… 373

丁型肝炎病毒抗体（HDV-Ab）……………… 351

动脉血二氧化碳分压（$PaCO_2$）…………… 220

动脉血酸碱度（pH 值）……………………… 216

动脉血氧分压（PaO_2）……………………… 218

E

儿茶酚胺（尿）（UCA）……………………… 139

儿茶酚胺（血）（PCA）……………………… 138

二氧化碳结合力（CO_2-CP）………………… 217

二氧化碳总量（TCO_2）……………………… 216

F

反三碘甲状腺原氨酸（rT_3）………………… 131

非特异性酯酶染色（NSE）…………………… 341

肥达反应………………………………………… 342

肺泡-动脉氧分压差（PA-aCO_2）…………… 221

肺炎衣原体抗体（CP-Ab）…………………… 361

肺炎支原体（Mpn）…………………………… 393

肺炎支原体抗体（MP-Ab）…………………… 360

粪便量…………………………………………… 63

粪便气味………………………………………… 64

粪便显微镜检查	65
粪便性状	64
粪便颜色	65
粪便隐血试验（OBT 或 OB）	67
粪胆红素（BIL）	68
粪胆素	68
粪胆原	68
风疹病毒抗体（RV-Ab）	358
辅助性 T 淋巴细胞亚群（Th1/Th2）	318

G

甘胆酸（CG）	250
甘油三酯（TG）	256
干扰素（IFN）	318
高密度脂蛋白胆固醇（HDL-C）	256
高铁血红蛋白还原试验（MHb-RT）	201
睾酮（T）	156
弓形虫抗体	355
钩端螺旋体（Leptospira）	398
谷氨酰胺转移酶（GGT）	246
骨髓单核细胞系统	334
骨髓红细胞系统	333
骨髓浆细胞系统	334
骨髓巨核细胞及分类	330
骨髓粒细胞系统	331
骨髓粒细胞与有核红细胞比值（M/E）	333

骨髓其他细胞 ··· 334

骨髓细菌培养 ··· 335

骨髓异常细胞和寄生虫 ··· 335

骨髓有核细胞总数 ·· 329

骨髓增生程度的判断 ··· 330

骨髓增生程度与有核细胞数量的关系 ······················ 330

关节腔液白细胞（WBC）计数 ······························ 102

关节腔液白细胞分类计数（DC）···························· 103

关节腔液感染程度分类判断 ·································· 105

关节腔液结晶检测 ·· 104

关节腔液类风湿因子（RF）测定 ··························· 103

关节腔液黏红蛋白凝块试验 ·································· 103

关节腔液外观 ··· 101

H

亨廷顿舞蹈病基因检测 ··· 411

红斑狼疮（LE）细胞 ··· 29

红细胞（RBC）·· 16

红细胞比容（Hct）·· 19

红细胞表面相关免疫球蛋白（RBC-Ig）···················· 325

红细胞丙酮酸激酶（PK）活性 ······························ 207

红细胞谷胱甘肽含量及稳定性试验 ························· 206

红细胞镰变试验 ··· 207

红细胞葡萄糖 -6- 磷酸脱氢酶（G-6-PD）检验 ········· 205

红细胞葡萄糖 -6- 磷酸脱氢酶（G-6-PD）缺陷性贫血
　　玻片检查法 ··· 206

红细胞葡萄糖-6-磷酸脱氢酶（G-6-PD）荧光斑点试验 206

红细胞渗透脆性试验（FT） 203

红细胞体积分布宽度（RDW） 22

红细胞自身溶血试验（AHT） 203

化脓和创伤标本细菌培养 426

缓冲碱（BB） 223

黄体生成素（LH） 123

煌焦油蓝还原试验 211

J

肌酐（Cr） 263

肌红蛋白（Mb） 224

肌酸激酶及同工酶（CK及CK-MB） 231

基础胃酸分泌试验（BAO） 100

甲胎蛋白（AFP） 158

甲型肝炎病毒（HAV） 373

甲型肝炎病毒抗体（HAV-Ab） 348

甲型血友病基因检测 412

甲状旁腺激素（PTH） 134

钾（K） 270

碱性磷酸酶（ALP） 244

浆膜腔液蛋白定量测定（TP） 109

浆膜腔液的病原体检查 109

浆膜腔液量 106

浆膜腔液葡萄糖测定（Glu） 110

浆膜腔液乳酸脱氢酶（LDH） 110

浆膜腔液细胞计数及分类	107
浆膜腔液细胞学检查	108
浆膜腔液腺苷脱氨酶（ADA）	111
浆膜腔液颜色	106
降钙素（CT）	133
交叉配血试验	214
结核分枝杆菌抗体（TB-Ab）	364
结核杆菌（TB）	377
结核感染T淋巴细胞检测	430
结核菌培养	429
结核菌素纯蛋白衍化物试验（PPD）	328
解脲脲原体（Uu）	381
解脲脲原体和人型支原体培养	439
精氨酸酶（ARG）	229
精液和前列腺液的肿瘤细胞检测	95
精液检查生殖力判断表	92
精液抗精子抗体（ASA）测定	91
精液量	84
精液黏稠度	85
精液气味	85
精液酸碱度（pH值）	89
精液细胞学检查	90
精液颜色	84
精液中果糖	90
精液中柠檬酸	91

641

精液中酸性磷酸酶（ACP） 91
精子活动持续时间 88
精子活动力 87
精子活动率 87
精子计数 86
精子爬高试验 89
精子形态 86
精子运动速度 88
巨细胞病毒抗体（CMV-Ab） 356

K

抗单纯疱疹病毒（Ⅰ/Ⅱ型）抗体（HSV Ⅰ/Ⅱ-Ab） 357
抗肝-肾微粒体抗体（LKMD） 293
抗骨骼肌抗体（ASA） 295
抗核抗体（ANA） 300
抗核糖核蛋白抗体（Anti-RNP） 299
抗肌萎缩蛋白病基因检测 413
抗甲状腺过氧化物酶抗体（ATPO） 289
抗甲状腺球蛋白抗体（ATGA） 288
抗甲状腺微粒体抗体（TMA） 289
抗碱血红蛋白 198
抗精子抗体（ASpA） 296
抗利尿激素（ADH） 125
抗链球菌溶血素"O"（ASO） 346
抗链球菌透明质酸酶 347
抗平滑肌抗体（AMA） 294

抗人球蛋白（Coombs）试验 …………………… 208

抗双链 DNA 抗体（Anti-dsDNA）…………… 301

抗胃壁细胞抗体（APCA）……………………… 295

抗线粒体抗体（AMA）………………………… 300

抗心肌抗体……………………………………… 292

抗心磷脂抗体（ACA）………………………… 292

抗胰岛素抗体（IAA）………………………… 291

抗乙酰胆碱受体抗体（AchRA）……………… 293

抗中性粒细胞胞浆抗体（ANCA）…………… 303

抗子宫内膜抗体（EMAb）…………………… 297

抗组蛋白抗体（AHA）………………………… 299

柯萨奇病毒抗体 IgM（COX-IgM）…………… 359

可提取核抗原多肽抗体谱（ENA）…………… 302

克隆性免疫球蛋白的分类与鉴定……………… 310

口服葡萄糖耐量试验（OGTT）……………… 238

L

类风湿因子试验（RF）………………………… 298

冷凝集试验……………………………………… 344

冷凝集素试验（CAT）………………………… 211

冷溶血试验（D-LT）…………………………… 209

离子钙（Ca）…………………………………… 273

粒细胞相关免疫球蛋白（WBC-Ig）………… 326

亮氨酸氨基肽酶（LAP）……………………… 247

淋巴细胞（L）………………………………… 8

淋病奈瑟菌（NG）……………………………… 381

643

淋球菌培养·· 439

磷脂（PL）·· 260

鳞癌相关抗原（SCC）····································· 160

流行性出血热病毒抗体··································· 368

流行性感冒病毒（IV）·································· 382

流行性乙型脑炎病毒抗体································ 366

卵泡刺激素（FSH）······································· 122

轮状病毒抗原·· 365

氯（Cl）·· 272

M

麻疹病毒抗体·· 368

梅毒螺旋体抗体··· 354

镁（Mg）·· 275

泌乳素（PRL）·· 124

免疫球蛋白··· 304

免疫球蛋白轻链测定····································· 309

N

钠（Na）··· 271

耐甲氧西林金黄色葡萄球菌耐药基因检测（MRSA）··· 395

男性尿道拭子及前列腺液细菌培养················· 428

脑脊液白细胞（WBC）计数···························· 78

脑脊液白细胞分类计数（DC）························ 79

脑脊液比重·· 76

脑脊液蛋白（PRO）定性试验·························· 81

脑脊液蛋白定量测定（TP）···························· 82

脑脊液红细胞（RBC）计数 ………………………… 78

脑脊液氯化物测定（Cl）…………………………… 81

脑脊液葡萄糖测定（Glu）………………………… 82

脑脊液乳酸脱氢酶（LDH）………………………… 83

脑脊液嗜酸性粒细胞（E）直接计数 ……………… 80

脑脊液酸碱度（pH 值）…………………………… 77

脑脊液透明度 ……………………………………… 75

脑脊液细胞学检查 ………………………………… 80

脑脊液细菌培养 …………………………………… 424

脑脊液压力 ………………………………………… 76

脑脊液颜色 ………………………………………… 74

内生肌酐清除率（Ccr）…………………………… 265

内因子抗体（IFA）………………………………… 299

尿 17- 羟皮质类固醇（17-OHCS）………………… 140

尿 –17 酮类固醇（17-KS）………………………… 140

尿 N- 乙酰 -b-D- 氨基葡萄糖苷酶（NAG）……… 60

尿 T-H 糖蛋白（THP）…………………………… 55

尿本 – 周蛋白检测（BJP）………………………… 51

尿比重（SG）……………………………………… 30

尿沉渣 12 小时计数（Addis 计数）………………… 48

尿沉渣显微镜检查 ………………………………… 46

尿胆红素定性（BIL）……………………………… 33

尿胆素（URN）…………………………………… 35

尿胆原（URO）…………………………………… 33

尿蛋白定性（PRO）………………………………… 39

条目	页码
尿碘	61
尿淀粉酶（U-AMY）	59
尿钙（Ca）	57
尿含铁血黄素（HS）试验（Rous 试验）	202
尿含铁血黄素测定（ROUS 试验）	50
尿肌酐（Cr）	59
尿肌红蛋白（Mb）	53
尿寄生虫	52
尿钾（K）	56
尿量	41
尿磷（P）	58
尿钠（Na）	56
尿尿素（Urea）	58
尿气味	44
尿人绒毛膜促性腺激素（尿早孕试验）（HCG）	52
尿渗透压	45
尿素（Urea）	262
尿酸（UA）	264
尿酸碱度（pH 值）	31
尿糖定量（GLU）	54
尿糖定性（GLU）	36
尿酮体（KET）	38
尿透明度	44
尿微量白蛋白（mAlb）	61
尿维生素 C（VC）	40

尿细胞学（或肿瘤细胞）检查·················· 53
尿亚硝酸盐检测（NIT）····················· 32
尿颜色································ 42
尿液细菌普通培养························ 433
尿隐血试验（BLD 或 OB）··················· 35
尿转铁蛋白（TRF）························ 55

P

皮质醇（cortisol）························ 142
平均红细胞体积（MCV）····················· 19
平均红细胞血红蛋白量（MCH）················ 21
平均红细胞血红蛋白浓度（MCHC）············· 21
评估肾小球滤过率（eGFR）·················· 266
葡萄糖（Glu 或 BG）······················ 237

Q

其他微量元素·························· 277
前白蛋白（PA）························· 253
前列腺酸性磷酸酶（PAP）·················· 165
前列腺特异抗原（PSA）···················· 164
前列腺液病原体检测······················ 95
前列腺液量··························· 93
前列腺液酸碱度（pH 值）·················· 94
前列腺液透明度························ 94
前列腺液细胞显微镜检查··················· 94
前列腺液颜色·························· 93
禽流感病毒（AIV）······················ 389

647

球蛋白（GLB）······ 281

全血黏度检测······ 170

醛固酮（ALD）······ 135

R

热溶血试验······ 209

人巨细胞病毒（HCMV）······ 375

人类白细胞抗原 B27（HLA-B27）······ 323

人类副流感病毒（HPIV）······ 383

人类呼吸道合胞病毒（RSV）······ 384

人类免疫缺陷病毒（HIV）······ 391

人类免疫缺陷病毒抗原/抗体联合检测（HIV-Ag/Ab）······ 353

人偏肺病毒（HMPV）······ 386

人绒毛膜促性腺激素（HCG）······ 154

人乳头瘤病毒（HPV）······ 378

人胎盘生乳素（HPL）······ 153

人型支原体（Mh）······ 392

人血红蛋白 H（HbH）包涵体生成试验······ 198

乳糜尿检测（苏丹Ⅲ染色试验）······ 51

乳酸（LA）······ 239

乳酸脱氢酶及同工酶（LDH 及 LDH1）······ 229

S

沙眼衣原体（CT）······ 380

沙眼衣原体抗体······ 367

神经元特异性烯醇化酶（NSE）······ 166

肾上腺素（E）······ 144

肾素（Renin） ……………………………… 136

生长激素（GH） …………………………… 126

生长激素释放激素（GHRH） …………… 127

生殖支原体（Mg） ………………………… 390

剩余碱（BE 或 BD） ……………………… 223

十二指肠引流液检查 ……………………… 100

食物残渣 …………………………………… 97

视黄醇结合蛋白（RBP） ………………… 268

嗜肺军团菌抗体（LP-Ab） ……………… 362

嗜碱性粒细胞（B） ……………………… 15

嗜酸性粒细胞（E） ……………………… 13

嗜酸性粒细胞（E）直接计数 …………… 15

嗜异性凝集试验 …………………………… 345

嗜中性粒细胞（N） ……………………… 11

嗜中性粒细胞（N）核象变化 …………… 12

嗜中性粒细胞碱性磷酸酶染色（NAP） … 340

水痘-带状疱疹病毒（VZV） …………… 388

酸化血清溶血试验（Hamtest） ………… 205

酸性磷酸酶（ACP） ……………………… 236

酸性磷酸酶（ACP）染色 ………………… 339

髓过氧化物酶染色（POX） ……………… 338

缩胆囊素（CCK） ………………………… 150

T

痰液、鼻咽喉拭子细菌培养 ……………… 425

痰液量 ……………………………………… 69

痰液气味 ·· 72

痰液性状 ·· 71

痰液颜色 ·· 70

痰液中的寄生虫 ······································ 74

痰液中的结晶体 ······································ 73

痰液中的细胞分类 ·································· 73

痰中异常物质 ··· 72

糖化血红蛋白（HbA1c）······················· 240

糖化血清白蛋白（GA）························· 242

糖化血清蛋白（GSP）··························· 241

糖类抗原-125（CA125）······················· 162

糖类抗原-153（CA153）······················· 163

糖类抗原 19-9（CA19-9）····················· 161

糖类抗原-242（CA242）······················· 162

糖类抗原 72-4（CA72-4）····················· 160

糖原磷酸化酶同工酶 BB（GPBB）········ 232

糖原染色（PAS）··································· 337

特异性 IgE 含量 ···································· 308

特异性酯酶（氯醋酸酯酶 AS-D）染色 ···· 342

体外药敏试验 ··· 437

铁（FE）及总铁结合力（TIBC）··········· 276

铁蛋白（Fet）······································· 168

铁染色 ·· 336

透明质酸（HA）···································· 251

脱氢表雄酮（DHEA）··························· 158

W

外斐反应 ………………………………… 343

网织红细胞（RET）……………………… 24

维生素 A（VitA）………………………… 283

维生素 B_{12}（$VitB_{12}$）…………………… 284

维生素 C（VitC）………………………… 286

维生素 E（VitE）………………………… 286

胃蛋白酶原 Ⅰ/Ⅱ（PG Ⅰ/Ⅱ）………… 169

胃动素（Motilin）………………………… 149

胃泌素（Gastrin）………………………… 148

胃泌素释放肽前体（ProGRP）………… 167

胃液量 …………………………………… 96

胃液黏液 ………………………………… 97

胃液气味 ………………………………… 97

胃液乳酸 ………………………………… 99

胃液酸度（pH 值）……………………… 98

胃液细胞 ………………………………… 98

胃液细菌 ………………………………… 99

胃液颜色 ………………………………… 96

胃液隐血试验（OB）…………………… 98

无机磷（IP）……………………………… 274

戊型肝炎病毒（HEV）…………………… 374

戊型肝炎病毒抗体（HEV-Ab）………… 352

X

细胞角蛋白 19 片段（CYFRA21-1）…… 166

条目	页码
细菌 L 型培养	434
细菌涂片（Smear?for?organisms）	422
线粒体乙醛脱氢酶 2（ALDH2）基因检测	400
腺病毒（ADV）	386
腺苷脱氨酶（ADA）	246
心肌肌钙蛋白（Tn）	225
心肌肌球蛋白（Ms）	225
心钠素（ANF）	144
胸腹水、胆汁细菌培养	428
雄烯二酮（A_2）	157
血沉（ESR）	25
血管紧张素 Ⅱ（AT-Ⅱ）	143
血管紧张素转化酶（ACE）	137
血管紧张素转化酶（ACE）	235
血红蛋白（Hb）	18
血红蛋白 A2（HbA2）	199
血红蛋白 F（HbF）	199
血红蛋白电泳（HBEP）	200
血浆 D 二聚体检测（D-Dimer）	181
血浆标准碳酸氢盐（SB）和血浆实际碳酸氢盐（AB）	221
血浆蛋白 C 活性检测（PC：A）	185
血浆蛋白 S 活性检测（PS：A）	186
血浆肝素检测	190
血浆活化部分凝血活酶时间检测（APTT）	177
血浆抗 X a 因子活性检测（anti-Xa：A）	191

血浆抗凝血酶Ⅲ活性检测（AT-Ⅲ：A）················ 184

血浆狼疮抗凝物检测（LA）······················· 188

血浆黏度检测······························· 173

血浆凝血酶－抗凝血酶复合物检测（TAT）··········· 192

血浆凝血酶时间检测（TT）························ 178

血浆凝血酶原时间检测（PT）······················ 175

血浆纤溶酶原检测（PLG）························ 187

血浆纤维蛋白（原）降解产物检测（FDP）··········· 180

血浆纤维蛋白原检测（FIB）······················· 179

血浆血管性假性血友病因子抗原检测（vWF：Ag）······ 189

血浆因子Ⅱ、Ⅴ、Ⅶ、Ⅹ活性检测（FⅡ：A、FⅤ：A、FⅦ：A、FⅩ：A）······················ 182

血浆因子Ⅷ、Ⅸ、Ⅺ、Ⅻ活性检测（FⅧ：A、FⅨ：A、FⅪ：A、FⅫ：A）······················ 183

血浆游离血红蛋白（FHb）························ 197

血清蛋白电泳（SPE）··························· 282

血清蛋白结合碘（PBI）·························· 132

血清结合珠蛋白（HP）·························· 201

血栓弹力图（TEG）····························· 195

血小板（PLT）································· 26

血小板聚集试验（PAgT）························ 194

血小板黏附试验（PAdT）························ 193

血小板平均体积（MPV）························· 27

血小板体积分布宽度（PDW）····················· 28

血小板相关免疫球蛋白（PA-Ig）·················· 324

血小板压积（PCT）	28
血型的遗传	213
血型鉴定	212
血氧饱和度（SAT）	220
血氧含量（O_2CT）	218
血液、骨髓细菌培养	423
血液一氧化碳（CO）定性检查	224
循环免疫复合物	314

Y

亚甲基四氢叶酸还原酶基因 677C/T 基因序列分析（MTHFR?677C/T）	399
厌氧菌培养	435
羊水白细胞（WBC）	113
羊水胆红素（BIL）	114
羊水肌酐（Cr）	114
羊水肌酸激酶（CK）	115
羊水量	111
羊水卵磷脂/鞘磷脂（L/S）比值	112
羊水细菌检测	113
羊水颜色	112
氧化物-抗坏血酸盐试验	212
叶酸	285
胰蛋白酶试验	209
胰岛素（INS）	145
胰岛细胞抗体（ICA）	290

胰多肽（PP） …… 147
胰高血糖素（Glucagon） …… 146
乙醇脱氢酶（ADH） …… 236
乙型肝炎病毒（HBV） …… 369
乙型肝炎病毒分型和耐药突变基因检测 …… 371
乙型肝炎病毒免疫检测（HBV） …… 349
异丙醇沉淀试验 …… 210
阴道滴虫检测 …… 117
阴道分泌物（或白带）清洁度检查 …… 116
阴道拭子细菌培养 …… 427
阴道线索细胞检测 …… 118
阴道肿瘤细胞检测 …… 117
阴离子间隙（AG） …… 222
幽门螺杆菌抗体（HP-Ab） …… 365
游离 T_3（FT_3） …… 131
游离 T_4（FT_4） …… 129
游离雌三醇（fE_3） …… 153
游离脂肪酸（NEFA） …… 261
有核红细胞（NRBC） …… 23
孕酮（P） …… 155

Z

载脂蛋白 A1（Apo?A1） …… 258
载脂蛋白 A2（Apo A2）、载脂蛋白 C2（Apo C2）、
　载脂蛋白 C3（Apo C3）、载脂蛋白 E（Apo E） …… 259
载脂蛋白 B（Apo B） …… 258

载脂蛋白 E（APOE）基因检测 …………………… 404

蔗糖溶血试验（SHT）……………………………… 204

真菌培养…………………………………………… 436

脂蛋白 a [Lp（a）] ………………………………… 260

脂蛋白电泳………………………………………… 261

脂肪酶（LIP）……………………………………… 234

脂肪酸结合蛋白（FABP）………………………… 226

肿瘤坏死因子（TNF-α）…………………………… 321

自然杀伤细胞（CD3$^-$/CD16$^+$56$^+$）……………… 320

总 IgE 含量 ………………………………………… 307

总 T_3（TT_3）……………………………………… 130

总 T_4（TT_4）……………………………………… 128

总补体溶血活性（CH50）………………………… 311

总胆固醇（TC）…………………………………… 255

总胆红素（TBIL）、直接胆红素（DBIL）………… 248

总胆汁酸（TBA）………………………………… 249

总蛋白（TP）……………………………………… 279

总钙（Ca）………………………………………… 272

组织多肽抗原（TPA）……………………………… 164